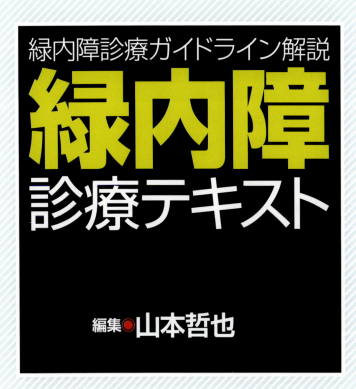

執筆者一覧

●編集者

山本　哲也　　岐阜大学医学部眼科 教授

●執筆者（執筆順）

山本　哲也　　岐阜大学医学部眼科 教授

谷原　秀信　　熊本大学病院 病院長・副学長

井上　俊洋　　熊本大学大学院生命科学研究部眼科 教授

杉山　和久　　金沢大学医学部眼科 教授

竹本　大輔　　金沢大学医学部眼科

田中　文香　　JR広島病院眼科 部長

木内　良明　　広島大学医学部眼科 教授・病院長

水野　　優　　広島大学医学部眼科

三好　庸介　　市立三次中央病院眼科

曽根　隆志　　JA尾道総合病院眼科 部長

野口明日香　　ツカザキ病院眼科

中倉　俊祐　　ツカザキ病院眼科 部長

富田　剛司　　東邦大学医療センター大橋病院眼科 教授

二井　宏紀　　JA広島総合病院眼科 主任部長

地庵　浩司　　広島大学医学部眼科 診療講師

坂田　　創　　広島大学医学部眼科

江浦真理子　　近畿大学医学部眼科

松本　長太　　近畿大学医学部眼科 教授

橋本　茂樹　　橋本眼科医院 理事長

野本　裕貴　　近畿大学医学部眼科 講師

福地　健郎　　新潟大学医学部眼科 教授

相原　　一　　東京大学医学部眼科 教授

有村　尚悟　　福井大学医学部眼科

稲谷　　大　　福井大学医学部眼科 教授

岩﨑健太郎　　福井大学医学部眼科

中村　　誠　　神戸大学医学部眼科 教授

芥子結香子　　神戸大学医学部眼科

横山　　悠　　東北大学医学部眼科

中澤　　徹　　東北大学医学部眼科 教授

東出　朋巳　　金沢大学附属病院眼科 病院臨床教授

山田　裕子　　神戸大学医学部眼科 准教授

序

緑内障診療ガイドラインを使いこなすために

　日本緑内障学会が数年に1回改訂している緑内障診療ガイドラインは，有数の専門家が一字一句から協議を重ねて作成されており，文字通り，国内における緑内障診療の道しるべとして信頼され，活用されています．2018年1月には緑内障診療ガイドライン改訂第4版が公表され再び耳目を集めています．最新のガイドライン第4版の本文では，文章のここかしこに日本緑内障学会としての推奨の度合い（1：強く推奨，2：弱く推奨（提案））とエビデンスレベル（AからD：次第にエビデンスレベルが弱まる）が記載されていて，ますます道しるべとしての意義は増していると見受けられます．こうして重要性を増している「ガイドライン」をより正しく読み解くための参考書として本書『緑内障診療ガイドライン解説　緑内障診療テキスト』は企画されました．

　本書は緑内障診療ガイドライン作成委員によるガイドライン改訂第4版の解説書です．本書のほぼ全文がガイドライン作成委員により責任執筆されており，責任執筆者はまたガイドラインの担当箇所とほぼ同じ項目を解説しています．ですから本書はガイドラインの作成の経緯を最もよくご存じの専門家による緑内障診療ガイドラインの解説書ということになります．その意味で本書は現代の緑内障診療の本道を説く教科書であり，また緑内障診療のまたとない実務書となっております．本書をひも解くことで緑内障診療に自信を持っていただくことができると確信いたします．

　本書の性格上，緑内障診療ガイドライン第4版からの引用箇所が多くなっております．本書出版の意義をご理解いただき快く引用許可をいただきましたことに対して日本緑内障学会に深謝申し上げます．

　本書の制作過程において，当初からご尽力いただきました南江堂のご担当の方が途中で任を離れなければならなくなりました．引継ぎでお力添えをいただきました同社の杉山孝男氏と一條尚人氏ほか皆様に感謝申し上げます．

　緑内障診療に携わる多くの皆様に是非とも本書を手に取っていただきたいと思っております．そして，本書により一人でも多くの緑内障の方が失明の危機を逃れることができることを執筆者一同願っております．

　　2018年9月

山本哲也

CONTENTS

第1章 緑内障の定義と分類

Ⅰ 緑内障の定義 ————————————————————— 山本哲也　2

Ⅱ 緑内障の分類 ————————————————————————— 4

　A 原発緑内障 ————————————————————— 谷原秀信　4

　B 続発緑内障 ————————————————————— 井上俊洋　12

　C 小児緑内障 ———————————————— 杉山和久，竹本大輔　16

第2章 緑内障の検査

Ⅰ 問診 —————————————————————— 田中文香，木内良明　24

Ⅱ 細隙灯顕微鏡検査 ———————————————— 水野　優，木内良明　29

Ⅲ 眼圧検査 —————————————— 三好庸介，曽根隆志，木内良明　38

Ⅳ 隅角鏡検査 ————————————— 野口明日香，中倉俊祐，木内良明　45

Ⅴ 眼底検査 ——————————————————————— 富田剛司　57

Ⅵ 視野検査 ——————————————————————————— 78

　A 視野 ———————————————————— 二井宏紀，木内良明　78

　B 動的視野検査 ——————————————— 二井宏紀，木内良明　81

　C 静的視野検査 ———————————— 地庵浩司，坂田　創，木内良明　84

　D その他の視野測定検査 ———————— 江浦真理子，松本長太，木内良明　90

　E 緑内障性視野異常の判定基準と程度分類—異常の判定

　　————————————————————— 橋本茂樹，松本長太　95

　F 緑内障性視野異常の判定基準と程度分類—進行判定

　　————————————————————— 野本裕貴，松本長太　98

第3章 緑内障の治療

- **I** 緑内障治療の原則 ——————————————————— 福地健郎 104
- **II** 治療の実際 ——————————————————————— 福地健郎 111
- **III** 緑内障治療薬 ———————————————————————— 相原 一 118
- **IV** レーザー手術 ————————————————— 有村尚悟, 稲谷 大 132
- **V** 観血的手術 ——————————————— 岩﨑健太郎, 稲谷 大 143

第4章 緑内障の病型別治療

- **I** 原発緑内障 ——————————————————————————— 172
  - **A** 原発開放隅角緑内障 ——————————————— 中村 誠 172
  - **B** 正常眼圧緑内障 ——————————————— 芥子結香子, 中村 誠 184
  - **C** 原発閉塞隅角緑内障（PACG），原発閉塞隅角症（PAC）
    —————————————————————————— 横山 悠, 中澤 徹 192
- **II** 続発緑内障 ————————————————————— 東出朋巳 208
- **III** 小児緑内障 ——————————————— 山田裕子, 中村 誠 228

索引 ————————————————————————————— 241

第**1**章

緑内障の定義と分類

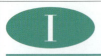

緑内障の定義

山本哲也

緑内障の定義として，日本緑内障学会の『緑内障診療ガイドライン（第4版）』[1]には，「緑内障は，視神経と視野に特徴的変化を有し，通常，眼圧を十分に下降させることにより視神経障害を改善もしくは抑制しうる眼の機能的構造的異常を特徴とする疾患である．」と記載されている．一読すると何を言いたいのかよくわかりにくいし，緑内障を知らない人は緑内障をイメージできないであろう．ただ，これは含蓄のあるよい緑内障の定義である．

ある疾患を定義するときに，その疾患と1対1をなす特異的な（pathognomonic：疾患特異的）事象があると定義はやさしい．たとえば，白内障は水晶体の混濁として定義可能である．しかし，緑内障にはpathognomonicな所見はない．現在の"緑内障"に対する緑内障研究者の基本的理解は'緑内障性視神経症'を有する疾患群とすることができ，これが定義の根幹をなす．それとともに，病因・進行因子としての眼圧の異常（眼圧上昇）をどのように位置づけるかについての考え方が緑内障の定義に影響してくる．

20世紀の終わり近くまでは，緑内障は眼圧異常を主とする疾患群と考えられてきた．代表的な教科書から緑内障の定義を引用してみると次のようになる．Duke-Elder[2]は1969年に"The term Glaucoma does not connote a disease-entity but embraces a composite congeries of pathological conditions which have the common feature that their clinical manifestations are to a greater or less extent dominated by the height of the intra-ocular pressure and its consequences."と緑内障における眼圧の高さの重要性を強調している．1976年発行の『Becker-Shaffer's Diagnosis and Therapy of the Glaucomas（第4版）』[3]では"Glaucoma is an eye disease in which the complete clinical picture is characterized by increased intraocular pressure, excavation and degeneration of the optic disc, and typical nerve fiber bundle damage, producing defects in the field of vision."とやはり眼圧上昇を第一にあげている．北澤[4]は1986年には「緑内障は眼圧の上昇と上昇した眼圧による一時的あるいは永久的な視神経障害の現れである視機能異常を特徴とする眼疾患である」としている．その後，1990年前後に，緑内障における眼圧以外の病因の存在を示唆する種々の研究成果が発表されたこと，また，日本が嚆矢となったが東アジア地域で正常眼圧緑内障が緑内障病型として極めて有病率が高いことが疫学調査[5]で明らかにされたことから，緑内障の定義のなかから眼圧の重要性が薄められ緑内障性視神経症をセントラルドグマとする定義に変わってきた．同時期に低眼圧緑内障（low tension glaucoma）という用語が正常眼圧緑内障（normal tension glaucoma）に取って代わられたのも同じような理由からである．

北澤は2003年に日本緑内障学会の『緑内障診療ガイドライン（初版）』[6]のなかで緑内障の定義を担当し，「この定義は必ずしも全病型に無条件であてはまるものではない」としつつも

「緑内障は，視神経乳頭，視野の特徴的変化の少なくともひとつを有し，通常，眼圧を十分に下降させることにより視神経障害の改善あるいは進行を抑制しうる眼の機能的構造的異常を特徴とする疾患である．」とした．この定義は北澤らの緑内障教科書[7]にも引き継がれた．その後2006年に『緑内障診療ガイドライン（第2版）』が発行された際に文言が若干修正されて今の形に落ち着いた．『Becker-Shaffer's Diagnosis and Therapy of the Glaucomas（第8版）』[8]（2009年）においても"Glaucoma is defined as a disturbance of the structural or functional integrity of the optic nerve that can usually be arrested or diminished by adequate lowering of IOP."となっており，緑内障の定義のなかで眼圧の考え方に大きな変化が認められる．

「緑内障は緑内障性視神経症をきたしうる疾患の総称である」と短く定義することも可能に思う．ただこの場合には，緑内障性視神経症をどのように定義するかという新しい問題を生じる．また，緑内障性視神経症の特徴のひとつである進行性を定義に入れることもひとつの考え方として成り立つが，進行を認めるまでの間，定義に合致するかどうかが定まらないことになり，少しく適切性を欠くものと思われる．

現行の緑内障の定義である「緑内障は，視神経と視野に特徴的変化を有し，通常，眼圧を十分に下降させることにより視神経障害を改善もしくは抑制しうる眼の機能的構造的異常を特徴とする疾患である．」について解説を加える．ここでは視神経は網膜神経節細胞層から始まり外側膝状体（一部は視蓋前域）に至る全経路を指す．視神経と視野の特徴的変化こそが，緑内障性視神経症の定義そのものとなるが，定義は難しい．緑内障専門家の頭のなかにある緑内障性視神経症は知識と経験から帰納的に導かれたものであり，たとえば乳頭辺縁部の菲薄化であるとか神経線維層欠損（NFLD）の存在，Bjerrum暗点といっても一例ごとに異なるし，ましてや強度近視眼や視神経先天異常のある乳頭も含めて，緑内障性の視神経変化や視野変化をどのような用語で簡潔に一般化して表現できるであろうか．特徴のひとつである進行性もどのように定義できるのか．ここは"特徴的変化"とするのも便法としてやむを得ない．"通常，眼圧を十分に下降させることにより"は憎い表現である．"通常"が付くことでそれ以外の病因や治療法があることを匂わせている．将来の研究への期待のメッセージと読み解くこともできる．また，眼圧下降の重要性を熟知する緑内障専門家の共通認識を現した箇所でもある．

以上から，上述の緑内障の定義は現時点では妥当であると考えられる．

● 文献

1) 日本緑内障学会緑内障診療ガイドライン作成委員会：緑内障診療ガイドライン第4版．日眼会誌 **122**：5-53, 2018
2) Duke-Elder S et al：Glaucoma and hypotony. System of Ophthalmology, Vol. XI, Duke-Elder S(ed), Mosby, St. Louis, p.379, 1969
3) Kolker A et al：Becker-Shaffer's Diagnosis and Therapy of the Glaucomas, 4th Ed, Mosby, St. Louis, p.3, 1976
4) 北沢克明：緑内障クリニック，第2版，金原出版，東京，p.3, 1986
5) Shiose Y et al：Epidemiology of glaucoma in Japan：a nationwide glaucoma survey. Jpn J Ophthalmol **35**：133-155, 1991
6) 日本緑内障学会緑内障診療ガイドライン作成委員会：緑内障診療ガイドライン．日眼会誌 **107**：125-157, 2003
7) 北澤克明(監修)：緑内障，医学書院，東京，p.1, 2004
8) Stamper RL et al：Becker-Shaffer's Diagnosis and Therapy of the Glaucomas, 8th Ed, Mosby, St. Louis, p.1, 2009

II 緑内障の分類

A 原発緑内障

谷原秀信

1 緑内障と緑内障性視神経症

『緑内障診療ガイドライン（第4版）』において，従来のガイドラインを踏襲して，「緑内障は，視神経と視野に特徴的変化を有し，通常，眼圧を十分に下降させることにより視神経障害を改善もしくは抑制しうる眼の機能的構造的異常を特徴とする疾患である」と定義されている．定義で記載されている「視神経と視野に特徴的変化」を有する状態が，いわゆる「緑内障性視神経症」であるが，現在の国際基準において，"緑内障"という眼疾患は，特有の視神経症を有する状態とみなされているため，『緑内障診療ガイドライン（第4版）』における原発緑内障の項目では，冒頭に「緑内障に伴う視神経の障害を緑内障性視神経症（glaucomatous optic neuropathy：GON）と呼称する」と明記されている．

2 緑内障性視神経症の臨床的特徴

緑内障性視神経症とは，定義に記述されている「特徴的変化」を構造（視神経）と機能（視野）に認めることで臨床的には判断されている．緑内障によって生じる視神経変化の特徴は，三次元的に乳頭陥凹を生じ，辺縁部の狭小化，乳頭周囲網脈絡膜萎縮（PPA）β域の拡大，乳頭出血，

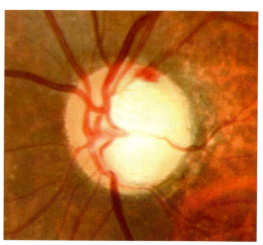

図1 典型的な緑内障性視神経症を有する眼の視神経乳頭外観

眼底写真では，三次元的に乳頭陥凹を生じており，それに対応して血管の鼻側シフトが観察できる．また，視神経乳頭では，耳上側〜耳側〜耳下側に及ぶ辺縁部の狭小化，乳頭周囲網脈絡膜萎縮（PPA）β域の存在，耳上側に乳頭線状出血を認める．また視神経乳頭陥凹底には，よく見るとラミナドットサインと血管の銃剣様の極端な屈曲も観察できることから，陥凹が深く広がっていることがわかる．

網膜神経線維層欠損，ラミナドットサインなどをひとつ，もしくは複数を兼ね備えていることである（図1）（第2章-V「眼底検査」の項参照）．ただし，視神経乳頭の大きさや形状の発達異常，高度近視や他の眼底病変を伴う場合には，緑内障性変化を明確に鑑別できない場合がある．近年，光干渉断層計（OCT）などの眼底三次元画像解析装置が進化したことを受けて，再

Ⅱ. 緑内障の分類／A. 原発緑内障

表1　原発緑内障の分類

原発開放隅角緑内障（広義）

　　原発開放隅角緑内障　＝眼圧上昇（もしくはその既往）＋緑内障性視神経症

　　正常眼圧緑内障　　　＝眼圧が常に20 mmHg以下　　＋緑内障性視神経症

原発閉塞隅角緑内障

現性の高い定量解析が可能となってきた．これらの最新技術を用いた臨床研究によって，視神経乳頭の外縁の定義が，必ずしも臨床的な判断と合致せず，光干渉断層計で再定義することで，もっと鋭敏に緑内障性視神経症を把握できるという報告もある．また近視に伴う視神経乳頭の変形が，視神経軸索の易傷害性や眼圧感受性に影響を与えうることが解明されつつある．

これらを含めて，正常眼圧緑内障を含めた原発開放隅角緑内障（広義）の本態である緑内障性視神経症の考え方が大きな変革を迎えようとしている．その意味で，『緑内障診療ガイドライン（第4版）』では，刻々と変わろうとしている緑内障の理解に関する最新情報を踏まえつつ，現時点での緑内障専門家の合意を解説したものとなっている．一方，緑内障によって生じる視野の特徴は，眼底変化と対応した弓状暗点，鼻側階段，狭窄などである（第2章−Ⅵ「視野検査」の項参照）．

3　原発緑内障の位置付け

緑内障の分類について，『緑内障診療ガイドライン（第4版）』では，緑内障は隅角所見，眼圧上昇をきたしうる疾患および要因により分類できることを明記しており，原発緑内障（primary glaucoma）とは，「眼圧上昇の原因を他の疾患に求めることのできない」病型であると定義されている．他の眼疾患，全身疾患あるいは薬物使用が原因となって眼圧上昇が生じる病型は，続発緑内障と分類される．基本的には，前述のごとく緑内障性視神経症を有するものが緑

内障と呼称されるのであるが，続発緑内障においては，眼圧上昇を認めた時点で，緑内障性視神経症の有無にかかわらず，緑内障とみなされることも多い（詳細については次項「B. 続発緑内障」参照）．また胎生期の隅角発育異常や他の疾患・要因により小児期に眼圧上昇をきたす病型は，小児緑内障と分類されることから，原発緑内障とは，眼圧上昇の原因で診断される続発緑内障や発症年齢，前眼部の発達異常によって診断される小児緑内障の除外によって，成立している疾患分類であるともいえる．原発緑内障は，従来の原発開放隅角緑内障（言い換えれば，いわゆる"狭義"の原発開放隅角緑内障），正常眼圧緑内障，原発閉塞隅角緑内障の3つに大別される．従来の原発開放隅角緑内障（いわゆる"狭義"の原発開放隅角緑内障）と正常眼圧緑内障の2つを包括した疾患概念が原発開放隅角緑内障（広義）である（**表1**）．

なお『緑内障診療ガイドライン（第4版）』では，「一部においては，高眼圧群の原発開放隅角緑内障を原発開放隅角緑内障（狭義）と称することもあるが，本ガイドラインにおいては，特に広義と注釈のない場合は高眼圧群の原発開放隅角緑内障を意味する」という注釈が記述されているとおり，本書においても，以後は，その原則を適用させていただく．

1）原発開放隅角緑内障（広義）

a. 原発開放隅角緑内障（広義）とは

原発開放隅角緑内障（広義）は，「従来の眼圧が正常範囲よりも高い原発開放隅角緑内障と正常眼圧緑内障を包括した疾患概念である（『緑内

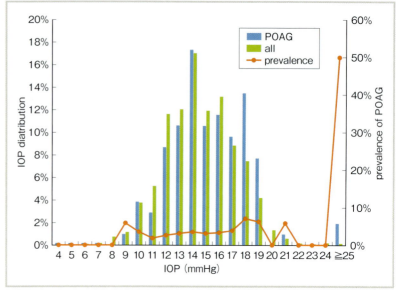

図2 多治見スタディにおける眼圧分布
IOP：眼圧，POAG：原発開放隅角緑内障
(Iwase A et al：Ophthalmology 111：1641-1648, 2004 を参考に作成)

障診療ガイドライン（第4版）』）」．原発開放隅角緑内障と正常眼圧緑内障の両者を区別するものは，疫学および統計学的に求められた正常範囲からの逸脱の有無である．そのカットオフ値については，国際的な慣習として，当該国民における正常眼圧の平均±2標準偏差と定められている．日本においては，日本緑内障学会が主導した大規模な疫学調査である多治見スタディのデータを引用すると，眼圧平均値は，右眼で14.6 mmHg（左眼では14.5 mmHg）であり，標準偏差は2.7 mmHgとなる．したがって，上記の国際慣習に従うと，正常上限値は19.9～20.0 mmHgと定めることができる．なお，この眼圧平均値は，緑内障のある眼とない眼を合わせた数値データであり，緑内障でない眼だけの眼圧平均値はわずかに低い．また原発開放隅角緑内障（広義）の眼圧平均値は，右眼で15.4 mmHg（左眼では15.2 mmHg）であることは，日本人で正常眼圧緑内障が多いことを反映している（図2, 表2）．これらのデータと比して，欧米においては，若干，日本人よりも眼圧分布が高いこともあり，21 mmHgと記載されていることが多い．しかし『緑内障診療ガイド

表2 多治見スタディにおける平均眼圧値

緑内障でない眼	右眼	14.5±2.5 mmHg (2,759例)
	左眼	14.4±2.6 mmHg (2,757例)
原発開放隅角緑内障眼	右眼	15.4±2.8 mmHg (115例)
	左眼	15.2±2.8 mmHg (115例)

(Iwase A et al：Ophthalmology 111：1641-1648, 2004 を参考に作成)

ライン（第4版）』では，これまでのガイドラインと同様に，日本人においては20 mmHgを境界値と記載している．したがって，当該患者の眼圧が1回でも20 mmHgを超えれば原発開放隅角緑内障と診断し，慣習的に（日内変動や日間変動を含めて）この眼圧値を超えることがなければ，正常眼圧緑内障と診断される．

ただし，緑内障の病因論から両疾患は，連続的な疾患概念であり，疫学的に推定された眼圧範囲の逸脱という別の基準をあてはめることで便宜上区別したものであるといえる．これが原発開放隅角緑内障（広義）という統括的な病名を，その連続的な疾患概念を包括する分類として設定された理由である．原発開放隅角緑内障における隅角鏡検査では，元来（白内障手術や緑内障の治療で行ったレーザー・手術治療など

を除外すれば）周辺虹彩前癒着や発達異常所見のない正常開放隅角であることが必須の条件となる．ただし，隅角鏡検査的に正常外観を呈することは，隅角の機能的異常を否定するものでなく，むしろ原発開放隅角緑内障における眼圧上昇は，多くの場合，隅角の機能異常に由来すると想定されている．

b. 原発開放隅角緑内障

　原発開放隅角緑内障は，「原発開放隅角緑内障（広義）のうち，緑内障性視神経症の発生進行過程において，眼圧が統計学的に決定された正常値を超えており，眼圧の異常な上昇が視神経症の発症に関与していることが強く疑われるサブタイプである」と『緑内障診療ガイドライン（第4版）』で規定されている．当然のことであるが，眼圧は多彩な変動要因の影響を受ける．日内変動の存在は，よく知られた現象であるが，ピーク眼圧が朝にくる朝型，昼にくる昼型，夜間にくる夜型，再現性に乏しい不規則型などに分類されるが，日間変動でこのパターンの再現性が必ずしも高くないこともあるため，臨床的解釈については十分に慎重であるべきであろう．しかし少なくとも，緑内障眼において眼圧変動幅は大きく，眼圧レベルに加えて，変動幅が大きいことも，緑内障の進行に関連するリスク因子であることを認識することは重要である．また肥満によって，眼圧が上昇傾向を認めることや，季節変動として冬季に眼圧が上昇しやすい，また仰臥位で眼圧が上昇する体位変動，運動や薬，嗜好品など日常生活のなかでは，多彩な変動要因の影響を受けており（**表3**），特に緑内障眼では，その変動幅が大きいことが知られている．したがって，初診時の眼圧測定だけで，あるいは眼圧の測定回数が少ない場合なども，原発開放隅角緑内障であっても，眼圧が異常高値を示さない場合がある．そのため原発開放隅角緑内障と正常眼圧緑内障の診断にあ

表3　眼圧の変動要因

	眼圧上昇因子	眼圧下降因子
体型	肥満	
姿勢	仰臥位	座位
季節	冬	夏
スポーツ	ヨガ，ウエイトリフティング	ウォーキング，ジョギング，ランニング，エアロビクス
薬	ステロイド薬	全身麻酔
嗜好品	煙草	アルコール
趣味	楽器を吹く	
服装	ネクタイをきつく締める	
病歴	糖尿病	
居住	都会	田舎
目の開閉	瞬目	

（井上賢治：緑内障患者に対する生活指導．All About 開放隅角緑内障，医学書院，東京，2013 を参考に作成）

たっては，長期間にわたって繰り返し測定することで丁寧にベースライン眼圧を把握することが重要である．

c. 正常眼圧緑内障

　正常眼圧緑内障は，「原発開放隅角緑内障（広義）のうち，緑内障性視神経症の発生進行過程において，眼圧が常に統計学的に決定された正常値に留まるサブタイプである」と『緑内障診療ガイドライン（第4版）』で規定されている．正常眼圧緑内障の臨床像は，比較的進行が緩徐（もしくは非進行性）であり，失明に至るリスクは相対的に少ないことが知られている．また典型的な臨床所見としては，高齢であり，視神経乳頭出血（disc hemorrhage）や四肢の Raynaud 現象（寒冷負荷試験）陽性の頻度が高いことから，血液循環障害の影響が比較的大きいことが示唆されている．循環障害に加えて，グルタミン酸ストレス，免疫応答異常，酸化ストレスなどの眼圧非依存的因子の関与が大きいと想定されている．緑内障の発症リスクを高める眼圧非

依存的な要因として報告されているものには，高齢，家族歴，偏頭痛，循環障害，高血圧，糖尿病，近視，不飽和脂肪酸などが報告されている．特に大規模な臨床試験や疫学調査から構築されたエビデンスとしては，緑内障の発症リスクとして，近視，高齢があり，進行リスクとしては，乳頭出血，偏頭痛，寒冷負荷試験などが報告されている．

d. 高眼圧症

高眼圧症は，「眼圧が統計学的に定められた正常上限を超えていながら，視神経，視野に異常のない例」と『緑内障診療ガイドライン（第4版）』で規定されている．臨床的に高眼圧と診断される場合には，いくつかの可能性がありうる．第一に，緑内障性視神経症の発症前もしくは極早期の病態を診察している場合である．一般的に眼圧が高いほど，緑内障へ移行するリスクは高くなると考えられている．たとえば，高眼圧症を観察した大規模な前向き臨床研究である Ocular Hypertension Treatment Study（OHTS）では，5年以内に1割弱の症例が緑内障と診断されており，そのリスク因子としては，高眼圧，高齢，乳頭陥凹の拡大，薄い角膜厚などが指摘されている．さらにOHTSでは，高眼圧症に対する（目標眼圧を24 mmHg以下で，眼圧下降率20％を目指した）眼圧下降治療によって，緑内障性視神経症の出現率（言い換えれば，緑内障への移行率）は，5年間で9.5％から4.4％に半減したことが報告されており，眼圧下降治療の妥当性が証明されている[1]．

一方で，高眼圧症と診断される群のなかには，角膜厚の異常値によって眼圧が過大評価されている患者，あるいは眼圧上昇があっても視神経に緑内障性変化をきたさない（健常眼圧が高い）患者が存在するとも考えられている．したがって，大規模臨床研究によるエビデンスで，高眼圧症の治療には眼圧下降が有用である

ことが確認されているものの，高眼圧症の全例で直ちに眼圧下降治療を行うことは推奨されておらず，『緑内障診療ガイドライン』においても「眼圧が正常値上限を僅かに超えていることのみでは治療対象とすべきではない．繰り返し眼圧が20 mmHg台後半を示すような例，緑内障家族歴などの危険因子のある場合には，耐用可能な点眼薬で治療を行うことでは見解が一致している」とエビデンスレベルとしては弱いものの，委員会からの提案という形で記載されている．いずれにせよ，高眼圧症においては，丁寧な経過観察によるベースラインデータの把握が重要であり，眼圧の推移，眼底所見や視野の経過観察を行ったうえで，治療の開始を検討する．ただし，著しい高眼圧，他眼がすでに緑内障と診断されている，緑内障の家族歴，視神経乳頭出血，明確な視神経乳頭陥凹拡大などの緑内障性変化を認めるなどの他のリスク因子が併存する場合では，眼圧下降治療を開始することを検討する．

e. 前視野緑内障（preperimetric glaucoma：PPG）

前視野緑内障という訳語は，『緑内障診療ガイドライン』では，第4版においてはじめて採用された．前視野緑内障（preperimetric glaucoma：PPG）は「眼底検査において緑内障性視神経乳頭所見や網膜神経線維欠損所見などの緑内障を示唆する異常がありながらも通常の自動静的視野検査で視野欠損を認めない状態」と定義されている．厳格にいうと，医療施設によって「通常の自動的視野」として用いている視野計の機種やソフトが異なる可能性があるので，施設間の相違は否定できないが，臨床現場の現状を踏まえて，最大公約数の定義として，上記の記載になっている．また前視野緑内障には，緑内障の前駆状態もしくは緑内障に類似した所見を示している正常眼もしくは他の疾患の一部が含

まれると考えられている．実際，日本人における前視野緑内障では，前視野緑内障と診断されてから3年後の視野異常の出現率（緑内障への移行率）は13％であったことが報告されている[2]．また視野異常の出現に対するリスク因子として，眼圧と視神経乳頭出血が指摘された（表4）．

前視野緑内障の時点で，これらを厳密に鑑別することはできないため，丁寧な経過観察が必須となる．前視野緑内障の概念が確立された契機としては，緑内障性視神経症の眼底所見を精緻に解析できる眼底三次元画像解析装置が進化したことで，定量的かつ客観的に緑内障を診断することができるようになったことが大きい．特に，緑内障の前駆状態や極早期においては，視野パラメーターで異常を検出するよりも早期の時点で，眼底所見に異常を検出することができるようになったことが大きい（図3）[3]．

前視野緑内障については，原則的には無治療でよいが，長寿化した現代の日本においては，長い歳月にわたってクオリティ・オブ・ライフ（QOL）を維持する必要がある．QOLに必要な視機能であるクオリティ・オブ・ビジョン（QOV）を守るために，高眼圧症でリスク因子が併存する場合で眼圧下降治療の開始を検討するように，（緑内障の前駆状態を含む）前視野緑内障でも，同様に治療開始を考えることになる．

表4　前視野緑内障のリスク因子

	No VFD (mmHg)	VFD (mmHg)	p
診断時	13.9±2.5	15.7±2.4	0.045
3年後	13.3±2.5	14.9±2.2	0.049
3年間の平均値	13.5±2.6	15.2±2.0	0.042

前視野緑内障77例中10例（13％）で視野異常が出現し，そのリスク因子として，眼圧と視神経乳頭出血が指摘された．しかし視野異常が出現した群の平均眼圧は15 mmHg前後で，正常眼圧範囲内にあることは，注目すべきであろう．
IOP：眼圧，VFD：視野異常
（Inuzuka H et al：J Glaucoma 25：e591-e595, 2016[2]を参考に作成）

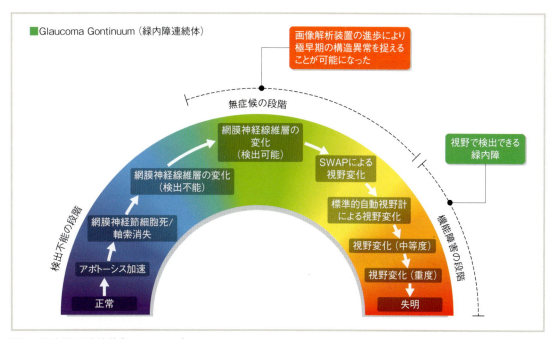

図3　緑内障の連続体（Continuum）
緑内障の前駆状態や極早期においては，視野パラメーターで異常を検出するよりも早期の時点で，眼底所見に異常を検出することができるようになったことが大きい．
（Weinreb RN et al：Am J Ophthalmol 138：458-467, 2004[3]を参考に作成）

第1章 緑内障の定義と分類

2）原発閉塞隅角緑内障（とその類縁疾患）

a. 原発閉塞隅角緑内障（primary angle closure glaucoma：PACG）

　前述のごとく，現在，緑内障の病名は，基本的には緑内障性視神経症の存在を基準として用いられる．したがって，原発閉塞隅角緑内障は，「他の要因なく，遺伝的背景や加齢による前眼部形態の変化などで惹起される（原発）隅角閉塞により眼圧上昇をきたし，かつすでに緑内障性視神経症を生じている疾患である」と『緑内障診療ガイドライン（第4版）』で記載されている．ただし原発閉塞隅角緑内障の遺伝的背景とは，必ずしも古典的なMendel遺伝法則に従う遺伝性疾患というわけではない．しかし近年の分子遺伝学的研究によって，原発閉塞隅角緑内障と連鎖する遺伝子多型が同定されていること，家族歴などが関与していることなどから，遺伝的背景の存在は重要である（散発例を否定するものではない）．前眼部形態の特徴としては，浅い前房，少ない前房容積，狭い隅角，眼軸長に比して厚い水晶体厚，水晶体の前方偏位，短い角膜曲率半径などが報告されている．これらの解剖学的特徴によって，相対的瞳孔ブロック機序が強く反映されやすく，眼圧上昇の原因となる（原発）隅角閉塞に至りやすいと考えられている．またこれらの前眼部の解剖学的特徴には，多遺伝子性の影響を受けていることが知られており，遺伝的要因との関連のひとつの可能性が，この点にある．

b. 原発閉塞隅角症（primary angle closure：PAC）

　繰り返し記述されているように，現在の緑内障の診断は，緑内障性視神経症の存在に基づいてなされている．原発閉塞隅角症（primary angle closure：PAC）が原発閉塞隅角緑内障から明確に区別されるようになった大きな契機は，

2002年に発表された「地理的・疫学的眼科学のための国際学会（International Society for Geographical and Epidemiological Ophthalmology：ISGEO）」における緑内障のワーキンググループの見解に従うものである．つまり眼圧上昇機序として原発の隅角閉塞（angle closure）という現象があるという前提に基づいて，緑内障性視神経症（GON）があれば原発閉塞隅角緑内障（PACG），しかし緑内障性視神経症がなければ原発閉塞隅角症（PAC）である．緑内障診療ガイドラインでは，この論旨を踏まえて，「原発閉塞隅角症（PAC）は，原発隅角閉塞によって，眼圧上昇をきたしているか，もしくは周辺虹彩前癒着（peripheral anterior synechia：PAS）を生じているが，緑内障性視神経症を生じていない状態である」と記載されている．原発閉塞隅角症疑い（primary angle closure suspect：PACS）については，『診療ガイドライン（第4版）』において，「原発性の隅角閉塞はあるが，眼圧上昇や器質的な周辺虹彩前癒着を認めておらず，かつ緑内障性視神経症も生じていない状態である」と記載されている．

　原発閉塞隅角緑内障および原発閉塞隅角症の生じる機序としては，①（瞳孔領において生じる虹彩-水晶体間の房水流出抵抗に由来する虹彩の前方膨隆が隅角閉塞をもたらす）相対的瞳孔ブロック，②（虹彩根部が前方に屈曲していることで，散瞳時に隅角閉塞を生じる虹彩の形態異常を意味する）プラトー虹彩（plateau iris），③（水晶体の加齢変化による前方偏位や膨隆による）水晶体因子，④（毛様体の肥厚や隆起，房水の動態異常，あるいは網膜・硝子体の容積拡大などの）水晶体後方因子が複雑に影響し合って関与していることが多いと考えられている（**表5**）．なお，かつてはほとんどの原発閉塞隅角緑内障および原発閉塞隅角症が相対的瞳孔ブロック機序によると想定されていたが，前眼部画像解析研究の進歩によって，アジアで

は，プラトー虹彩や水晶体因子，水晶体後方因子の重要性が認識されるようになり，上記のごとく，複数の因子が関与し合って，隅角閉塞に至ることが多いと考えられている．

c. 発症速度による原発閉塞隅角緑内障・原発閉塞隅角症の分類

　原発閉塞隅角緑内障および原発閉塞隅角症の特徴として，「急性緑内障発作」と表現される劇的な症状が存在することがあげられる．急性緑内障発作とは，多くの場合，正常もしくはそれに準じる眼圧レベルから急激に著しい高眼圧へ至った場合に生じる視力低下，霧視，虹視症，眼痛，頭痛，悪心，嘔吐，対光反射の減弱・消失などの症状のうちひとつ，もしくはいくつかを併発している状態を意味する．急性緑内障発作時の眼圧は，しばしば40〜80 mmHgの著しい高値となり，その症状が激しいことに加えて，この状態を看過することによって，急速に緑内障性視神経症が進行して，早期に失明に至るリスクが高い．これに比して，ゆっくりと緩

表5　原発閉塞隅角緑内障および原発閉塞隅角症の生じる機序

相対的瞳孔ブロック
プラトー虹彩（plateau iris）
水晶体因子
水晶体後方因子（毛様体ブロック，網膜・硝子体の異常など）

徐に進行する病態は慢性原発閉塞隅角緑内障（および原発閉塞隅角症）と表現される．

● 文献

1) Kass MA et al：The Ocular Hypertension Treatment Study：a randomized trial determines that topical ocular hypotensive medication delays or prevents the onest of primary open-angle glaucoma. Arch Ophthalmol **120**：701-713, 2002

2) Inuzuka H et al：Development of glaucomatous visual field defects in preperimetric glaucoma patients within 3 years of diagnosis. J Glaucoma **25**：e591-e595, 2016

3) Weinreb RN et al：Risk assessment in the management of patients with ocular hypertension. Am J Ophthalmol **138**：458-467, 2004

II 緑内障の分類

B 続発緑内障

井上俊洋

続発緑内障（secondary glaucoma）は，他の眼疾患，全身疾患，あるいは薬物使用が原因となって眼圧上昇が生じる病態である．緑内障性視神経症を有する症例を緑内障と定義する現代における「緑内障」の基本的認識を続発緑内障にも適用して，続発緑内障についても緑内障性視神経症を有さない症例は高眼圧症という表記を用いている一部文献もある．ただし続発緑内障においては，原因疾患などの影響によって，緑内障性視神経症の有無を判断することが困難である場合が多い．たとえば，増殖糖尿病網膜症に伴う血管新生緑内障では汎網膜光凝固が施行されている場合が多いが，この場合は緑内障と無関係に視神経乳頭の陥凹は拡大し，色調も不良となることが知られており，視神経乳頭観察による緑内障性視神経症の判断は困難であることがしばしばある．また網膜症そのものやこれに対する治療に伴って，緑内障と無関係に視力・視野に変化をきたしうるため，視野による緑内障性視神経症の判断も困難である場合が少なくない．したがって続発性緑内障の定義において，緑内障性視神経症が存在することを必須とする必要はないと考えられる．続発緑内障は，眼圧上昇機序によって以下のように分類される．

1 続発開放隅角緑内障の眼圧上昇機序

1) 線維柱帯と前房の間に房水流出抵抗の主座がある続発開放隅角緑内障

a. 血管新生（開放隅角期）

眼内の虚血に伴って血管内皮増殖因子

（VEGF）に代表される血管新生因子の濃度が房水内で上昇する．結果として増殖膜を伴う新生血管が虹彩や隅角に形成され，隅角部の新生血管は房水流出抵抗を上昇させる．さらに病状が進行すると，後述の閉塞隅角期に至る．

b. Fuchs虹彩異色性虹彩毛様体炎

軽度な炎症細胞と，虹彩および線維柱帯に異常血管を認めるものの虹彩前癒着は形成しない．眼圧上昇の機序は不明な点もあるが，病理学的検査にて線維柱帯の炎症と瘢痕，および膜様物形成が報告されており，これらの変化が房水流出抵抗を上昇させると考えられている．

c. 前房内上皮増殖

内眼手術や外傷を契機に前房に結膜や角膜の上皮細胞が迷入し，隅角で増殖することが原因である．

2) 線維柱帯に房水流出抵抗の主座がある続発開放隅角緑内障

a. ステロイド

ステロイドは線維柱帯細胞によるフィブロネクチンなどの細胞外マトリックス産生を促進し，房水の通り道である線維柱帯間隙を減少させる．ステロイドは線維柱帯細胞のアクチン細胞骨格も変化させることが報告されているが，眼圧上昇機序との関連は不明な点が多い．

b. 落屑物質

落屑物質は水晶体嚢，瞳孔縁に認められるが（図1），線維柱帯にも沈着し，網目構造を詰まら

せたり，柔軟性を失わせることなどによって立体構造が変化し，房水流出抵抗が上昇する．また，前房への色素散布が増え，線維柱帯におけるメラニン色素の沈着が増えることも眼圧上昇機序に関与していると推測されている．さらに落屑物質は集合管以降にも沈着し，房水流出抵抗を上げることが報告されている．毛様小帯の脆弱性を伴うことがあり，後述の水晶体脱臼に伴う閉塞隅角緑内障の原因となる場合がある．

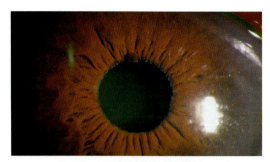

図1　瞳孔縁および水晶体嚢の落屑物質

c. アミロイド

線維柱帯にアミロイド物質が沈着し，眼圧を上昇させる疾患として，家族性アミロイドポリニューロパチーが知られている．初期は落屑物質に類似した沈着物が瞳孔縁に認められ，進行すると瞳孔の形状はギザギザしたフリンジ状となる．家族性アミロイドポリニューロパチー発症の原因はトランスサイレチン遺伝子の変異であり，有病率は地域によって大きく異なる．

d. ぶどう膜炎

炎症細胞の遊走や，炎症産物の沈着による．ヘルペスウイルスは眼圧を上昇させやすいことが知られている．後述のように，ぶどう膜炎が原因で閉塞隅角機序により眼圧が上昇する場合もある．ぶどう膜炎によって毛様体機能が低下すると低眼圧となることがある点に注意が必要である．

e. 水晶体物質

水晶体物質が前房に融解・流出すると線維柱帯を閉塞させ，眼圧が上昇する．多くは成熟白内障症例で生じる．

f. 外傷

物理的に隅角が障害されると創傷治癒機転が進行し，隅角に瘢痕を形成することによる．年単位で時間が経ってから眼圧が上昇し始める症例もあり，受傷直後の眼圧が正常でも，明らかな隅角後退などの所見があれば継続して経過観察が必要である．後述のように，閉塞隅角機序で眼圧上昇をきたす場合もある．

g. 眼科手術（白内障手術・硝子体手術・角膜移植など）

眼科手術のうち，内眼手術は時に強い前房内の炎症を惹起し，ぶどう膜炎と同様の機序で眼圧を上昇させうる．消炎とともに眼圧は正常化することが多いが，不可逆的な変化が生じる場合もある．また後述のように，閉塞隅角機序によって眼圧上昇の原因となる場合もある．

h. 眼内異物

手術用のヒアルロン酸ナトリウムに代表される粘弾性物質や，乳化シリコンオイル（図2）によって物理的に線維柱帯が閉塞されることが原因である．

i. 眼内腫瘍

眼内腫瘍に伴う眼圧上昇は後述の閉塞隅角機序によるものが多いが，腫瘍の進行に伴い，眼内出血，炎症細胞や腫瘍細胞の浸潤，組織破壊などが生じると，線維柱帯が目詰まりし，開放隅角でも眼圧上昇の原因となりうる．また，腫瘍の増殖により低酸素となり，血管新生緑内障に至る例もある．

第1章 緑内障の定義と分類

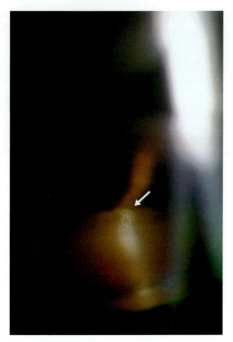

図2 隅角の乳化シリコンオイル

j. Schwartz症候群

裂孔原性網膜剥離において障害された視細胞外節が硝子体を経て前房へ流入し，隅角の流出抵抗を上昇させることが原因と考えられている．

k. 虹彩色素

虹彩色素散布症候群に代表されるように，虹彩色素は線維柱帯に沈着すると房水流出抵抗を上昇させる．前述の落屑物質，ぶどう膜炎，眼科手術に伴う眼圧上昇においても眼圧上昇機序に関与する．

3) Schlemm管より後方に房水流出抵抗の主座がある続発開放隅角緑内障

a. 上強膜静脈・上眼静脈圧亢進

眼窩腫瘍や甲状腺眼症などによって眼窩内圧が高まることが原因である．これらの静脈圧が亢進することで，その上流のSchlemm管内圧が亢進し，結果としてSchlemm管内への房水流入が阻害される．

2 続発閉塞隅角緑内障の眼圧上昇機序

1) 瞳孔ブロックによる続発閉塞隅角緑内障

下記の原因により，続発的に瞳孔ブロックを生じると，原発閉塞隅角緑内障の瞳孔ブロック型と類似した病型となり，虹彩の前弯と対光反射の不全を伴う高眼圧をきたす．

　a）膨隆水晶体
　b）水晶体脱臼
　c）小眼球症
　d）虹彩後癒着による膨隆虹彩

2) 瞳孔ブロック以外の原因による虹彩-水晶体の前方移動による直接隅角閉塞が原因の続発閉塞隅角緑内障

瞳孔ブロックは生じていないものの，水晶体が虹彩を全体的に前方へ偏位させることで隅角と虹彩根部が密着し，房水流出阻害をきたす形である．中央から周辺部まで極端に前房が浅くなることが特徴である．

　a）膨隆水晶体
　b）水晶体脱臼

3) 水晶体より後方に存在する組織の前方移動による続発閉塞隅角緑内障

前述の2-2）と同様の臨床所見となることが多いが，毛様体が原因の場合は水晶体が原因の場合と比較すると，中央の前房深度が浅いながらもある程度保たれている場合があり，原発閉塞隅角緑内障と誤診されることがあるので注意が必要である．鑑別には前房内の炎症，眼底所見のほか，超音波生体顕微鏡検査を用いた毛様体の観察が有用である（図3）．

　a）小眼球症
　b）汎網膜光凝固後

c) 眼内腫瘍
d) 後部強膜炎
e) ぶどう膜炎(Vogt-小柳-原田病など)による毛様体脈絡膜剥離
f) 悪性緑内障
g) 眼内充填物質
h) 大量の眼内出血
i) 未熟児網膜症

4) 前房深度に無関係に生じる周辺前癒着による続発閉塞隅角緑内障

前房深度は保たれているものの，炎症や増殖膜の収縮によって周辺部虹彩前癒着(PAS)が生じ，隅角が閉塞している病型である．一般的に，合計して40％以上の隅角がPASとなっていると，眼圧に影響を与えると考えられている．

a) 血管新生(閉塞隅角期)
b) 虹彩角膜内皮(iridocorneal endothelial：ICE)症候群
c) ぶどう膜炎
d) 手術
e) 外傷

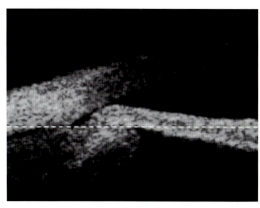

図3 超音波生体顕微鏡で観察した毛様体の前方回旋

3 おわりに

続発緑内障においては眼圧上昇の原因となる他の疾患が存在する．緑内障診療において，眼圧上昇の原因が治療できる場合にはこれを治療する必要がある．したがって，治療方針を決定するにあたっては正しく漏れのない検査に基づく確かな診断が重要で，そのためには続発緑内障の分類を系統的に把握しておくことが必要である．具体的な治療については第4章を参照されたい．

II 緑内障の分類

C 小児緑内障

杉山和久, 竹本大輔

1 小児緑内障とは

　小児緑内障とは，小児期に発症した病態に起因する緑内障を意味する．小児緑内障は，日常的に接する機会があまり多くはない疾患であるが，的確な診断と治療が遅れると，患者の生涯にわたり重篤な視機能障害を残す可能性が高い．日本緑内障学会の作成した『緑内障診療ガイドライン（第3版）』[1]では，隅角形成異常に起因する緑内障を発達緑内障と呼び，先天異常が隅角に限局する早発型発達緑内障，隅角形成異常の程度が軽いため発症の遅れる遅発型発達緑内障，他の先天異常を伴う発達緑内障に分類されていた．このガイドラインは非常に簡潔でわかりやすいが，改善すべき点として，診断基準を記載すること，小児の続発緑内障を記載する，先天異常が眼形成異常によるものか全身疾患に伴うものか明確にすること，小児では無水晶体眼の続発緑内障は頻度が多いので追記することなどがあげられた．

　一方，European Glaucoma Society（EGS）が作成した"Terminology and Guidelines for Glaucoma"第4版（2014年）[2]は，これらの問題点を解消し，より使用しやすい分類となっており，World Glaucoma Association（WGA）の「小児緑内障のコンセンサス会議（2013年7月カナダ・バンクーバー）」[3]からの提言をほぼ完全に踏襲して作成された．日本においても，WGAのコンセンサス会議の提言やEGSの診療ガイドラインなどと国際的整合性を保つため，日本緑内障学会ガイドライン委員会が，新たな

小児緑内障の分類と診断基準および治療指針を作成した．従来のガイドラインにおいては発達緑内障という用語を用いてきたが，WGAコンセンサス会議での提言を踏まえて，「発達緑内障」の用語を「小児緑内障」に変更した．ただし，小児期を定義する上限年齢については国際基準では明確に定められていない．本項では，『緑内障診療ガイドライン（第4版）』[4]による小児緑内障の新分類と診断基準について解説する．

2 小児緑内障の診断基準

　小児緑内障の診断基準を**表1**に示す．小児の特性上，良好な条件下での検査は困難な点が多い．そのため診断基準では，眼圧値以外の，角膜径の拡大，眼軸長の伸長，Haab線（Descemet膜破裂線），乳頭陥凹所見などの小児緑内障の観察所見を設けた．小児において，**表1**の小児緑内障の診断基準5項目中2項目以上を満たせば，緑内障と診断する．また，小児緑内障疑いの診断基準を1項目以上満たすものを緑内障の疑いとする．

　小児に限らず，緑内障診療において，眼圧測定は極めて基本的かつ重要な検査であることはいうまでもない．しかしながら現実問題として，全身麻酔下での測定は通常よりも低く評価されるという問題も含めて，小児の特性上，成人と異なり良好な条件下での測定は，困難な点が多い．緑内障診療において最も臨床的に重要な検査である眼圧測定が，小児においては困難であることが，小児緑内障の診療をより難しいものにしている．そのため診断基準では，眼圧

II．緑内障の分類／C．小児緑内障

表1　小児緑内障の診断基準

緑内障の診断基準（2項目以上）

- 眼圧が21 mmHgより高い（全身麻酔下であればあらゆる眼圧測定方法で）．
- 乳頭陥凹拡大（cup-disc比増大の進行，cup-disc asymmety増大，リムの菲薄化）
- 角膜所見（Haab線または新生児では角膜径11 mm以上，1歳未満では12 mm以上，すべての年齢で13 mm以上）
- 眼軸長の正常発達を超えた伸長による近視の進行，近視化
- 緑内障性視神経症と再現性のある視野欠損を有し，視野欠損を有する他の所見がない

緑内障疑いの診断基準（1項目以上）

- 2回以上の眼圧測定で眼圧が21 mmHgより大きい
- cup-to-disc（C/D）比増大などの緑内障を疑わせる視神経乳頭所見がある
- 緑内障による視野障害が疑われる
- 角膜径の拡大または眼軸長の延長がある

（World Glaucoma Association：Childhood Glaucoma, The 9th Consensus Report of the World Glaucoma Association, 2013[3]）を参考に作成）

表2　小児緑内障の新分類

原発小児緑内障（primary childhood glaucoma）

- 原発先天緑内障（primary congenital glaucoma：PCG）
- 若年開放隅角緑内障（juvenile open angle glaucoma：JOAG）

続発小児緑内障（secondary childhood glaucoma）

- 先天眼形成異常に関連した緑内障（glaucoma associated with non-acquired ocular anomalies）
- 先天全身疾患に関連した緑内障（glaucoma associated with non-acquired systemic disease or syndrome）
- 後天要因による続発緑内障（glaucoma associated with acquired condition）
- 白内障術後の緑内障（glaucoma following cataract surgery）

（日眼会誌 122：5-53, 2018[4]を参考に作成）

値以外の，角膜径の拡大，眼軸長の伸長，Haab線，乳頭陥凹所見などの小児緑内障の観察所見を重要視し，これらを診断基準に取り入れた．

3　小児緑内障の分類

　新診療ガイドラインによる小児緑内障の分類を表2に示す．従来の診療ガイドラインでは，小児の緑内障においては，続発の分類は明記されていないが，新分類では，成人の場合と同様に，まず原発か続発かという分類を設けている．

　原発小児緑内障（primary childhood glaucoma）は，強度の隅角形成異常による誕生直後ま

たは生後早期からの高眼圧で牛眼など眼球拡大を生じるものを原発先天緑内障（primary congenital glaucoma：PCG）とし，軽度の隅角形成異常のため眼球拡大をきたさず発症の遅れるものを若年開放隅角緑内障（juvenile open angle glaucoma：JOAG）と分類している．

　続発小児緑内障（secondary childhood glaucoma）に関して，先天要因によるものを，眼の先天形成異常に関連するものか，先天全身疾患に関連するものかを明確に分けて，先天眼形成異常に関連した緑内障（glaucoma associated with non-acquired ocular anomalies）と先天全身疾患に関連した緑内障（glaucoma associated with non-acquired systemic disease or syn-

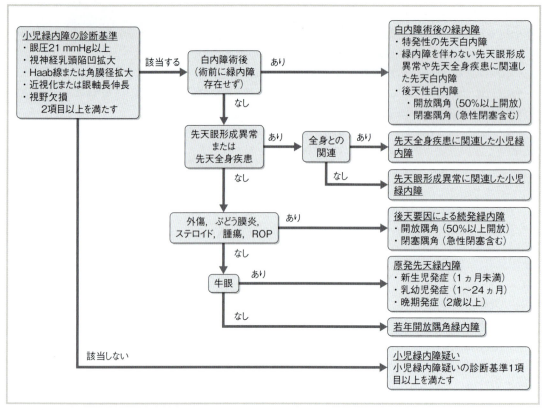

図1　小児緑内障の診断フローチャート
(World Glaucoma Association：Childhood Glaucoma, The 9th Consensus Report of the World Glaucoma Association, 2013[3])を参考に作成)

drome)に分類している．また，外傷，ステロイド，ぶどう膜炎，未熟児網膜症など後天要因によるものを，後天要因による続発緑内障(glaucoma associated with acquired condition)と分類している．さらに後天的要因のなかでも頻度が高い，白内障術後無水晶体眼に発症する緑内障を白内障術後の緑内障(glaucoma following cataract surgery)と別に分類している．

表2に示す小児緑内障の新分類をもとにして，WGAのコンセンサス会議が作成した小児緑内障の診断フローチャート[3]を図1に示す．新分類は，やみくもに分類を増やしてすべてのケースを網羅することを目的としておらず，小児緑内障の診療シナリオに沿って日常診療で使用しやすくすることを重視し作成されている．

4　分類の各論

1) 原発先天緑内障(primary congenital glaucoma：PCG)

従来のガイドラインの早発型発達緑内障に相当する疾患概念である．

a. 診断基準
- 隅角形成異常(軽微な先天的な虹彩形成異常があってもよい)
- 小児緑内障の診断基準を満たす(通常は眼球拡大を伴う)
- 発症年齢でさらに細分類

（1）出生前または新生児期（0〜1ヵ月）

（2）乳児期（1〜24ヵ月）

（3）遅発性（2歳以上）

- 自然に停止し正常眼圧となった症例であってもPCGの典型的兆候があればPCGとして分類される

b. 病因

出生前または出生後に発症した線維柱帯の未発達による隅角形成異常による．単因子遺伝の要素が強く，様々な浸透度の劣性遺伝か孤発性である．特異的な染色体異常としては，1p36と2q21が同定されている．

c. メカニズム

房水流出の減少により著明な眼圧上昇を引き起こす．線維柱帯のみの未発達による形成異常がPCGのうちで最も多い．

d. 疫学

白人では12,000〜18,000人の出生につき1人が原発先天緑内障を発症する．日本では10万人に1人の割合で生じるといわれる．両親が発症している場合，発症率は5〜10倍高くなり，男性発症が多く（65％），両眼発症が多い（70％）．多くの患者は重篤な視機能障害をきたすことが多い．

e. 徴候

羞明，流涙，眼瞼痙攣，眼をこすることなどが典型的な早期の徴候である．眼球は年齢相応よりも拡大し，角膜径は出生時10.5 mm以上，出生後1年で12 mm以上となり，眼軸長も延長し，出生時で20 mm以上，生後1年で22 mm以上となる．角膜浮腫は頻発し，上皮や実質の浮腫がDescemet膜破裂とそれによるHaab線を引き起こす．

覚醒時の眼圧は手持ち眼圧計にて測定するが，全身麻酔下での眼圧値は鎮静薬や麻酔薬の影響により実際よりも低く測定される．また，PCG眼では，角膜径拡大，角膜厚の菲薄化などによる角膜剛性の物理的変化，角膜浮腫による影響などを生じていることがあり，これらも眼圧測定の誤差要因となりうる．そのため，顕著な高眼圧を認める場合以外は，眼圧値単独での診断は困難である．診断が遅れ，極端な高眼圧が続いた場合は牛眼と称される状態を呈する．

視神経乳頭陥凹は典型的には同心円状に拡大し，健常な小児の陥凹乳頭径比（cup-to-disc ratio：C/D比）は小さいので，C/D比がやや大きいと緑内障を疑う．隅角鏡では虹彩高位付着が見られることが多い．

2）若年開放隅角緑内障（juvenile open angle glaucoma：JOAG）

従来のガイドラインの遅発型発達緑内障に相当する疾患概念である．

a. 診断基準

- 4歳以降に発症する小児緑内障
- 眼球拡大を伴わない
- 先天性の眼形成異常や全身疾患を伴わない
- 開放隅角（正常隅角所見）
- 小児緑内障の診断基準を満たす

3）先天眼形成異常に関連した緑内障（glaucoma associated with non-acquired ocular anomalies）

a. 診断基準

- 全身所見との関連が明らかではない先天眼形成異常が出生時から存在
- 小児緑内障の診断基準を満たす

b. 先天眼形成異常の代表例

Axenfeld-Rieger異常，Peters異常，ぶどう膜外反，虹彩形成不全，無虹彩症，硝子体過形

成遺残，眼皮膚メラノーシス，後部多形性角膜ジストロフィー，小眼球症，小角膜症，水晶体偏位など

4）先天全身疾患に関連した緑内障（glaucoma associated with non-acquired systemic disease or syndrome）

a. 診断基準

- 出生時から眼所見に関連する先天全身疾患がある
- 小児緑内障の診断基準を満たす

b. 先天全身疾患の代表例

Down症などの染色体異常，結合組織異常（Marfan症候群，Weill-Marchesani症候群，Stickler症候群），代謝異常（ホモシスチン尿症，Lowe症候群，ムコ多糖症），母斑症（神経線維腫症，Sturge-Weber症候群，Klippel-Trenaunay-Weber症候群），Rubinstein-Taybi症候群，先天性風疹症候群など

5）後天要因による続発緑内障（glaucoma associated with acquired condition）

a. 診断基準

- 出生時にはなく，生後に発生した後天的要因によって発症した緑内障で，小児緑内障の診断基準を満たす
- ただし，白内障術後の緑内障は除く
- 隅角所見
  - （1）開放隅角（50％以上開放）
  - （2）閉塞隅角（50％未満または急性閉塞隅角）

b. 後天要因の代表例

ぶどう膜炎，外傷（前房出血，隅角離解，水晶体偏位），ステロイド，腫瘍（良性／悪性，眼内／眼窩），未熟児網膜症など

6）白内障術後の緑内障（glaucoma following cataract surgery）

a. 診断基準

- 白内障術後に発症した緑内障で，小児緑内障の診断基準を満たす
  - （1）特発性の先天白内障
  - （2）緑内障を伴わない眼形成異常または全身疾患に関連した先天白内障
  - （3）緑内障を伴わない併発白内障
- 隅角所見
  - （1）開放隅角（50％以上開放）
  - （2）閉塞隅角（50％未満または急性閉塞隅角）

5 鑑別診断

小児においては緑内障と鑑別すべき類似疾患が多々あるため，一度の診察で安易に診断せず，確実な診断を下すまでは治療を開始しないことが原則である．特にPCGにおいては，下記の疾患との鑑別が重要となる．

A．先天眼形成異常や先天全身疾患を伴うもの

B．角膜／眼球拡大：強度近視，巨大角膜

C．角膜異常：出生外傷，Peters異常（緑内障を伴わないもの），角膜ジストロフィ，代謝異常，感染（先天風疹で緑内障を伴わないもの）

D．流涙：先天性鼻涙管閉塞，結膜炎，角膜上皮剥離／角膜炎

E．視神経：生理的乳頭陥凹拡大，視神経低形成；特にsuperior segmental optic hypoplasia（SSOH），視神経コロボーマ，視神経小窩，他の視神経異常

6 おわりに

小児緑内障の診療は時間と手間がかかるが，知識を身につけ，小児だからといって検査を省

略せず，基本に忠実な診療を行うべきである．本項で紹介した新緑内障診療ガイドラインで提唱された小児緑内障の診断基準・新分類が，今後の臨床医家の実地診療の一助になれば幸いである．

◉文献

1) 緑内障診療ガイドライン（第3版），日本緑内障学会，2012
2) European Glaucoma Society：Terminology and Guidelines for Glaucoma, 4th Ed, 2014
3) World Glaucoma Association：Childhood Glaucoma, The 9th Consensus Report of the World Glaucoma Association, Weinreb RN et al(eds), Kugler Publications, Amsterdam, p.1-270, 2013
4) 日本緑内障学会緑内障診療ガイドライン作成委員会：緑内障診療ガイドライン第4版．日眼会誌 **122**：5-53, 2018

第**2**章

緑内障の検査

問診

田中文香，木内良明

初診時の問診は，緑内障診療において基本的かつ重要な検査である．検査機器が発達した現在は，問診に頼らなくても多くの情報を得ることができるようになったが，問診でしか得られない情報が存在することを忘れてはならない．要領よく訴えを聞き取り，必要事項を聞き漏らすことなく問診を行うには，あらかじめ問診内容について決めておくことが大切である．小児の診療においては，本人からの問診が難しいことが多く，詳細については保護者から聴取することになる．緑内障においては眼圧や視野，眼底の変化が重要であるため，前医からの診療情報提供を踏まえて，詳細な問診により緑内障の診断および管理方針を決定するとよい．

1　問診での質問・確認項目（表1）

1）基本情報

氏名，性別，年齢を確認する．

2）主訴

主訴については，自覚症状を含め患者が最も困っていることを確認する．患側を確認する．両眼の場合は，左右差がないかも確認する．

3）現病歴

自覚症状を軸に，経過（いつから，どのように）を聞き取る．

4）全身疾患の既往歴

特に心疾患，呼吸器疾患を含めた慢性的な重症疾患に注意する．その場合，緑内障点眼薬のβ遮断薬は禁忌となることがある．糖尿病など続発緑内障に関係する全身疾患がないか注意する．緑内障患者では，透析中に眼圧が上がることが知られており，透析患者では眼圧評価に注意が必要である．

5）眼疾患の既往歴

手術歴（特に屈折矯正手術），外傷の既往，続発緑内障に関係する眼疾患がないか注意する（表2，表3）．屈折矯正手術後は，角膜厚が薄くなり眼圧が低く測定されるため，眼圧評価に注意が必要である．眼外傷の既往は，隅角異常（隅角後退），水晶体位置異常（偏位，脱臼）をきたし続発緑内障の原因になることがある．緑内障手術で濾過胞ができるとコンタクトレンズの装用ができなくなることがあるので，コンタクトレンズの使用についても確認しておく．

6）薬物使用歴

ステロイドや緑内障禁忌薬を含めた薬物使用歴について確認する．ステロイド眼局所の副作用のひとつとして緑内障がある．ステロイド投与方法としては，内服，注射，吸入，点鼻，点眼，軟膏（顔，眼周囲，全身塗布），結膜下注射，テノン嚢下注射，硝子体注射などがある．内服薬しか医師に知らせる必要がないと考えている患者も多いので，既往歴に，喘息，アレルギー

Ⅰ．問診

表1 質問・確認項目

1	基本情報	氏名，性別，年齢
2	主訴	自覚症状，患側
3	現病歴	経過（いつから，どのように）
4	全身疾患の既往歴	心疾患，呼吸器疾患，続発緑内障に関する全身疾患，透析
5	眼疾患の既往歴	手術歴（屈折矯正手術），外傷の既往，続発緑内障に関する眼疾患
6	薬物使用歴	ステロイド，緑内障禁忌薬
7	緑内障の危険因子	高血圧，低血圧，糖尿病，偏頭痛，睡眠時無呼吸症候群
8	家族歴	緑内障を含めた眼疾患，血縁者の視機能障害
9	アレルギーの有無	薬，点眼薬，食物
10	他医での診療情報	眼圧，眼底，視野，診断，治療
11	アドヒアランス	点眼がきちんとできるか

表2 続発開放隅角緑内障の主な原因疾患

血管新生緑内障	異色性虹彩毛様体炎	前房内上皮増殖
ステロイド緑内障	落屑緑内障	Posner-Schlossman症候群
サルコイドーシス	Behçet病	ヘルペス性角膜ぶどう膜炎
細菌・真菌性眼内炎	水晶体融解緑内障	Schwartz症候群
色素緑内障	甲状腺眼症などの眼球突出	内頸動静脈瘻などの静脈圧亢進

表3 続発閉塞隅角緑内障のおもな原因疾患

膨隆水晶体	小眼球症	虹彩後癒着
水晶体脱臼	前房内上皮増殖	悪性緑内障
網膜光凝固術後	強膜内陥術後	後部強膜炎
Vogt-小柳-原田病	網膜中心静脈閉塞症	眼内腫瘍
嚢腫	眼内タンポナーデ（ガス，オイル）	眼内出血（脈絡膜出血）
遷延する前房消失・浅前房	炎症性疾患	角膜移植後
血管新生緑内障	虹彩角膜内皮症候群	後部多形性角膜ジストロフィー
虹彩分離症		

表4 閉塞隅角緑内障に対する主な禁忌薬

作用	禁忌薬
抗コリン作用	ベンゾジアゼピン系，抗ヒスタミン薬，鎮痙薬，排尿障害治療薬，催眠薬，抗うつ薬，抗てんかん薬，抗不整脈薬，気管支拡張薬
交感神経刺激作用	低血圧治療薬，アルカロイド鎮痛薬
ドパミン賦活作用	抗パーキンソン病薬

性鼻炎，アトピー性皮膚炎などがあるときは，ステロイドの吸入薬や点鼻薬，軟膏の使用がないか確認する．閉塞隅角緑内障患者において，禁忌薬（**表4**）が投与されていれば，使用中止を指示し担当医へ連絡する．

2
緑内障の検査

25

第2章 緑内障の検査

7) 緑内障の危険因子

高血圧，低血圧，糖尿病，偏頭痛，睡眠時無呼吸症候群など[1,2]．多治見スタディでは，眼圧，近視，年齢が危険因子とされた．

8) 家族歴

緑内障を含めた眼疾患，血縁者の視機能障害を確認する．緑内障関連遺伝子が複数同定されている．緑内障家族歴がある場合は，ない場合に比べて発症リスクの増加が知られている．

9) アレルギーの有無

薬剤アレルギー（特に鎮痛薬，麻酔薬，抗菌薬）のほか，点眼アレルギーについても確認する．緑内障患者は，様々な点眼薬を使用していることが多く，点眼アレルギーの既往が意外にある．「点眼が合わなかったから中止した，変更になった．」という経験があったとしても，それが点眼アレルギーと認識していないこともあるので，質問するときには「点眼アレルギーがありますか？」と尋ねるより，「合わなくてやめた目薬はありますか？」と尋ねるほうがよい．食物アレルギーについては，バナナ，アボカド，キウイなどにアレルギーがあるときは，ラテックスアレルギーに注意する．

10) 他医での診療情報

他医における眼圧，眼底，視野など診断および治療に関する情報は，今後の経過を予測し適切な治療計画を立てるために必須である．診療情報提供書を持参しなかった初診患者については，診療情報提供書をもらってくるように促し，場合によっては前医に問い合わせる．

11) アドヒアランス

アドヒアランスを確認する．不良であれば，改善のために工夫が必要である．疾患や治療について理解を促し，確実な点眼のための処方を考える（点眼本数・回数を減らす）．高齢者や認知症患者の場合は，家族や介護者がキーになることもある．

2 緑内障の重要な自覚症状

基本的に緑内障は自覚症状が乏しいが，霧視，虹視症，眼痛，頭痛，充血などは急性緑内障発作を疑わせる．

1) 眼痛

急性緑内障発作などで眼圧が著明に上昇した場合，強い眼痛が突然自覚されることが多い．一般に，眼圧が正常値から著しい高値まで急激に上昇した際に強い眼痛が自覚される．眼痛は，角膜上皮障害，ぶどう膜炎における毛様体の刺激などでも起こりうる．急性緑内障発作では，瞳孔ブロックで虹彩根部が前方へ圧排され変形することで，虹彩と毛様体の虚血性炎症を生じ強い眼痛をもたらす．Posner-Schlossman症候群では，眼圧が50 mmHgでも，強い疼痛はなく違和感程度のことがある．これは，隅角の構造や虹彩毛様体の血液循環が保たれているからと考えられている．眼圧が40 mmHgぐらいになると瞳孔虹彩括約筋の虚血・麻痺で，中等度散瞳する．緑内障治療でピロカルピンを使用することがあるが，ピロカルピン点眼で眼痛を感じることがある．ピロカルピンは，強膜岬の毛様体筋を牽引し毛様体神経叢を変形させて毛様痛をきたす．持続使用で痛みは消失することが多い[3]．

2) 頭痛

急性緑内障発作では，急激な眼圧上昇に伴い，悪心，嘔吐を伴った頭痛が見られ，視力低下，羞明，虹視症などを伴う．強い頭痛のため，緑内障発作患者が内科や脳神経外科を受診した

あとに緑内障発作疑いで眼科へ紹介されること
は時々経験する．速やかに眼圧下降治療を行わ
ないと視機能障害が残ってしまうため，プライ
マリケアの観点からも適切な診断が重要である．

3）霧視

　著明な眼圧上昇に伴う角膜浮腫やぶどう膜炎
による続発緑内障などでは，霧視が自覚される
ことがある．

4）視野欠損

　緑内障の初期は，視野検査で視野異常が検出
された場合であっても，視野異常が自覚されな
いことが多い．なぜなら日常生活は両眼開放下
で行われており，視野障害があっても反対眼が
それを補い，さらに視中枢が視野欠損部位周囲
からの情報で欠損部を補完するからである．患
者が視野異常を自覚した場合，視神経障害ある
いは視野障害がすでに相当進行していることが
多い．視野欠損とは，欠損部分が黒くなって見
えないところと思いがちであるが，実際はかす
んで見えにくいことが多い[4]．視野欠損の自覚
症状は，「黒くぬけて見えない」のではなく，多
くは「かすんで見えない」と表現されることを覚
えておきたい．視野異常によって起こる行動の
不自由さには差がある．信号の判別，家のなか
の行動，身づくろいなどに不自由は感じなくて
も，読み書き，階段・段差の検出，夜間の外出
では困難を感じやすい[5]．

5）充血

　充血は，急性緑内障発作のほか，ぶどう膜炎
による緑内障，血管新生緑内障，水晶体融解緑
内障などの各種続発緑内障において出現する．
結膜充血と毛様充血を鑑別する．内頸動脈海綿
静脈洞瘻では，上強膜静脈圧の上昇から著明な
充血と浮腫，血管怒張をきたすことがある．緑
内障点眼の副作用としての充血もある．プロス

タグランジン関連薬に多く見られる．緑内障点
眼薬による充血とわからず，その充血に対して
市販薬の点眼を使用している患者を経験するこ
とはしばしばあり，副作用について説明し，問
診することは大切である．

6）流涙

　充血とともに流涙はよく見られる症状であ
る．注意が必要なのは，小児での流涙である．
自覚症状を訴えることができない乳幼児では，
緑内障の症状として，流涙や羞明，眼瞼痙攣な
どを生じることがあるので保護者に確認する．

7）見た目の異常

　「見た目の異常」が自覚症状となることがあ
る．「瞳が小さい」では先天小角膜，「黒目が大き
い」では角膜径の拡大，「黒目が濁っている，
白っぽい（角膜混濁，白色瞳孔）」では Peters 異
常，無虹彩症，眼内腫瘍，「痣がある」では母斑
（太田母斑），顔面血管腫（Sturge-Weber 症候
群），「シミがある」ではカフェ・オ・レ斑（von
Recklinghausen 病），「皮膚にぶつぶつがある」
では皮脂腺腫（結節性硬化症）などの所見が緑内
障と関係することがある．

3 視診と触診

　患者が診察室に入室するときの様子を観察す
る．歩行や着席の様子から重度の視力障害や視
野障害が推測できることがある．問診をしなが
ら，体型や顔貌の視診をする．特徴的な体型，
顔貌から，全身病に伴う緑内障を疑うことがあ
る．顔貌や身長に異常を感じたら，歯牙，手指
の状態も確認する．細隙灯顕微鏡に顔をのせる
前に，頭位（斜頸，顎挙上），眼位（斜位，斜視），
眼振の有無，眼球運動，顔面（顔貌，変形，皮膚，
痣，血管腫，眼球突出），眼瞼（眼瞼腫脹，眼瞼
下垂，内反・外反症），結膜（充血，浮腫），対

第2章 緑内障の検査

表5 緑内障に関連する代表的な全身病

疾患名	見た目の特徴
Axenfeld-Rieger症候群	両眼隔離，歯牙の異常
太田母斑	母斑
結節性硬化症	皮脂腺腫
Sturge-Weber症候群	顔面血管腫
von Recklinghausen病	カフェ・オ・レ斑，神経線維腫
若年性黄色肉芽腫症	皮膚の黄色発疹
Marfan症候群	高身長，クモ状指趾，側弯症，漏斗胸，鳩胸
ホモシスチン尿症	高身長，クモ状指趾（Marfan症候群様体型）
Peters異常	口唇口蓋裂，鼻小柱低形成，低身長
第一次硝子体過形成遺残	白色瞳孔，小眼球
Weill-Marchesani症候群	低身長，短指，関節拘縮
Pierre-Robin症候群	鳥様顔貌，下顎低形成，小顎，口蓋裂，舌下垂
Lowe症候群	前額突出，眼窩くぼみ，二重歯列
Rubinstein-Taybi症候群	低身長，前額突出，両眼開離，内眼角贅皮，小顎，太い眉，長い睫毛，幅広く短い母指
Hallermann-Streiff症候群	鳥様顔貌，低身長，歯牙異常，皮膚萎縮，貧毛，小眼球
Stickler症候群	小顎，口蓋裂，鼻根部平坦化，指が長い
Walker-Warburg症候群	脳眼奇形，筋緊張低下，小頭，顔面中部低形成

光反応をみる．緑内障患者では，緑内障点眼による眼瞼色素沈着，睫毛伸長・乱生，アレルギー性眼瞼炎，上眼瞼溝の深化を生じていることも多い．通常の眼圧検査ができないときは，上眼瞼の上から眼球を押して眼球が硬いか，柔らかいかを触診することで眼圧を推測する．**表5**に視診が重要な緑内障に関連する代表的な全身病を示す．

● 文献

1) Suzuki Y et al：Risk factors for open-angle glaucoma in a Japanese population. The Tajimi Study Ophthalmology **113**：1613-1617, 2006

2) AGIS investigators：The Advanced Glaucoma Intervention Study（AGIS）：12. Baseline risk factors for sustained loss of visual field and visual acuity in patients with advanced glaucoma. Am J Ophthalmol **134**：499-512, 2002

3) 柏井 聡：検査の選び方，進め方．月刊眼科診療プラクティス72，本田孔士ほか（編），文光堂，東京，p.8-16, 2001

4) Crabb DP et al：How does glaucoma look？：patient perception of visual loss. Ophthalmology **120**：1120-1126, 2013

5) 藤田京子ほか：緑内障患者における日常生活困難度と両眼開放視野．日眼会誌 **112**：447-450, 2008

細隙灯顕微鏡検査

水野　優，木内良明

細隙灯顕微鏡検査は眼科検査の基本である．病型の診断のみならず，点眼治療や手術の評価にも必須な検査である．緑内障診療を行うとき，特に留意すべき細隙灯顕微鏡検査所見について把握しておく必要がある[1,2]．

1 結膜

アトピー結膜炎など，患者が持つ基礎疾患の状態，点眼薬の副作用や術後の結膜の状態を評価するために，充血，血管拡張，濾胞，上皮障害，濾過胞などの状態について観察する．

1）充血

緑内障点眼薬の副作用として結膜充血は最も一般的な副作用としてあげられる．プロスタグランジン関連薬の眼合併症のひとつとして，結膜充血が高頻度に見られる．プロスタグランジン関連薬による充血は時間とともに軽減することが多い．2014年9月に日本で承認されたRhoキナーゼ阻害薬では69％に著明な充血が生じる[3]（図1）．アレルギー反応に伴う充血との鑑別が重要である．エピネフリンやα_2刺激薬を連用すると点眼直後は結膜血管が収縮するが，その後しばらくして血管が拡張して点眼前よりも充血が強くなる．β遮断薬や炭酸脱水素酵素阻害薬では結膜充血は多くない．

2）血管拡張

上強膜血管の拡張・蛇行を生じる疾患として，Sturge-Weber症候群，海綿静脈洞瘻，海綿静脈洞血栓症などがあげられる[4]．

Sturge-Weber症候群では，三叉神経支配領域の顔面血管腫に加えて，結膜，上強膜，毛様体，脈絡膜に血管腫が出現することがある．上強膜に血管腫が存在することと，動静脈瘻を伴うことで上強膜静脈圧が上昇するために結膜や上強膜血管が拡張・蛇行する．血管腫は通常片側性であるが10～30％で両側性である．Sturge-Weber症候群の30～50％に緑内障を合併する．顔面血管腫と同側の片眼性が多いが，両眼性のこともある．脈絡膜血管腫を伴えば88％に緑内障が合併する．緑内障は生下時から2歳未満に発症することが多いが，小児期～成人に発症することもある（図2）．

海綿静脈洞瘻では動脈血が静脈に流れ込むことにより上強膜厚圧が上昇し，眼圧上昇をきたす．また前眼部への虚血状態が長期に及ぶと血管新生緑内障を引き起こす．片眼性，両眼性のいずれの場合もあり，拍動性の眼球突出，眼瞼浮腫，結膜浮腫を生じる．

海綿静脈血栓症は，海綿静脈洞に血栓性静脈炎を生じることで上強膜圧が上昇する．炎症の原発巣は副鼻腔炎やそのほかの顔面の膿瘍から波及する場合と，遠隔部の炎症から敗血症を伴って転移してくる場合がある．細菌性が多いが，*Herpes zoster*によるウイルス性のこともある．通常は両眼性で左右差のある眼球突出，左右差のある眼圧，結膜浮腫を伴う．

3）濾胞

交感神経刺激薬やα_2刺激薬である1％アプ

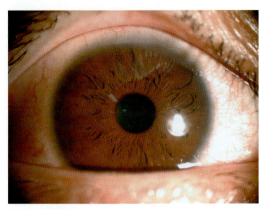

図1 結膜充血
Rhoキナーゼ阻害薬点眼10分後．結膜充血が強い．

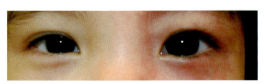

図2 Sturge-Weber症候群
片側性の三叉神経支配領域の顔面血管腫がある．左眼の角膜径が左眼より大きい．

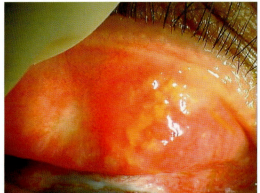

図3 眼瞼結膜濾胞形成の術後
縫合糸のある箇所に一致して上眼瞼結膜に濾胞を形成している．

ラクロニジンの長期点眼により濾胞性結膜炎などの眼局所のアレルギー反応をきたす．ブリモニジンは$α_2$選択性が高く，アプラクロニジンよりも長期連用によるアレルギー反応の頻度は低い．また手術後の縫合糸が刺激となり，縫合糸のある部位に一致して上眼瞼結膜に濾胞を生じることもあるので忘れずに観察する（図3）．

4）上皮障害

手術後の縫合糸に一致して，上眼瞼結膜に上皮障害が出ることがある．フルオレセイン染色で同部位が染色される．

5）濾過胞の観察

濾過胞の形態（範囲，丈，マッサージによる変化）と濾過胞からの房水流出の有無を観察する．濾過胞からの房水流出やoozingは感染につながるためよく観察する．特に流涙の悪化や

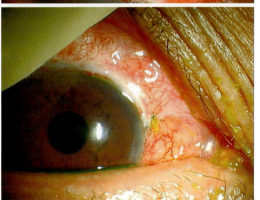

図4 濾過胞からの漏出
フルオレセイン染色．濾過胞からのリークがある．

眼圧が通常より低いときは濾過胞からの房水流出を疑いフルオレセイン染色を行う（ザイデルテスト）（図4）．

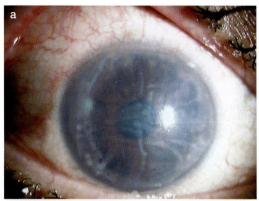

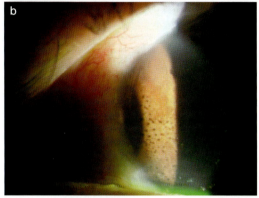

図5 ICE症候群
a：ICE症候群による角膜浮腫
b：Cogan-Reese症候群に見られる多数の虹彩結節

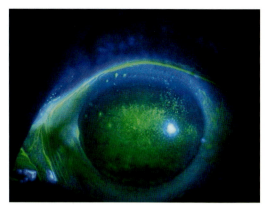

図6 角膜上皮びらん
角膜上皮がフルオレセイン染色で染まる．

虹彩萎縮症，多数の虹彩結節を伴うCogan-Reese症候群（図5b），角膜内皮障害を強く生じるChandler症候群の3型に分類される．片眼性の疾患で，緑内障はほぼ必発するという報告もある．発症年齢は20～30歳代が多く，急速に進行することが特徴である．

b. 上皮障害

点状表層角膜症や遷延性角膜上皮欠損の有無など眼表面性状は緑内障点眼治療における薬剤選択に影響するのでフルオレセイン染色を用いてしっかり観察する．特にプロスタグランジン製剤とβ遮断薬での併用で発症しやすい．薬剤毒性では結膜よりも角膜の上皮が障害され，ドライアイでは角膜よりも結膜上皮の障害が強い（図6）．

先天無虹彩症では結膜上皮細胞が角膜内に侵入することがある（図7）．やや男性に多く，60～90％は両眼性である．

2）実質の変化：角膜混濁

小児緑内障では，眼圧上昇に伴う急速な角膜径の拡大によりDescemet膜破裂を生じることがありHaab線が観察される[5]（図8）．角膜中央部に混濁があり，菲薄化を伴っていれば，

2 角膜

浮腫，混濁，角膜後面沈着物（keratic precipitate：KP），角膜変性，角膜径を観察する．

1）上皮の変化

a. 浮腫

びまん性に角膜が混濁して角膜上皮浮腫を生じていれば，急性緑内障発作など眼圧の著明な上昇が疑われる．虹彩角膜内皮症候群（iridocorneal endothelial syndrome）［ICE症候群］では，虹彩と角膜内皮が障害され眼圧が正常範囲内にあっても角膜浮腫が出現することがある（図5a）．虹彩萎縮と瞳孔偏位を生じる進行性

第2章 緑内障の検査

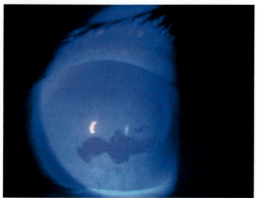

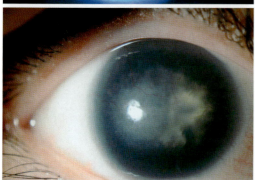

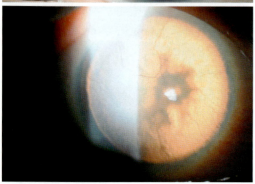

図7　先天無虹彩症
結膜上皮細胞と血管が角膜内に侵入している.

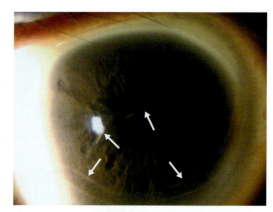

図8　Descemet膜破裂
Haab線が横走している.

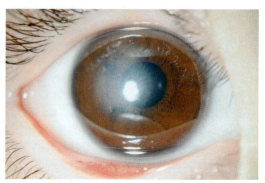

図9　Peters異常
角膜中央部に混濁がある.

Peters異常を疑う．Peters異常では角膜中央部のBowman膜とDescemet膜が欠損しており，時に虹彩や水晶体が前方偏位し欠損部の角膜に付着する(図9)．病変が角膜に限局するⅠ型と白内障や水晶体異常を伴うⅡ型に分けられる．その他に小角膜や小眼球，無虹彩症などの異常を合併することもある．約60％に先天性心疾患，口唇口蓋裂，耳奇形など全身で合併する病態が見られる．Peters異常の80％は両眼性で，50〜70％に緑内障を合併するがその原因は不明である．

　Schwalbe線が前房側に突出・肥厚する異常は後部胎生環と呼ばれ，角膜輪部と平行に弧状の白線として見える．後部胎生環とそれに向かう虹彩癒着により虹彩萎縮を生じ，多瞳孔，瞳孔偏位を伴い，歯牙異常(乳歯の残存など)，顔面骨の発育異常(瞳孔間距離が大きいなど)を合併するとAxenfeld-Rieger症候群と呼ばれる．約50〜75％が緑内障を伴う[6] (図10).

Ⅱ. 細隙灯顕微鏡検査

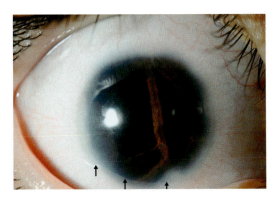

図10 Axenfeld-Rieger症候群
多瞳孔と瞳孔偏位．5時から7時にかけて後部胎生環がある（黒矢印）．

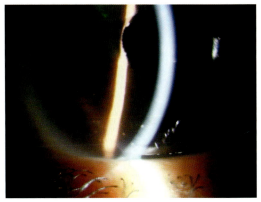

図11 角膜後面沈着物
瞳孔縁にも結節がある．

3) 内皮の変化：角膜後面沈着物（keratic precipitate：KP）・角膜変性

　KPは眼内炎症によって角膜内皮面に付着した細胞の集積像である（図11）．KPは炎症を強く示唆する所見であり，治療によってKPが縮小するとその後に色素沈着が残ることがある．角膜後面や水晶体表面に色素沈着をみたときは，ぶどう膜炎やPosner-Schlossman症候群に続発した緑内障を疑う．

　Posner-Schlossman症候群は再発性の虹彩毛様体炎に伴う一過性の眼圧上昇発作を繰り返す．20～40歳代の男性に好発し，95％以上が片眼性で発作は同一眼に生じ，間隔は様々である．高眼圧の割には眼圧変化に先行する愁訴は軽い．虹彩炎に高眼圧が先行することもある．発作時には前房微塵が見られ，常に開放隅角である．

　色素緑内障では，虹彩と水晶体，Zinn小体，あるいは虹彩と眼内レンズの間に摩擦を生じて，虹彩色素上皮の色素が前房中に散布される．角膜後面に紡錘状の色素沈着（Krukenberg spindle）が出現することがある．ただし，Krukenberg spindleは本症に特異的な変化ではなく，落屑緑内障や糖尿病などでも観察される

ることがある．日本人にはまれであり白人の近視の若年男性に好発する．診断には隅角線維柱帯の高度な色素沈着と虹彩の色素脱出が重要である．

　角膜内皮の観察においては滴状角膜にも注意する．細隙灯顕微鏡でも角膜内皮を見ることはできる．スリット光を角膜内皮面に反射させて観察軸を反射光束と一致させる方法は鏡面法と呼ばれ，角膜内皮細胞の観察を可能にする．滴状角膜はFuchs角膜内皮ジストロフィーに特徴的である．

　眼科手術後のみならずレーザー治療（特にレーザー虹彩切開術）では角膜内皮細胞の減少から水疱性角膜症を生じることがある．

4) 角膜径

　緑内障において角膜径に異常を伴うものが多いが，角膜径に異常を伴う場合には先天異常によるものの可能性が高い．角膜径は水平の径を測る．新生児は9.5 mm，生後6ヵ月は10.5 mm，1歳以降は11.5 mmが正常であり，角膜径の拡大があれば小児緑内障を，小さい角膜径を見れば，脈絡膜欠損や真性小眼球症を疑う．

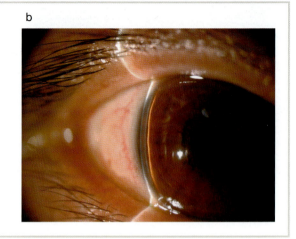

図12 van Herick法
a：van Herick法．
b：van Herick法での前房深度の観察．van Herick grade 2．

3 前房

前房深度と前房内の細胞微塵，フレアの有無を確認する．

1）前房深度

アジア人は欧米人と比べて浅前房に伴う緑内障の頻度が高いことが知られている．隅角の開大度の判定において，細隙灯顕微鏡検査によるvan Herick法は簡便に隅角の開大度を評価することができる．患者を正面視させて照射角度を60°に保ちながら，十分に細いスリット光を角膜輪部に垂直に照射する．スリット光で切り取られた角膜最周辺部の前房深度と角膜厚を比較し隅角開大度を推定する方法である（図12）．多治見スタディによると，van Herick法でgrade 1または2とされた症例の65.9％が隅角検査でShaffer分類grade 2以下と判定され，van Herick法でgrade 1と判定された症例の17.9％，grade 2と判定された症例の5.6％がangle closure glaucoma suspectであった．ま た，van Herick法でShaffer分類grade 2相当と判定できる感度は77％，特異度は94％であった[7]．このようにvan Herick法と隅角検査によるShaffer分類の間にはある程度の相関はあるが，緑内障の病型診断をすべてvan Herick法に頼ることは危険が多い．

閉塞隅角緑内障と診断し，レーザー虹彩切開術や周辺虹彩切除術を行って瞳孔ブロックを解除したにもかかわらず，散瞳に伴って眼圧が上昇するときにはプラトー虹彩緑内障を疑う（図13）．プラトー虹彩緑内障では，前房中央部の深度がほぼ正常であるにもかかわらず，平坦な虹彩が周辺部で急峻に隅角底へ向かうため最周辺部の隅角が閉塞する．散瞳することで虹彩根部が隅角に押し付けられて，隅角は閉塞し，眼圧が上昇する．相対的瞳孔ブロックを伴う原発閉塞隅角緑内障において10〜30％に認められる．

2）前房微塵・フレア

前房水は血漿と比べて蛋白濃度が低いという特徴がある．血液房水関門が破綻し細胞間隙の

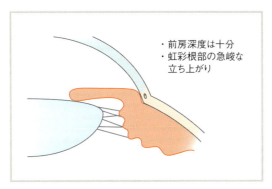

図13　プラトー虹彩緑内障

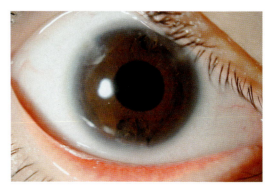

図14　虹彩分離症
下方虹彩が分離している．

開裂を生じると血漿中の蛋白が前房に漏出するために房水中の蛋白濃度が高くなる．血液房水関門の破綻がさらに悪化すると血球成分が漏出する．細隙灯顕微鏡でフレアおよび前房微塵として観察される．

　前房微塵には炎症細胞，赤血球，水晶体融解物質，乳化したシリコンオイル，虹彩色素などがある．非肉芽腫性ぶどう膜炎では多数の白色の細かい炎症細胞が，肉芽腫性ぶどう膜炎による場合は黄白色〜灰白色の中〜大型の炎症細胞が見られる．多量に好中球が前房に出現すると前房蓄膿となる．外傷や虹彩ルベオーシスがあると前房出血が観察され，大量の場合は前房内にニボーを形成する．シリコンオイルが乳化すると上方の隅角に蓄積する．落屑緑内障の患者を散瞳すると，前房内に落屑物質が舞い上がり，前房微塵として観察される．

　前房水は虹彩表面で温められて上方に向かい，角膜裏面で冷やされて下方に向かう流れをつくる．前房内に細胞が浮遊していれば房水の対流が観察される．血液房水関門の破綻が強い場合は前房内の蛋白濃度が高くなって前房水の粘調度が上昇するために温流の速度が遅くなる．さらに炎症が強くなるとフィブリンが析出する．

4　虹彩

　虹彩萎縮，瞳孔偏位，落屑，虹彩後癒着，新生血管，結節を観察する．

1）虹彩萎縮

　ヘルペス性ぶどう膜炎やFuchs虹彩異色性虹彩炎では虹彩萎縮を生じる．

　虹彩に特徴的な所見を呈する緑内障として，虹彩分離症を伴う緑内障がある．虹彩実質の前葉と後葉が分離する虹彩萎縮を生じ，50％に緑内障を併発する．70歳以上の高齢の閉塞隅角緑内障に下方虹彩の異常を伴い，両眼性で虹彩実質から索状組織が剝離して前房中に浮き上がっている．角膜内皮障害を伴っていることもある（図14）．

2）落屑物質

　落屑症候群，アミロイド緑内障では瞳孔縁や水晶体前面にフケ状の白色落屑物質が観察される（図15）．散瞳することによってはじめて水晶体表面の落屑物質が観察されることもある．落屑物質の沈着は多くの場合で左右差があり，散瞳時の瞳孔径に差が出ることもしばしばである．落屑物質が沈着している量が多いほど散瞳

第2章 緑内障の検査

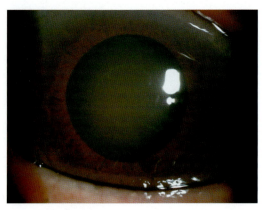

図15 落屑緑内障
落屑物質が水晶体前面にフケ状の白色沈着物として見られる．

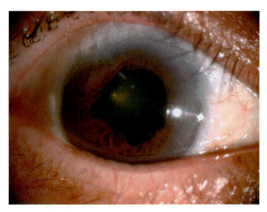

図16 虹彩後癒着
ほぼ全周に虹彩後癒着がある．レーザー虹彩切開術後である．

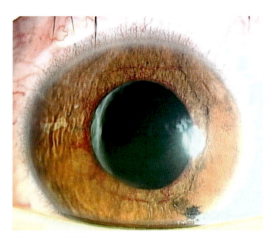

図17 虹彩新生血管

不良の傾向がある．落屑症候群は全身的な病態であるので当初片眼だけに落屑物質が観察されてもいずれ両眼性になる．落屑物質はZinn小体，隅角にも沈着する．落屑物質は眼組織のみならず皮膚，心臓，肺，肝臓にも存在する．落屑症候群の20〜30％が緑内障を合併する[8,9]．落屑物質の存在とともに眼圧上昇が生じているような場合は落屑緑内障を疑い，隅角検査を行う．多治見スタディによると続発緑内障の約半数が落屑緑内障である．血液房水関門が脆弱で前房フレア値は健常人より高い．急に眼圧が上昇するという特徴がある．

3) 虹彩後癒着

虹彩後癒着は前房内炎症の既往が疑われる．レーザー虹彩切開術や周辺虹彩切除後に虹彩後癒着が見られることもある（図16）．瞳孔ブロックにより虹彩が前方へ膨隆することがあり，iris bombéと呼ばれる．

4) 新生血管

虹彩新生血管は糖尿病網膜症，網膜中心静脈閉塞症，内頸動脈閉塞症などの眼部虚血や，炎症性疾患が疑われるため，必ず原因検索を行う（図17）．

5) 結節

肉芽腫性ぶどう膜炎では瞳孔縁に出現するKoeppe結節と虹彩実質に生じるBusacca結節が，von Recklinghausen症候群では虹彩小結節（Lisch nodule）が見られる．またICE症候群でも虹彩結節を伴うことがある．

5 水晶体

緑内障と関連する水晶体の異常として，水晶体の大きさや形状の異常（膨隆水晶体，球状水晶体など），水晶体の位置異常（水晶体脱臼，水

晶体亜脱臼など）がある．

1）水晶体脱臼・水晶体亜脱臼

　水晶体の脱臼や亜脱臼は眼外傷，落屑症候群，Marfan症候群など毛様小帯の異常が関与する．瞳孔ブロックや毛様体ブロックにより眼圧上昇を生じる．前房深度の左右差や水晶体振盪に注意を払う必要がある．座位から仰臥位に体位変換したときに水晶体の位置が変わることもある．

　特にMarfan症候群やホモシスチン尿症などの全身疾患があると水晶体が偏位しやすい．Marfan症候群では，72％に水晶体偏位を伴い，11％に緑内障を合併する．緑内障を合併した眼のうち23％は下方へ水晶体が偏位し，上方への水晶体偏位では緑内障の合併は見られなかったという報告がある．ホモシスチン尿症は無治療のままであると10歳までに80％以上の症例で水晶体亜脱臼をきたす[10]．水晶体の位置異常や白内障進行による水晶体厚増加などは閉塞隅角の原因となる（図18）．

2）膨隆水晶体・球状水晶体

　白内障経過観察中に，急速に水晶体中の水分が増加し，水晶体が膨隆することで急性緑内障発作を起こすことがある．成熟あるいは過熟白内障では，水晶体物質の流出を伴い，水晶体融解緑内障を併発することがある．

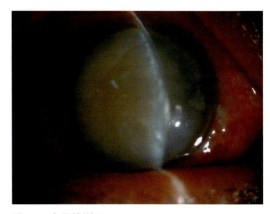

図18　水晶体脱臼
前房は消失している．

● 文献
1) 日本緑内障学会診療ガイドライン作成委員会：緑内障診療ガイドライン第4版．日眼会誌 122：5-53，2018
2) 谷原秀信（編）：眼科インストラクションコース　緑内障　細隙灯顕微鏡診断　完全マスター．メジカルビュー，東京，2006
3) Tanihara H et al：K-115 Clinical Study Group. Phase 1 clinical trials of a selective rho kinase inhibitor, K-115. JAMA Ophthalmol 131：1288-1295, 2013
4) Greenfield DS：Glaucoma associated with elevated episcleral venous pressure. J Glaucoma 9：190-194, 2000
5) 北澤克明（監修）：緑内障．医学書院，東京，p.223-231，p.283-289，2004
6) 木内良明（編）：緑内障診療クローズアップ．メジカルビュー，東京，p.50-53，2014
7) Yamamoto T et al：The Tajimi study report 2 prevalence of primary angle closure and secondary glaucoma in a Japanese population. Am Acad Ophthalmol 112：1661-1669, 2005
8) Puska PM：Unilateral exfoliation syndrome：conversion to bilateral exfoliation and to glaucoma：a prospective 10-year follow-up study. J Glaucoma 11：517-524, 2002
9) Ritch R et al：Exfoliation syndrome. Surv Opthalmol 45：265-315, 2001
10) 脇田まり子ほか：マルファン症候群の眼科的検討　104例208眼の統計的観察．日眼会誌 93：682-690，1989

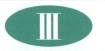

眼圧検査

三好庸介, 曽根隆志, 木内良明

1 眼圧

　眼圧とは眼球の圧力であり，眼内圧のことを示す．実際には，眼内圧を正確に計る手段が限られるため，通常は眼球壁の圧力を測定し，眼圧としている．

　Leydheckerが示した正常眼圧の平均値（±標準偏差）は15.5（±2.6）mmHgであるが，これはSchiötz眼圧計で測定されたものである．統計学的に求めた正常眼圧の上限値は約21 mmHgとされてきた．しかし，これらの値は欧米人を対象とした調査結果に基づいたものである．多治見スタディの対象者眼圧分布によれば，右眼眼圧は14.6（±2.7）mmHg，左眼眼圧は14.5±(2.7) mmHg[1]であり，正常眼圧を平均±2標準偏差で定義すると，正常上限は19.9〜20.0 mmHgになる．眼圧値の分布は，高い値への歪みを示し，完全な正規分布を示さない[2]．

　眼圧には日内変動があり一般に早朝に高いことが多いが，個人によりパターンは異なる[3]．また季節変動もあり，眼圧は冬季に高く，夏季に低いといわれている[4]．超短期的にも，脈拍に同期して眼圧が変動する．眼圧に関連する因子として，年齢，性別，屈折，人種，体位，運動，血圧，眼瞼圧および眼球運動などがあげられ，また種々の薬物も眼圧変動に影響を与える[5]．

2 眼圧計

　眼圧を正確に測定するには，眼球を穿孔し内部の圧力を測定することになるが，日常の診療においては現実的ではない．このため，眼外からの測定結果をもとに，眼球の内圧を予測することになる．一部の例外を除き，眼圧計は角膜を変形させて，その変形が生じる前の眼圧を推定する．したがって，眼圧測定値は角膜の厚さ，曲率半径，剛性や粘性など生体力学要素の影響を受ける[6]．特に，レーザー屈折矯正角膜切除術（photorefractive keratectomy：PRK）やレーザー角膜内切削形成術（laser in situ keratomileusis：LASIK）などレーザー屈折矯正手術後の眼圧測定値には誤差が生じやすい[6]．

　眼圧計は一般的に圧平眼圧計が用いられているが，近年，反跳式眼圧計も用いられている．

　眼圧の上昇や日内変動が大きいほど緑内障が進行する傾向にあり，また1〜2 mmHgの眼圧下降でも緑内障の進行を予防できることから，適切で正確な眼圧測定が求められる．

1）圧平眼圧計

　メジャリングプリズムチップの平面を角膜に押し当てて一定面積が圧平される力から眼圧値を予測する．Goldmann圧平眼圧計に代表される．しかし，一般に眼圧測定値には角膜の物理学的特性に注意が必要である．

a. Goldmann圧平眼圧計（図1）

　Goldmann圧平眼圧計は細隙灯顕微鏡に装着して眼圧を測定する装置である．脈圧による眼圧の変動を観察しながら測定できる眼圧計でもあることから，臨床的に最も精度が高く，緑内

障診療において標準的に使用されるべき眼圧計である．Imbert-Fickの法則*により眼球の内圧を割り出すことができる原理を利用している．

0.4％オキシブプロカイン点眼液を点眼後，先端直径7 mmのメジャリングプリズムを角膜中央に接触させ，測定を行う．測定範囲は0〜80 mmHgである．通常はメジャリングプリズムの角度を0°に合わせて測定する．角膜乱視が3D以上の場合は測定誤差を生じるため，プリズムホルダーの赤線の目盛り（43°の位置）までプリズムを回転させ，測定を行う．

Goldmann圧平眼圧計および後述のPerkins圧平眼圧計では，シングルユースのディスポーザブルプリズム（Tonosafe™）（図2）を使用することで，衛生面への配慮ができる．

Goldmann圧平眼圧計にて眼圧測定誤差を生じる因子を（表1）に示す．

*Imbert-Fickの法則（図3）

　球体表面から球体内圧を算出する方程式である．無限に薄く壁硬度のない球体において，内圧をPとした場合，面積Aにより圧平する際に必要な力Wには，$W = P \times A$の関係が成り立つ．実際には球体の厚さや壁硬度が問題となる．Goldmann圧平眼圧計では直径7 mmのメジャリングチップを角膜に接触・圧平させるが，角膜表面の圧平面が直径3.06 mmとなったとき，角膜組織からの抵抗力が涙液の表面張力で打ち消されると仮定できる点を利用し，本法則を適用している．角膜厚520 μmの際に最も正確な値とされ，薄いほど実際の眼内圧よりも低く測定される．

測定誤差を生じるその他の因子として，"digit preference（好みの数値にまとめようとするバイアス）"がある．正確に値が測定されているにもかかわらず，末尾を0や5などの値にしてしまう無意識に生じるバイアスである[7]．

また操作上の問題として，本装置は加圧式であるため，測定時に眼圧計のレコーディングドラ

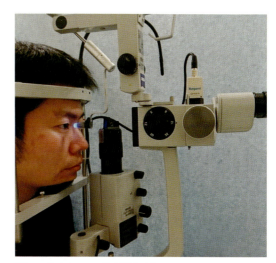

図1　Goldmann圧平眼圧計

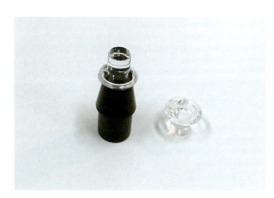

図2　Tonosafe™

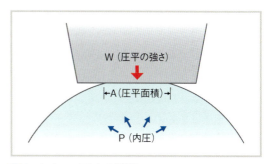

図3　Imbert-Fickの法則

ムを過剰に高い目盛りへ回したあとに低い目盛りへ戻して測定した場合や，繰り返し測定した場合，マッサージ効果が生じ，眼圧が低く測定される[8]．

表1 Goldmann眼圧計に誤差を生じる因子

フルオレセイン染色不足	過小評価
中心角膜厚	薄い：過小評価，厚い：過大評価（厚いほど，アプラネーション測定エリアに至るまでにより強い力での圧迫を要求されるため）
角膜曲率	スティープな角膜ほど過大評価される（アプラネーション測定エリアに至るまでにより強い力を要求されるため）
角膜上皮浮腫	過小評価
息を止める，衣服による首回りの締め付けによる静脈圧の上昇	眼圧上昇
屈折調節の持続	眼圧下降
第1眼位からの固視ずれ	眼圧上昇，特に上視時
角膜上の睫毛	過大評価
眼圧測定中の閉瞼傾向	過大評価
肥満	過大評価

（文献7，8を参考に作成）

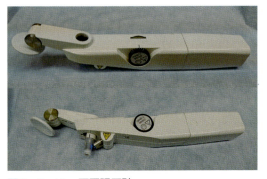

図4 Perkins圧平眼圧計

同一検者間，あるいは異なる検者間での測定値の再現性は良好である．また，ディスポーザブルプリズム（Tonosafe™）を用いた眼圧測定による誤差は2 mmHg以内である．

b. Perkins圧平眼圧計（図4）

Perkins圧平眼圧計はGoldmann圧平眼圧計と同様の測定原理，測定法による携帯型の圧平眼圧計である．メジャリングプリズムも同じものが装着されている．接触式のため0.4％オキシブプロカイン塩酸塩点眼液にて点眼麻酔後，測定を行う．測定範囲は0〜50 mmHgである．

c. 非接触型眼圧計（non-contact tonometer：NCT）

空気圧を利用した圧平眼圧計である．測定は噴出された空気で角膜を圧平し，一定面積まで圧平されるのに要した時間（空気圧）から眼圧を算出する．このため開瞼不良に伴う睫毛や上眼瞼による角膜露出不良，あるいは角膜表面の状態によっては測定精度が低下することがある．Goldmann圧平眼圧計に比べて測定値の信頼度は劣るためスクリーニング目的に限定して使用されるべきである．しかし，角膜に直接接触せずに眼圧を測定することができるため，点眼麻酔などの麻酔処置は不要で涙液による感染の危険性も非常に低い．医師以外のスタッフでも検査が可能であり，測定手技が簡便であるため現在日本では眼圧測定の手段として日常診療に広く用いられている．脈波の影響を受けやすいため，3回以上測定を繰り返す必要がある．また，低眼圧眼では低値に，高眼圧眼では高値に出ることがある．

近年ではNCTのみではなくオートレフラクト・ケラトメーターが同一機器に搭載されたモデルや，角膜厚を同時に測定して得た結果をも

とに角膜厚を考慮した補正眼圧値を自動計算するモデルなどが発売されている．しかし，それらの機器もGoldmann圧平眼圧計に取って代わるものではない[9]．ここでは比較的新しいNCTである2種類の機器について解説する．

① Ocular Response Analyzer® G3（ORA G3）（Reichert社）

Goldmann圧平眼圧計の測定値は角膜の剛性や厚みなどの影響を受けることは数多く報告されており，角膜厚のみの補正では必ずしも十分ではない．ORA G3はcorneal hysteresis（CH）というパラメータを独自に算出し，このCHを用いて眼圧値を推定する．角膜厚に影響されにくい眼圧補正値IOPcc（corneal-compensated IOP）を算出すると同時にGoldmann圧平眼圧計に相当する眼圧値IOPg（Goldmann-correlated IOP）も同時に表示される．ヒステリシスとはある物体に外力を加え変形させたあとに，その外力を取り除いても完全にもとには戻らず，歪が残るという性質のことである．しかし，ORA G3で得られるCHは真のヒステレシスとは異なる．

ORA G3での眼圧の測定はまず赤外線照射装置から角膜に対して赤外線が照射され，角膜で反射したあとに受信機で感知される．空気噴出前の角膜の状態は凸型となっているため，赤外線は拡散している状態である．角膜に向かって正面から空気を噴出すると，空気の噴出により角膜は押し込まれ，角膜表面が平坦になる．そのときに受信機で感知される赤外線信号は急速に高くなりピーク値を迎える．角膜はさらに押し込まれて凹型となり再び赤外線は拡散される．空気圧が弱まり角膜の位置と形状は復元されていくが，その際に再度平坦な状態となり，感知される赤外線量は2度目のピークを迎える．通常の非接触型眼圧計ではある一定の時刻から一度目のピーク示す時間から眼圧値を推測する．しかしORAでは，1度目のピークと2度目のピークを迎えるときに角膜にあたる空気圧か

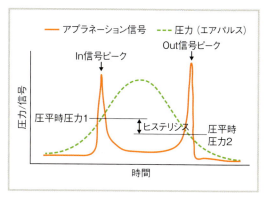

図5 噴出される空気圧と赤外線信号の時間経過による関係
（ライカートORAパンフレットを参考に作成）

ら眼圧値を推測する．1度目と2度目のピークを迎える空気圧には差がある．これをCH定義して，IOPccはCHをもとに計算される（図5）．

② Corvis® ST（CST）（Oculus社）

Corvis® STとはCorneal Visualization Scheimpflug Technologyのことである．圧縮空気吐出機能と超高速（4,330フレーム/秒）シャインプルークカメラ搭載しており，その画像から角膜が圧平状態になったことを検知する．角膜が圧平状態になるまでの時間をもとに眼圧値を算出し，画像解析により角膜厚を算出するところは通常の被接触型空気眼圧計と同じである．シャインプルークカメラとはシャインプルークの原理（フィルム，レンズ，被写体の延長線が1点で交わる場合，被写体全体でピントが合う）を用いたカメラであり，それを用いることで近距離にあるものと遠距離にあるものに同時に焦点を合わせることができる．また同時に角膜の変型速度，圧平状態になるまでの時間と圧平長，最大陥凹になるまでの時間，最大陥凹時の形状などの生体力学特性がグラフで表示されるほか，各種算定値，シャインプルーク画像が表示される（図6）．

CSTでは最大6回までの眼圧値および角膜厚を同時表示し，平均値を提示する．また，角膜

第2章 緑内障の検査

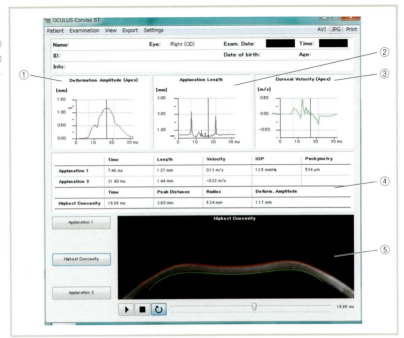

図6 CST測定結果画面
①角膜頂点位置の時間的推移，②角膜圧平長の時間的推移，③角膜変型速度の時間的推移，④各種算定値，⑤シャインプルーク画像（動画表示が可能）

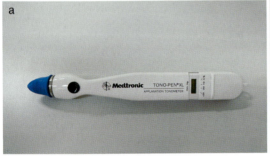
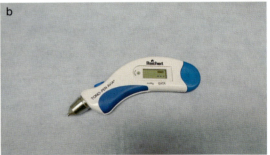

図7 Tono-Pen®
a：Tono-Pen® XL
b：Tono-Pen AVIA®

厚や年齢を考慮した眼圧補正値も表示される．

d. Tono-Pen®（図7）

Tono-Pen®は座位でも仰臥位でも眼圧測定が可能なポータブル眼圧計である．先端に圧トランスデューサーが装着されており，不整な角膜表面，角膜浮腫下においても眼圧測定ができる．ソフトコンタクトレンズ上からの計測できる利点もある[7]．測定範囲はTono-Pen® XLで5〜80 mmHg，Tono-Pen AVIA®で5〜50 mmHgである．Tono-Pen® XLの場合は，1日に1回，または画面に"CAL"が表示された場合，キャリブレーションが必要となる．Tono-Pen AVIA®では日常のキャリブレーションは不要である．0.4％オキシブプロカイン塩酸塩点眼液にて点眼麻酔後，測定を行う．

いずれもラテックス製のチップカバーでプランジャーを覆い測定する．ラテックスアレル

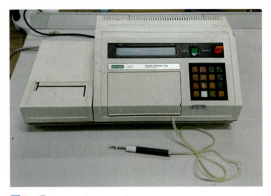

図8 Pneumatonometer

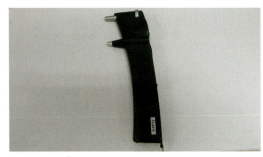

図9 Icare®

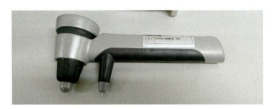

図10 Icare® PRO

ギーの場合は注意が必要である．チップカバーはできるだけたるみなく，また張り過ぎない程度に装着する．チップカバーのOcu-Film®は消毒されてはいるが未滅菌である．

　キャリブレーションエラーが継続したり，頻回にキャリブレーションを要するアラートが表示されたりする場合には，プランジャーの動作異常が考えられる．プローブの先に圧縮ガスをかけクリーニングすることで解決できる．

e. Pneumatonometer（図8）

　持続的に空気を流出させる中空のプローブを用いて眼内圧を測定する圧平眼圧計である．プローブチップ先端のメンブレンを角膜に当てると，メンブレンが角膜に押し付けられるために空気の流出が止まり，プローブ内圧が眼内圧相当まで上昇する．この圧をシステム内の圧力センサーで監視する．連続的な測定が可能である．2分間，4分間の測定により房水流出係数（C値）を求めることできる．眼圧測定範囲は5～80 mmHgである．

2）反跳式眼圧計Icare®（図9～11）

　Icare®は点眼麻酔不要で眼圧測定が可能なポータブル眼圧計である．最大直径1.7 mmの極小プローブを角膜に向け射出し，その跳ね返りの速度から眼圧値を推定する．測定範囲は7～50 mmHgである．Goldmann圧平眼圧計とよく相関し，測定値の信頼性も高いが，Goldmann圧平眼圧計より少し高い数値が示されることが多い．角膜へプローブが接触した感覚はごくわずかであり，点眼麻酔を要さないために小児の眼圧測定にも適している[8]．

　電源投入後，プローブ先端と角膜の距離を約6 mm離した位置で本体を保持し，測定ボタンを押すと，プローブが角膜に射出されて眼圧測定が開始され，測定を6回繰り返すと結果が表示される．測定時間は3～4秒であり，低侵襲な測定が可能である．

　Icare®は本体を下方に向けると，プローブが落下するために測定できない．Icare® PROは下向きでも測定できるように設計されてい

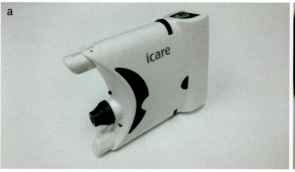
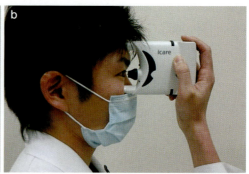

図11 Icare® HOME
a：外観
b：Icare® HOME 測定時の様子

る．Icare® HOME は自己測定を可能とした設計であり，家庭で日常的に眼圧測定が可能である．Icare® PRO および Icare® HOME は USB ケーブルを経由してパソコンへ測定データを転送し管理できる．

3）触診

眼瞼上から眼球を指で圧迫し，指先で硬さを感じることで眼圧を評価する手法である[10]．片手の示指と中指もしくは両手の示指にて上眼瞼に触れ，それぞれの指で交互に眼球を軽く圧迫する．圧迫をしていない指で感じた硬さをもって，眼圧を判断する．正常眼圧を Tn とし，高くなるに従い T_{+1}, T_{+2}, T_{+3} とする．低い場合は同様に T_{-1}, T_{-2}, T_{-3} と表記する．主観的な測定であるため，参考程度の評価であるが，測定機器がない場合や，眼球表面が不整な場合などにより機器を用いて測定できない場合でも評価が可能であり，小児や救急外来の場での迅速な眼圧評価などに有用である．

● 文献

1) Iwase A et al：Tajimi Study Group, Japan Glaucoma Society. The prevalence of primary open-angle glaucoma in Japanese：the Tajimi Study. Ophthalmology **111**：1641-1648, 2004
2) Allinham RR et al：Intraocular pressure and tonometry. Shields Textbook of Glaucoma, 6th Ed, Lippincott Williams & Wilkins, Philadelphia, p.24-40, 2011
3) Yamagami J et al：Diurnal variation in intraocular pressure of normal-tension glaucoma eyes. Ophthalmology **100**：643-50, 1993
4) Klein BE et al：Intraocular pressure in an American community. The Beaver Dam Eye Study. Invest Ophthalmol Vis Sci **33**：2224-2228, 1992
5) Kiuchi T et al：Relationship of progression of visual field damage to postural changes in intraocular pressure in patients with normal-tension glaucoma. Ophthalmology **13**：2150-2155, 2006
6) Chihara E：Assessment of true intraocular pressure：the gap between theory and practical data. Surv Ophthalmol **53**：203-218, 2008
7) Roberto Sampaolesi et al：The Glaucomas Volume II, Part III Intraocular Pressure
8) Grigorian F et al：Comparison of the Icare rebound tonometry with the Goldmann applanation tonometry in a pediatric population. J AAPOS **19**：572-574, 2015
9) Nakao Y et al：A Comparison of the Corrected Intraocular Pressure Obtained by the Corvis ST and Reichert 7CR Tonometers in Glaucoma Patients. PLoS One **12**(1)：e0170206, 2017
10) 三島 弘ほか：図説よくわかる緑内障検査法，メディカルレビュー社，p.1-28, 2003

IV 隅角鏡検査

野口明日香，中倉俊祐，木内良明

1 隅角

　隅角鏡検査は，緑内障診療において必要不可欠である．Schwalbe 線，線維柱帯，強膜岬，毛様体，隅角血管などの隅角を構成する各部位を正しく認識することが重要である．

　前房内容積は約 250 μL であり，房水が1分間に 2.5 μL 産生されるとすると約 100 分で入れ替わらなければいけない．隅角は房水の主たる眼外排出経路であり，その流出抵抗が増加した場合に眼圧は上昇して緑内障発症の誘因となる．

　『緑内障診療ガイドライン（第4版）』にあるように，房水流出路である隅角を直接自分自身の目で観察することで得られる情報は非常に多い．初診時に面倒くさがらず，ひと手間かけて両眼に行う必要がある．

　まず，緑内障の病型（開放か閉塞か？　続発か？）を判断する．開放であれば，色素の量や虹彩突起は多いか？　毛様体帯は広く隅角底は開いているか？　開放でも新生血管があるのかないのか？　結節はないかなど全方向を観察する必要がある．

　次に治療方針を決定する．周辺虹彩前癒着や結節があれば活動性のあるぶどう膜炎と診断できるのでステロイドによる消炎が必要である．降圧薬だけを投与しても意味はない．閉塞隅角による周辺虹彩前癒着があれば，レーザー虹彩切開術や白内障手術が必要である．また広範囲の周辺虹彩前癒着がある場合，トラベクトームや iStent，なかからのスーチャートラベクロト

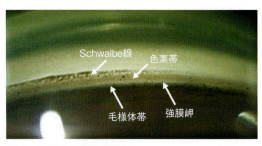

図1　正常人の隅角解剖
線維柱帯（Schwalbe 線と強膜岬の間）は幅広いが，機能的線維柱帯（色素帯）の奥に Schlemm 管は存在する．

ミーなどの流出路再建術はその部位からは施行できない．術式の変更やアプローチ方法を考えなければいけない．

　隅角検査は患者にとっても苦痛である．常日頃から隅角検査に慣れ，なるべく患者に負担をかけずに短時間で検査を終えなければいけない．そのためにはまず下記の隅角の解剖を理解し，バリエーションを含めた正常人の隅角解剖（図1，図2）を知る必要がある．

1）Schwalbe 線

　Schwalbe 線は Descemet 膜の終わる部分に相当して存在し，前房内に突出する隆起として見られる．特に落屑緑内障眼では，Schwalbe 線前方に波状の著明な色素沈着が見られることがあり，これを Sampaolesi 線と呼ぶ（図3）．

2）線維柱帯（図4）

　Schwalbe 線と強膜岬の間に線維柱帯と Schlemm 管が位置する．線維柱帯の中央から強膜

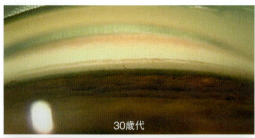
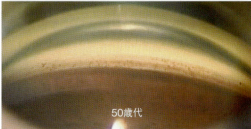
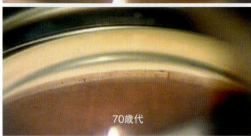

図2　正常隅角の加齢性変化
加齢に伴い，一般的には色素帯の色調は濃くなりSchwalbe線にも色素が増える．

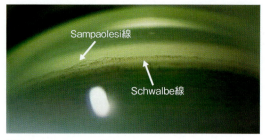

図3　Sampaolesi線
落屑緑内障患者に見られるSchwalbe線．全例にあるわけではない．

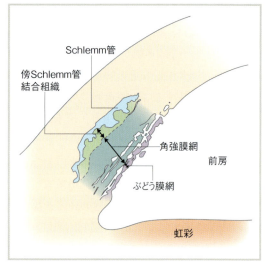

図4　線維柱帯の構造

岬側は，機能的線維柱帯に相当し，色素帯として観察される．落屑緑内障，色素緑内障，色素散布症候群などでは，線維柱帯に著明な色素沈着が見られることが多い．

　色素帯は隅角検査における指標となる部位であり，解剖学的にその奥にSchlemm管がある．Schlemm管という排水溝の前にあるフィルター様の組織であり，加齢とともに軽度の色素沈着が生じ判別しやすくなる．

　線維柱帯自体は房水流出路を形成する網目状構造であり，前房側からぶどう膜網（uveal meshwork），角強膜網（corneoscleral meshwork），傍Schlemm管結合組織（juxtacanalicuilar coonective tissue）に分けられる．ぶどう膜網は通常2～3層（約30～75μm）の比較的大きな網目を有する索状の組織で，毛様体前端からSchwalbe線の間に存在し，房水は容易に通過する．角強膜網は強膜岬とSchwalbe線の間に収束する8～15層の板状構造である．線維柱帯の主要部分である．層板間に間隙があり，この間を房水は通過するがこの間隙はSchlemm管に近づくほど狭くなる[1]．

　傍Schlemm管結合組織は別名，内皮網ともいわれ，Schlemm管への最大流出抵抗組織とされている．したがって，非穿孔性濾過手術の際にはSchlemm管を強膜側から露出し，内皮網を擦過することで眼外へ房水がにじみ出る．経験上，内皮網は正常人では薄く硬いが，落屑

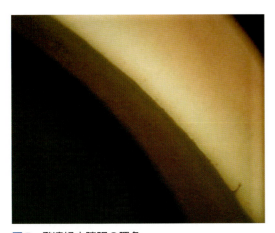

図5　発達緑内障眼の隅角
1歳の発達緑内障児．毛様体帯は見えず，色素帯の色素も薄くそのため強膜岬もはっきりしない．

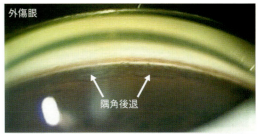

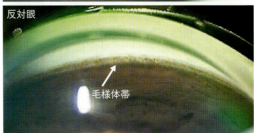

図6　隅角後退
外傷眼は僚眼に比べて幅広い毛様体帯が観察され，虹彩が離断した部位に一部白い強膜が見える．

緑内障患者では色素を含み分厚くつかみやすい．
　Schlemm管は角膜輪部に沿って，眼球を360°に取り巻く直径約120μmの管腔組織で，内径は遠視眼で大きく近視眼で小さい[2]．Schlemm管に入った房水は複数の集合管（collector channels）に流入し眼外へと排出される．また，集合管は耳側よりも鼻側に多いことが判明している[3]．

3）強膜岬

　強膜岬は毛様体帯と線維柱帯の間の白い線として観察される．しばしば虹彩突起がその表面に見られる．発達緑内障眼（図5）では，虹彩が強膜岬より前方に付着しており，強膜岬が観察できないことがある．
　強膜岬の前方には線維柱帯の角強膜網が付着し，後方には毛様体縦走筋が付着している．強膜岬は外科手術時，Schlemm管を同定する際に一番の指標となる部位である．Schlemm管のすぐ円蓋部側に横走する線維として同定できる．また後述の前眼部光干渉断層計や超音波生体顕微鏡においても隅角底を知る指標となる．

4）毛様体帯

　毛様体帯は毛様体の前面に相当し，灰黒色の

帯として観察される．外傷性の変化として解離や毛様体帯の幅が広くなる所見（隅角後退）（図6）が見られることがある．
　毛様体帯は日本人では青みがかった灰色や灰褐色に見られる．その幅は隅角底の形成状態や虹彩根部の付着部位により決定される．隅角底は生後1年で形成されるため，それまでは確認できない．外傷による隅角後退（angle recession）の同定には反対眼と比較することが有効である（図6）．隅角後退ではその範囲を同定する必要がある．180°以上あると将来的に10％以上の確率で外傷性緑内障になるとされる．

5）隅角血管

　生理的に隅角に血管（毛様血管）が観察されることがあるが，血管は同心円状または放射状の規則的な走行を示す．病的な新生血管（図7a）は，不規則な曲がりくねった走行をとり，多数の分枝を示すことが多く，周辺虹彩前癒着（図7b）を伴うこともある．

第2章 緑内障の検査

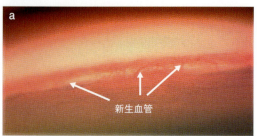

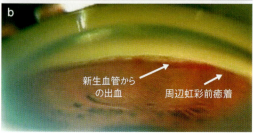

図7 隅角新生血管
a：虹彩根部から生えた新生血管が，多数分枝し色素帯を覆うように生えている．
b：新生血管を放置すると，周辺虹彩前癒着（peripheral anterior synechia：PAS）が全周に進行し眼圧はさらに上昇する．

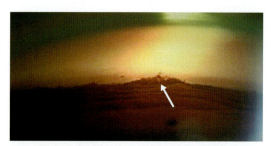

図8 閉塞隅角眼に見られた周辺虹彩前癒着

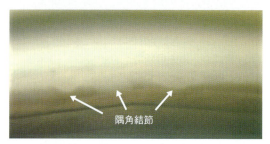

図9 隅角結節肉芽腫性ぶどう膜炎に見られた隅角結節
ステロイド点眼で速やかに消失する．

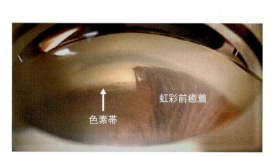

図10 ICE症候群
虹彩の萎縮と角膜まで及ぶ高い虹彩前癒着がある．

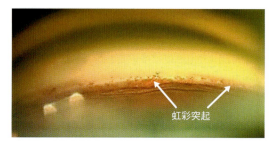

図11 正常人虹彩突起

6）その他の隅角所見

周辺虹彩前癒着（図8），結節（図9），出血，隅角蓄膿などが観察される．

周辺虹彩前癒着も鑑別を要する．原発閉塞隅角症ならテント状，台形や幅広など様々だがSchwalbe線を越えるほど高くはない．またぶどう膜炎でもテント状や台形が主で線維柱帯の高さまでである．

一方で前房消失，膨隆虹彩や虹彩角膜内皮症候群症候群（iridocorneal endothelial syndrome：ICE症候群）では，周辺虹彩前癒着が角膜に及ぶこともある（図10）．

虹彩突起（図11）は一般的に鼻側に多く強膜岬までの高さのものが多い．太さや数はかなりバリエーションがある．虹彩突起がときにSchwalbe線にまで達するような高位付着を伴う場合，Axenfeld異常などの隅角形成異常を疑う必要がある．

眼科手術後も隅角の確認が必要である（図12

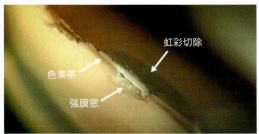

図12 トラベクレクトミー術後

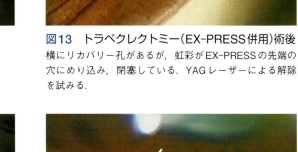

図13 トラベクレクトミー(EX-PRESS併用)術後
横にリカバリー孔があるが,虹彩がEX-PRESSの先端の穴にめり込み,閉塞している.YAGレーザーによる解除を試みる.

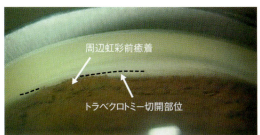

図14 トラベクロトミー術後

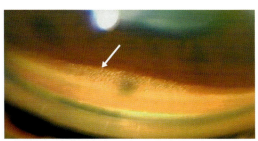

図15 シリコンオイルによる続発緑内障
乳化したシリコンオイルは,房水よりも軽いため上方隅角に集積する.

〜15).濾過手術,流出路再建術ともに術後の経過が芳しくない場合,その原因が隅角にある場合がある.また隅角癒着解離術後では残存PASの範囲の確認,レーザー隅角形成術の効果判定もできる.また硝子体手術後や汎網膜光凝固後も適宜隅角検査が必要になる.濾過胞の形成が悪いときは,強膜窓が出血や虹彩の嵌頓で閉塞していないか確かめる必要がある.

2 隅角の観察方法

隅角鏡検査には直接型隅角鏡による直接法と間接型隅角鏡による間接法がある.直接型隅角鏡としてKoeppeレンズ(図16)があり,間接型隅角鏡としてGoldmann隅角鏡(図17)やZeiss四面鏡(図18)などがある.隅角閉塞の正確な診断には静的隅角鏡検査と動的隅角鏡検査の両方を行うことが必要である.

隅角鏡の種類は多数あり,他にもスコピゾル®(メチルセルロース)が不要のSussman型(図19)や二面鏡もある(図20).つばの狭い四面鏡やSussman型は,回転せずに一度に広範囲の観察ができる.特に瞼裂が狭い患者には有効であるが,拡大率は落ちる.

直接型のKoeppeレンズは通常小児の診察や手術(隅角切開術)で用いられる.仰臥位で点眼麻酔後にスコピゾルを入れ,横から手持ちスリットで観察する.レンズ自体の拡大作用で隅角は約1.5倍に拡大される.間接型隅角鏡は一般的な細隙灯での診察に優れている.注意点は間接型隅角鏡では,対側の隅角の鏡像となることである.また,レンズが違うと,同じ隅角を観察しても鏡の角度が違うため見え方が違うので注意が必要である.

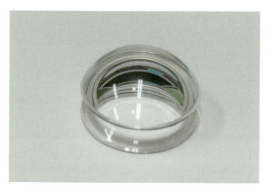

図16　Koeppeレンズ

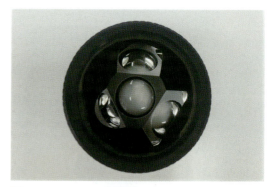

図17　Goldmann隅角鏡

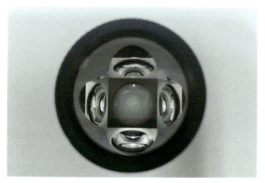

図18　Zeiss四面鏡

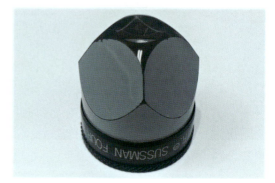

図19　Sussman型隅角鏡

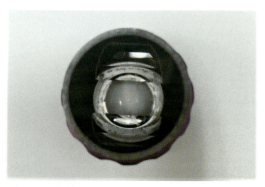

図20　二面鏡

1）静的隅角鏡検査（static gonioscopy）

　暗室下で細隙灯顕微鏡の光量を極力下げ，瞳孔領に光を入れずに隅角鏡で眼球を圧迫しないようにして，第1眼位における自然散瞳状態での隅角開大度を評価する．非器質的隅角閉塞と器質的隅角閉塞は鑑別できない．

2）動的隅角鏡検査（dynamic gonioscopy）

　静的隅角鏡検査に引き続き施行する．細隙灯顕微鏡の光量を上げて縮瞳させ隅角鏡または眼位を傾けて軽度の圧迫を加えることにより隅角を開大させる．器質的隅角閉塞の有無や範囲に加えて結節，新生血管の有無などを診断する．

3）圧迫隅角鏡検査（indentation gonioscopy）（図21）

　動的隅角鏡検査の一種で，隅角鏡によって角膜中央を圧迫して変形させることにより房水が周辺虹彩を後方に押し下げ隅角底が観察されやすくなる．隅角が非常に狭いため通常の動的隅角鏡検査によっても非器質的隅角閉塞と器質的隅角閉塞の鑑別が困難な場合に行う．

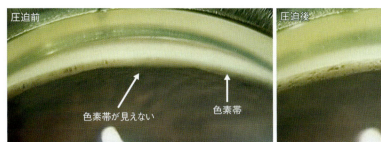
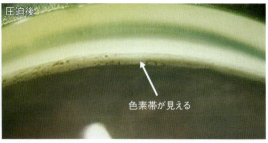

図21　圧迫隅角鏡検査
自分が今みているミラーの方向を患者に見てもらうと簡単に圧迫隅角検査を行える.

表1　前眼部撮影が可能な主なOCTとUBMの比較

	前眼部光干渉断層計（ASOCT）		超音波生体顕微鏡（UBM）
機種	CASIA SS-1000	VISANTE	UBM-8000
メーカー	TOMEY	Carl Zeiss	TOMEY
用途	前眼部専用	前眼部専用	前眼部用60MHzプローブ
光源	波長走査式レーザー	スーパールミネッセントダイオード	超音波
走査範囲（横）	16 mm	16 mm	9 mm
走査範囲（深さ方向）	6 mm	6 mm	7 mm
中心波長	1,310 nm	1,310 nm	60 KHz超音波
分解能（縦方向）	10 μm	18 μm	50 μm
分解能（横方向）	30 μm	60 μm	50 μm
速度	30000 Aスキャン/秒	2000 Aスキャン/秒	10枚/秒
手間	一番かからない	かからない	かかる
隅角描出	虹彩後面は映らない	虹彩後面は映らない	毛様体を含めた虹彩後面が映る
測定方式	スウェプトソース	タイムドメイン	Bモード超音波
その他の特徴	三次元構築可能		アイカップ不要

ASOCT：anterior segment optical coherence tomography，UBM：ultrasound biomicroscopy

3　補助診断に有用な検査機器

　超音波生体顕微鏡（ultrasound biomicroscopy：UBM）は，隅角を含めた前眼部組織の微細構造を断面として観察することができる診断機器で，緑内障診療における有用性が報告されている．前眼部光干渉断層計（anterior segment optical coherence tomography：ASOCT）は非接触的に隅角部を観察できる診断機器であり，解像度は超音波生体顕微鏡に勝るが，毛様体は観察できない（表1）．

　ASOCTの臨床的有用性は，撮影がUBMに比べて簡易かつ高速であり，前房深度や虹彩形状，周辺虹彩前癒着や水晶体の膨隆などを患者に一目瞭然で呈示できることである．原発閉塞隅角症や血管新生緑内障における隅角閉塞の意味を患者に説明することが容易である．また，様々な隅角の解剖学的パラメータを搭載しており，その定量化も容易である．一方でUBMでは隅角の閉塞の原因となるプラトー虹彩や瞳孔ブロック，ならびに毛様体評価はUBMでしか

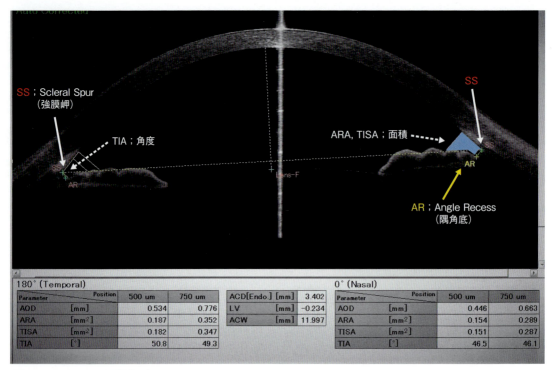

図22 CASIAによる隅角パラメータ

できない．詳細な隅角の形態把握には虹彩後面の映るUBMのほうが勝る．近年アイカップ不要のUBMも登場し，ASOCTと同じ座位での測定も可能となった．

注意点としては，いずれの前眼部画像解析装置においても，明所と暗所では瞳孔径と虹彩形状が変化してしまう．そのためきちんと条件を統一しないと比較はできない．

1）前眼部画像診断装置で得られる，主な隅角パラメータとその意味（図22）

- AOD（angle opening disitance）（mm）：強膜岬（SS；scleral spur）から角膜内皮に沿って500 μmと750 μmの地点から虹彩までの垂直距離．
- ARA（angle recess area）（mm²）：隅角底（AR）と，強膜岬（SS）から角膜内皮に沿って500 μmまたは750 μmの地点でのAODとで囲まれる面積．
- TISA（trabecular-iris space area）（mm²）：強膜岬（SS）から虹彩への垂線と，隅角底（AR）で囲まれる三角形の面積を，ARAから引いたもの．
- TIA（trabecular-iris angle）（°）：AOD測定地点とそこから虹彩への垂線の交点とSS（強膜岬）のなす角度
- LV（lens vault）：両側のSS（強膜岬）の2等分点から水晶体の先端までの距離
- ACW（anterior chamber width）：左右のSS間の距離
- ACD（anterior chamber depth）：角膜後面からの強膜岬を結ぶ線までの長さ．別の解析モードでは中心角膜厚や角膜上皮までの前房深度もでる．

◎VISANTE：AOD，ARA，TISAはCASIA

Ⅳ. 隅角鏡検査

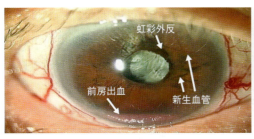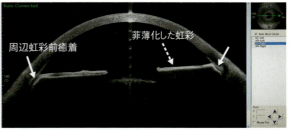

図23 血管新生緑内障（ASOCT）
虹彩に新生血管を認め，隅角は丈が高い周辺虹彩前癒着で閉塞している．

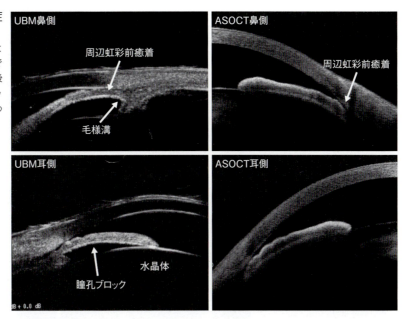

図24 原発閉塞隅角症（UBM，ASOCT）
図23と同一症例をUBMとASOCTで観察した図．UBMではASOCTに比べて，虹彩の後面の情報（毛様溝や瞳孔ブロック）やぶどう膜組織が詳細にわかる．

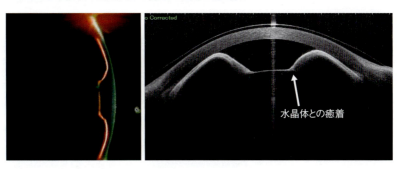

図25 ぶどう膜炎による膨隆虹彩（ASOCT）
水晶体表面と虹彩が炎症により癒着し，虹彩は角膜後面に接する程前に凸になっている．レーザー虹彩切開をする際に，虹彩の薄い部分や角膜と接触していない部位を予測できる．

と同じ．TIAの代わりにrecess angle（°）がある．またTICL（trabecular iris contact length）といい，虹彩根部と線維柱帯が接している距離を求めることができる．

◎UBM-8000：AOD，ARA，TISAが測定できる．

2）前眼部画像解析装置で撮影した症例 （図23〜29）

☆隅角検査のポイント：狭い順番を覚えておく

2 緑内障の検査

53

第2章 緑内障の検査

図26 インプラント手術（ASOCT）
チューブ先端の閉塞の有無を確認する．虹彩に平行に挿入されているかどうかASOCTを用いると評価しやすい．

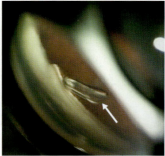
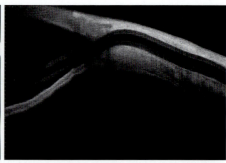

図27 トラベクレクトミーの濾過胞
限局性濾過胞（ASOCT）．眼圧9 mmHg．細隙灯所見では限局した無血管性濾過胞で，強膜弁が透けている．
ザイデル試験は陰性である．ASOCTでは濾過胞の壁は薄く，低反射であるほうが眼圧は低い[4]．

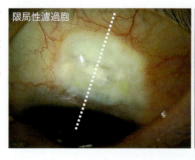
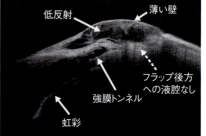

図28 トラベクレクトミーの濾過胞
びまん性濾過胞（ASOCT）．眼圧9 mmHg．細隙灯所見ではびまん性に広がる，有血管性の濾過胞である．ASOCTでは濾過胞の壁は厚く壁は高反射であるが，フラップ後方の液腔があるため，眼圧は低い．

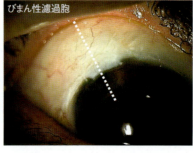
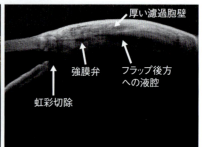

図29 Vogt-小柳-原田病（ASOCT，UBM）
浅前房の鑑別としてVogt-小柳-原田病は忘れてはならない．軽度の浅前房の原因はASOCT（右下）で不明であるが，UBM（右上）では明瞭に毛様体脈絡膜剥離が見られ，水晶体後方組織の前方移動が原因とされる．眼底写真では乳頭の発赤と胞状の網膜剥離が見られる．

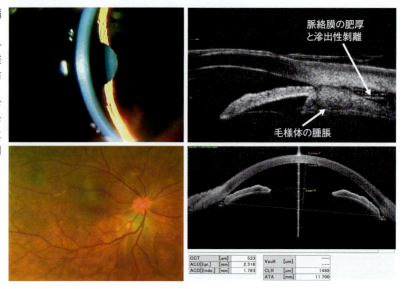

54

Ⅳ. 隅角鏡検査

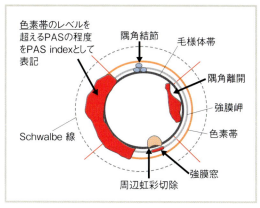

図30　隅角所見の記載法

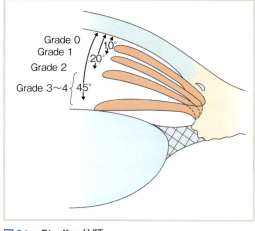

図31　Shaffer分類

隅角検査（間接型）：狭い方から上下耳鼻と覚える．
狭い　上方＜ 下方 ＜ 耳側 ＜ 鼻側　広い
画像診断機器では
狭い　上方＜ 下方 ＜ 鼻側 ＜ 耳側　広い

　隅角鏡と画像診断機器で，耳側と鼻側の開大度が異なるのは，隅角鏡において，耳側隅角は角膜頂点からより遠いためと推測される．

　一方で，細隙灯顕微鏡検査の前房のところで記載されているvan Herick法が問題となる．この方法は隅角の広さを簡単に推測する方法であるが，普通耳側か鼻側でしか施行できない．
　すなわち解剖学的に広い耳側や鼻側を見ても，一番狭い上方の隅角が判断できない．したがって，隅角が閉塞しているか？ はたまた隅角が閉塞しそうな眼かどうかは，実際に隅角鏡を使って特に上下方向を観察することが重要である．

4　隅角所見の記載法（図30）

　通常間接型の隅角鏡を用いて観察し，カルテ表記は隅角を上下左右4分割し，それぞれみたままに記載する．注意点としては鏡像であるため，実際の場所はその対側にある．原発閉塞隅角症の場合は，色素帯を超えるレベルの周辺虹彩前癒着（PAS）をPAS index（％）として表記する．180°のPASがあれば，PAS indexは50％である．

　記載法にはScheie分類[5]，Shaffer分類[6]，Spaeth分類[7]がある．日本では前二者が一般的に用いられることが多い．

1）Shaffer分類（図31）

Grade 0：隅角閉塞が生じている（隅角の角度：0°）
Grade 1：隅角閉塞がおそらく起こる（隅角の角度：10°）
Grade 2：隅角閉塞は起こる可能性がある（隅角の角度：20°）
Grade 3〜4：隅角閉塞は起こり得ない（隅角の角度：20〜45°）

2）Scheie分類（図32）

Grade 0：開放隅角で隅角のすべての部位が観察できる
Grade Ⅰ：毛様体帯の一部が観察できない
Grade Ⅱ：毛様体帯が観察できない
Grade Ⅲ：線維柱帯の後方半分が観察できない

図32 Scheie分類

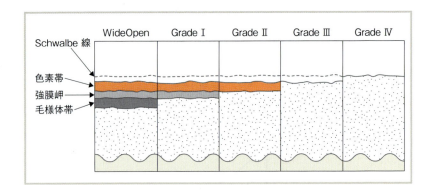

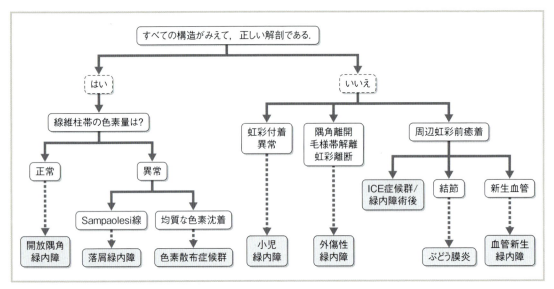

図33 隅角検査による開放隅角の診断フローチャート

GradeⅣ：隅角のすべての部位が観察できない

隅角検査による開放隅角の診断フローチャートを図33に示す．

● 文献
1) 北澤克明：隅角アトラス，医学書院，東京，p.15-18，1995
2) Irshad FA：Variation in Schlemm's canal diameter and location by ultrasound biomicroscopy. Ophthalmology 117：916-920, 2010
3) Li P, Butt A：Characteristics and variations of in vivo Schlemm's canal and collector channel microstructures in enhanced-depth imaging optical coherence tomography. Br J Ophthalmol 101：808-813, 2017
4) Tominaga A：The assessment of the filtering bleb function with anterior segment optical coherence tomography. J Glaucoma 19：551-555, 2010
5) Scheie HG：Width and pigmentation of the angle of the anterior chamber：a system of grading by gonioscopy. AMA Arch Ophthalmol 58：510-512, 1957
6) Shaffer RN：Primary glaucomas. Gonioscopy, ophthalmoscopy and perimetry. Trans Am Acad Ophthalmol Otolaryngol 64：112-127, 1960
7) Spaeth GL：The normal development of the human anterior chamber angle：a new system of descriptive grading. Trans Ophthalmol Soc U K 91：709-739, 1971

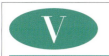

眼底検査

富田剛司

1 視神経乳頭と網膜神経線維層（RNFL）の緑内障性変化とその観察

1）緑内障を診断するための眼底の検査法

　視神経乳頭部や網膜神経線維層（retinal nerve fiber layer：RNFL）の観察には，以下のものがあげられる．すなわち，①検眼鏡法，②細隙灯顕微鏡法，③眼底写真撮影法，④無赤色眼底観察法，⑤コンピュータ眼底三次元画像解析法の5つである．これまで最も一般的なのは検眼鏡を用いる方法であったが，近年では，前置レンズを用いて細隙灯顕微鏡法にて眼底観察を行うことのほうが多くなってきている．ただし，この場合視神経乳頭像は倒像となるので注意する．眼底写真を撮影することは，眼底変化の観察と経過の記録に大変有効な方法である．立体写真が撮れれば最良である（図1）．撮影は乳頭を中心とし，乳頭部の記録には画角30°程度，RNFLの記録には画角45°以上の撮影が適している．RNFLの観察は，日本人のように色素の多い眼底の場合，通常の光源で十分に観察は可能であるが，神経線維層のわずかな欠損の検出には無赤色光による眼底撮影が推奨される（図2）．高解像度の白黒フィルムを使用し，無赤色光にて眼底撮影する．無赤色フィルターが付属していない眼底カメラでは，最大透過率が495 nm付近にあるフィルターを用いて撮影する．最近ではデジタル画像での撮影も多く，この場合はコンピュータによる画像処理ソ

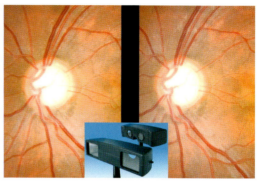

図1 同時立体眼底カメラで撮影した視神経乳頭
立体観察用のビューワを用いる．

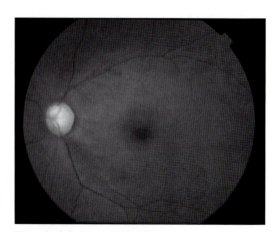

図2 無赤色光による眼底像

フトを用いて，通常のカラー眼底像から赤色成分を取り除けば無赤色画像となる．
　一方，現在臨床応用されている眼底三次元画像解析装置として，Heidelberg Retina Tomograph（HRT），GDx Nerve Fiber Analyzer（GDx），Optical Coherence Tomograph（OCT）などがあげられるが，最近では，OCT

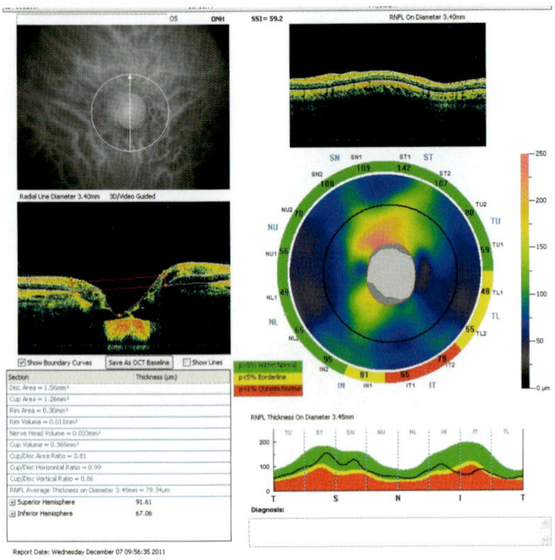

図3 スペクトラルドメインOCTを用いて観察した緑内障視神経乳頭の一例

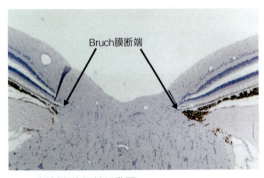

図4 解剖学的視神経乳頭
Bruch膜断端よりも内側が解剖学的な視神経乳頭となる．

能となっている（図3）．以下，本項でOCTとした場合は，スペクトラルドメインOCTのこととする．

2）視神経乳頭の成り立ち

　視神経乳頭は眼底全域から集合してきた約120万本の網膜神経節細胞の軸索からなる．通常，神経線維が網膜表面から後強膜孔を通過し，髄鞘を持つまでの部分が視神経乳頭と呼称される．ただ，臨床的に視神経乳頭あるいは乳頭と呼ぶ場合は，検眼鏡的に眼底部分に観察される視神経乳頭を意味することがほとんどである．視神経乳頭表面において，神経線維は急速に折れ曲がり，スポンジのような多孔性の篩状板（lamina cribrosa）を通過して眼球外へと出る．視神経乳頭内では，軸索は約1,000個の束となりこれらは，星状膠細胞（astrogliocyte）で支持されている．視神経乳頭周辺部では軸索は網膜の内境界膜で覆われている．この部分には網膜色素上皮細胞と脈絡膜は存在しない（図4）．網膜表面上の視神経乳頭の直径は約1.5 mmほどであるが，個体差が存在し，その幅は1.18〜1.75 mmと報告されており，日本人において石井らは，縦径1.796 mm，横径1.618 mmと報告している．一方，視神経乳頭の平均面積（乳頭表面を面としてみた場合の面積）は欧米では立体写真によるプラニメトリー法において2.1〜2.8 mm^{2}と報告されており，10歳以降からは年齢との関連はなくなる．さらに，画像解析装置を用いた結果では，HRTでの日本人正常眼の視神経乳頭面積の平均は，多治見スタディでは2.02 mm^{2}と報告されている．乳頭径は人種によっても異なり，白人が一番小さく，黒人では大きく，アジア人はその中間に位置する．屈折による乳頭の大きさの違いは±5ディオプトリー以内ではさほどないが，+5ディオプトリー以上の遠視では乳頭はより小さくなる傾向にあり，高度近視では大きな乳頭が

を用いる方法が主流となっている．さらに，タイムドメイン方式に代わって，軸方向のスキャンが不要なスペクトラルドメイン方式のOCTが多用されている．機種によって多少違いはあるが，深さ方向の分解能は5 μmに向上し，スキャン速度は26,000 Aスキャン/秒かそれ以上となり，視神経乳頭やその周囲のRNFLの高速解析が可能となった．そのため，ラインスキャンの数が倍になったうえで解析時間が1秒を切り，視神経乳頭やRNFL厚の評価が従来の断面だけでなく，面と体積よる形状解析が可

多いとの報告がある．乳頭サイズが面積で4.2 mm^{2}を超えるものは，巨大乳頭（macro-disc）と呼ばれる．これらは，原発性のものと続発するものに分かれ，原発性のものでは，その大きさは年齢，屈折とは関連がなく，無症候性のこともあれば，朝顔症候群や先天乳頭小窩（optic pit）などのような症候性疾患に伴うものもある．続発性の巨大乳頭は，近視の進行する眼や眼圧コントロール不良の小児緑内障などに伴って観察されることがある．また，大きなサイズの視神経乳頭では，より大きな乳頭辺縁面積を持ち，神経線維の数はより多く，また篩板孔はより大きく数も多いと報告されている．さらに，大きなサイズの視神経乳頭においては，網膜色素上皮細胞数，視細胞数，毛様網膜動脈の数なども多いことが知られている．一方，小さなサイズの乳頭は，視神経乳頭ドルーゼン，偽視神経乳頭浮腫，非動脈性の前部虚血性視神経症などに多く見られる．一方，視神経乳頭のサイズに関して，近年のOCTの発展により，解剖学的に真の乳頭縁であるBruch膜断端部の観察が可能となった．Bruch膜断端を乳頭縁とした場合，検眼鏡や眼底写真をもとに判断されていた従来の視神経乳頭縁とは異なる場合も少なくないことが報告されている．今後新しい基準で乳頭縁を決定した乳頭形状に関して，新しい知見が生まれてくるかもしれない．

視神経は，強膜を出るところで無髄神経から有髄神経に変わるため直径約3 mmと太くなる．視神経乳頭は，網膜動静脈血管の出入り口でもある．視神経乳頭への血液供給に関しては，乳頭の表在神経線維層は乳頭周囲の網膜中心動脈の分枝が放射状に分布し血液供給を受けている．篩状板前部，篩状板部，篩状板後部は短後毛様動脈からの分枝により血液供給を受けている[1]（図5）．特に篩状板部は短後毛様動脈の分枝が強膜内で乳頭周囲に形成された動脈輪（Zinn-Haller動脈輪）により栄養されている．

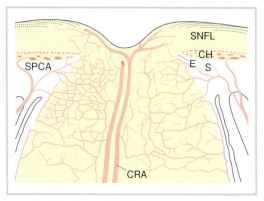

図5 視神経乳頭の血管構築
CRA：網膜中心動脈，SPCA：後短毛様動脈，E：Elschnig組織，SNFL：表面網膜神経線維層，CH：脈絡膜，S：強膜
（Lieberman MF et al：Am J Ophthalmol 82：405-423, 1976[1]を参考に作成）

動脈系は乳頭周囲から中心に向かう血流走行を示し，網膜中心静脈へ還流する．

3）視神経乳頭の緑内障性変化とその所見

a. 陥凹・乳頭径比

乳頭の径と比べて陥凹部の径がどのくらいの割合を示すかを数字で表したものが陥凹・乳頭径比（cup-to-disc ratio：C/D比）で，乳頭の横径に対する比率と縦径に対する比率で表現されることが多く，正常人の場合C/D比が0.7を超えることは2％以下の確率である．したがって，大きな乳頭陥凹や左右眼における0.2以上のC/D比の違いは緑内障を疑わせる所見である．緑内障による陥凹拡大は主に縦方向に進行するため，縦径に対する比率が重要である（図6）．正常眼では，乳頭はやや縦長の卵円形を示し，生理的陥凹は横長の卵円形を呈するため，水平C/D比が垂直C/D比に比べて有意に大きい．正常眼において垂直C/D比のほうが大きい乳頭は全体の7％にしか認められない．以上のことは，緑内障による乳頭陥凹拡大を検出するうえで大変重要である．

第2章 緑内障の検査

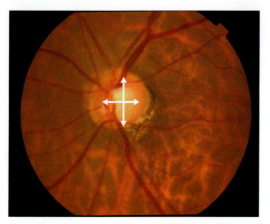

図6 緑内障眼における視神経乳頭陥凹の縦径と横径
縦径のほうが長いことが多い．

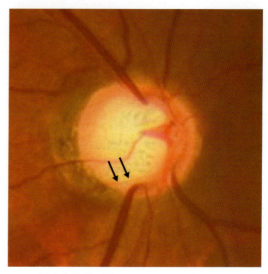

図7 露出血管（矢印）

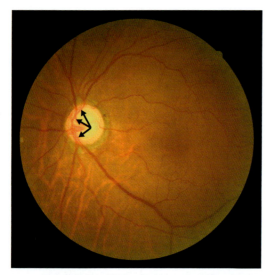

図8 緑内障視神経乳頭で観察される血管の鼻側偏位（矢印）

b. 露出血管

陥凹が急速に拡大していくと，本来陥凹縁の内側に沿って走行する小血管がその拡大に追いつけず，拡大した陥凹の底部あるいは，陥凹のスロープ中に取り残され，露出した状態が生じる．これをbared vessel（露出血管）（図7）と呼ぶが，深くなった陥凹の上方に血管が浮いてい

るような状況になった，いわゆるoverpass cuppingと称させる状態とともに，緑内障性変化に関連した乳頭内の血管変化として特徴的である．このような血管の存在があれば，陥凹の拡大が進行していることを示す重要な所見となる．陥凹の拡大に伴う乳頭内の血管の変化としては，この他に網膜中心動静脈の乳頭鼻側への偏位があげられる（図8）．

c. 乳頭辺縁部（リム）の変化

乳頭陥凹の拡大が観察された場合，それが緑内障性のものであるかどうかを鑑別するうえで重要な所見は，リムの狭小化あるいは菲薄化を伴っているか否かである．緑内障眼では，まず陥凹の拡大に伴って拡大している方向の乳頭辺縁部が狭小化し，浅い陥凹が生じる[2]．さらに進行すると，浅く陥凹した部分は深みを増し，陥凹と辺縁部の境界はより明瞭になる．また，この時期には上耳側あるいは下耳側に向かって陥凹はさらに拡大し，辺縁の局在性の菲薄化，すなわちリムの切痕（ノッチング）が明確となってくる（図9）．リムノッチングの存在は，視野欠損が存在することを示唆する重要な所見とな

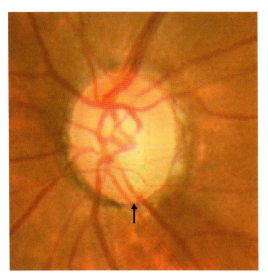

図9 初期緑内障で見られたリムノッチング（矢印）

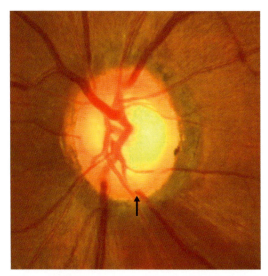

図10 血管のbayoneting様走行が見られた緑内障視神経乳頭
乳頭縁に接して生じるのがポイントである．

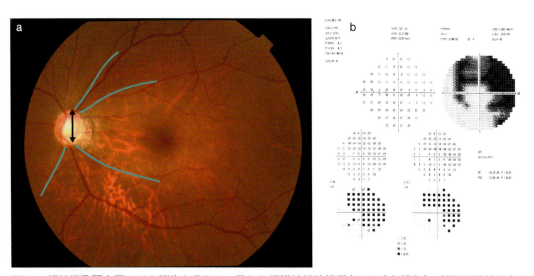

図11 視神経乳頭上下のリム消失とそれに一致した網膜神経線維層（RNFL）欠損（a）．視野は弓状暗点となる（b）

る．病期が進行すると初期病変として観察されたノッチング部はさらにその幅と深みを増し，乳頭辺縁での陥凹の下掘れ（undermining）が生じる．このような状態になると，血管は乳頭縁で強く屈曲し，いわゆるbayonetingを示す（図10）．さらに進行すると陥凹は最初のノッチング部と対側にあたる方向にも伸展し縦長となる．この時期になると視野障害は上下に弓状暗点を示すようになる（図11）．このような陥凹の縦長の拡大と上下リムの消失の理由として，緑内障では視野でいうBjerrum領に向かう神経線維が乳頭を通過する部位の篩状板が最も脆

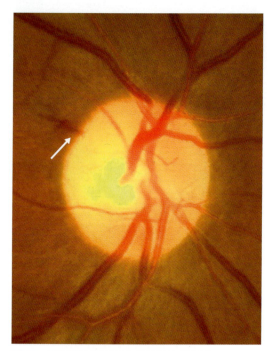

図12 正常眼で見られた乳頭出血（矢印）

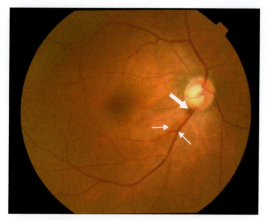

図13 初期緑内障で見られた網膜神経線維層（RNFL）欠損（細矢印で囲まれた範囲）
乳頭出血も確認される（太矢印）.

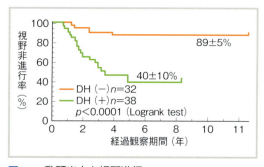

図14 乳頭出血と視野進行
緑内障の経過観察中に乳頭出血がしばしば観察される場合，視野進行の割合が高いことが高いエビデンスレベルで知られている.
(Ishida K et al：Am J Ophthalmol 129：707-714, 2000を参考に作成)

弱で篩状板孔の大きさが大きく，強く後方弯曲するのに対し，黄斑部や鼻側に向かう神経線維が通過する部位の篩状板は強固でなかなか後弯しないためと説明されている．

d. 乳頭出血

主に乳頭縁における線条（あるいは線状）出血（以下，乳頭出血）は，緑内障性障害として特徴的に観察される所見である．正常眼で見られることはまれであり（図12），また，すべてのタイプの緑内障で共通して観察されるものの，若年発症の原発開放隅角緑内障や強度近視眼に伴う緑内障では頻度は少なく，局所的障害を伴う正常眼圧緑内障眼において高いと報告されている．乳頭出血は乳頭のどの部分にでも生じるが，最も多い部分は乳頭の下方1/4で，RNFL欠損部に接して出現することが多い（図13）．また，緑内障病期の初期〜中期で観察されやすく，緑内障後期ではその頻度は少なくなる．乳頭出血は緑内障の病態本体であるとは考えられていないが，しばしば神経線維層欠損やリムノッチングあるいは緑内障性視野障害の出現に先立って生じることがあり，緑内障の最初期の障害を示す徴候である可能性もあることから，緑内障眼における乳頭出血の出現は重要な意味を持つ．また，緑内障の経過観察中に乳頭出血がしばしば観察される場合には視野進行の割合が高いことも知られており，緑内障の進行を示唆する所見として臨床的重要性は高い（図14）．

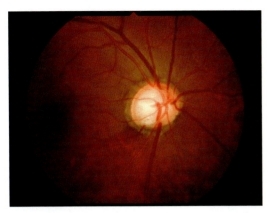

図15 乳頭周囲脈絡網膜萎縮が見られる緑内障視神経乳頭

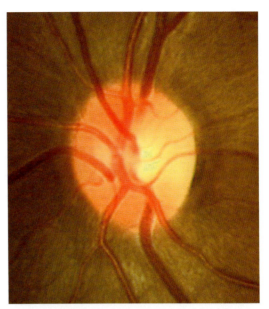

図16 正常眼における乳頭周囲の網膜神経線維の視認性
耳下方で最も視認性が高く，次いで耳上側，鼻上側，鼻下側の順になる．

e. 乳頭周囲脈絡網膜萎縮

乳頭周囲の脈絡網膜萎縮（parapapillary atrophy：PPA）は，緑内障後期に見られるいわゆるglaucoma haloとして従来知られていたものであるが，最近，早期変化としての重要性が再認識され，また視野障害進行のリスクファクターであるとの報告もある．脈絡網膜萎縮は，乳頭縁に近いβゾーンとその外側に位置するαゾーンに分けられるが，緑内障眼で顕著なのはβゾーンである（図15）．βゾーンは，網膜色素上皮と脈絡膜毛細血管の著明な萎縮により，大きな脈絡膜血管や強膜が透見される部分である．内側は乳頭縁に接し，外側縁は網膜色素上皮の不整により脱色素あるいは過剰色素帯として特徴づけられるαゾーンに接し，三日月状のような形態を示す．βゾーンは網膜色素上皮が完全に消失し，視細胞も著明に減少している．この部分は，視野では絶対暗点となる．βおよびαゾーンの大きさ，形状，頻度は，正常眼と非緑内障性の視神経症では差はないが，緑内障眼では，特にゾーンβの頻度が高く，また大きいのが特長である．近年，これまでαゾーンとβゾーンに分けられていた脈絡網膜萎縮に加え，脈絡網膜萎縮γゾーンの所見が組織学的に報告されている．この脈絡網膜萎縮γゾーンは緑内障性変化に関連するとされる脈絡網膜萎縮βゾーンとは異なり，強度近視眼（長眼軸長眼）に関連するものとして注目されている．臨床的にはOCTを用いてのみ同定可能である．

4）網膜神経線維層（RNFL）欠損

網膜神経線維層（RNFL）欠損は，乳頭陥凹拡大や視野欠損に先行して生じる場合も多く，最も早期に生じる緑内障性眼底変化のひとつである．正常眼では，検眼鏡的にRNFLは耳下方で最も視認性が高く，次いで耳上側，鼻上側，鼻下側の順になる．乳頭直上，直下，耳側，鼻側は，検眼鏡での確認は難しくなる（図16）．この視認性は年齢とともに低下し，これは神経線維が加齢により減少することと一致する．神経線維束は，白銀色の筋として見られるが，視神経乳頭から約2乳頭径離れると，RNFLは薄く刷毛状になり徐々に見えなくなる．初期緑内障の特徴的な所見として，乳頭周辺のRNFL

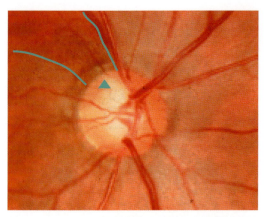

図17 リムノッチ部(矢頭)で見られる網膜神経線維層(RNFL)欠損

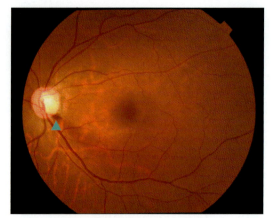

図18 網膜神経線維層(RNFL)に隣接して観察された乳頭出血

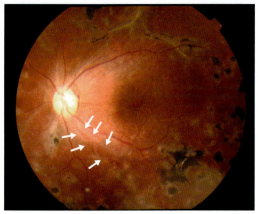

図19 増殖糖尿病網膜症で見られた網膜神経線維層(RNFL)欠損様の変化

に限局性の束状の欠損が生じることがある．RNFL欠損はリムノッチングが見られる部位に多く観察され(図17)，また，これに近接して乳頭辺縁部から隣接する網膜上に及ぶ乳頭出血が見られることがある(図18)．RNFLの典型的な束状欠損は緑内障眼の20％以上で観察されるが，視神経乳頭ドルーゼン，トキソプラズマによる網膜脈絡膜瘢痕，綿花様白斑を伴う虚血性網膜症，長期にわたるうっ血乳頭や多発性硬化症などでも観察されるので，緑内障によるものとの鑑別は重要である(図19)．一方，神経線維層の局所性の束状欠損は検眼鏡にも比較的検出されやすいが，びまん性に神経線維が脱落している場合は検出が容易でないこともある．この場合，本項の最初で述べた神経線維層の視認性を意識しながら判断する．神経線維が多く脱落した網膜部分は，そうでない部分に比較して暗く見えることも参考になる．また，近視眼における紋理状眼底などでRNFLの視認性が悪い場合は，次の項に述べるOCTを用いて判断することが有用なこともある．

2 画像解析による緑内障診断

　緑内障は視神経症であるとの新しい概念が確立されたことに伴い，眼底所見から緑内障を診断することの重要性が増し，その結果，近年，眼底三次元画像解析検査技術が飛躍的に向上してきた．特にOCTの緑内障診断への応用は目覚ましいものがあり，関連する論文は数多く報告されている．スペクトラルドメインOCTは従来のタイムドメインOCTに比べ，測定の高速化と解像度の向上が得られ，RNFLや網膜厚の評価だけでなく，黄斑部の内境界膜から内網状層外縁までの網膜神経節細胞複合体(ganglion cell complex：GCC)厚の測定，また視神経乳頭の立体形状の評価もでき，緑内障診断力の向上

が期待されている．このことは，OCTを用いた緑内障診断の利便性，有用性が認識されてきたからに他ならないが，"OCT緑内障"などという，OCTで得られた結果の解釈を誤ったばかりに，非緑内障例が緑内障と診断されている場合も散見される．OCTを用いることの有用性および注意を要する点につき以下に解説する．

1) OCTで何を見て緑内障を診断するのか

緑内障では病期の判定が視野検査という自覚的検査に委ねられているが，視神経乳頭所見やRNFL障害の判定は，経過観察が他覚的に行えるという点で，緑内障の診断・管理上重要な意義を持つ．緑内障診断における眼底検査の意義をまとめると次のようになる．すなわち，①他覚的検査である，②緑内障をスクリーニングするうえでの検出感度が高い，③緑内障ではしばしば臨床上検出可能な視野欠損の出現に先行して乳頭やRNFLに特徴的な変化が出現するため，眼底検査にて緑内障をより早期に発見することが期待できる，という3点である．ここで，緑内障における乳頭・RNFL変化とは，これまでに述べてきたように，初期では，乳頭陥凹は乳頭の上極あるいは下極方向に拡大し，それに伴って乳頭辺縁部の局所的な萎縮，すなわちリムノッチング（切痕）あるいは，リム萎縮が生じることである．さらに，このリム萎縮部には，そこからRNFLの束状欠損が広がっていることがしばしばであり，これは，対応する部位の視野に緑内障性欠損が存在することを強く示唆する重要な所見である．すなわち，乳頭陥凹の拡大とリムの変化（ノッチングあるいは萎縮），およびリムの変化部に一致してRNFLの束状欠損がセットになっているのが緑内障による眼底変化の大きな特徴である（図20）．そして，OCTを用いる場合であっても，この変化を捉えるために行うのである，という原則を忘れてはならない．

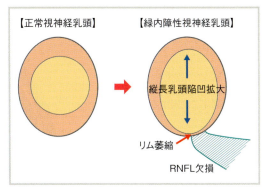

図20 乳頭陥凹拡大とリムの変化（ノッチングあるいは萎縮）および網膜神経線維層（RNFL）の束状欠損との関係を示す模式図

2) OCTによる緑内障診断の特徴

OCT検査は，緑内障で生じる乳頭陥凹の拡大，リム萎縮，RNFL欠損を検出するために行うのであることを述べたが，加齢黄斑変性を代表とする眼底後極部変化をOCTで診断する場合と緑内障をOCTで診断する場合とでは，その手法は相当に異なる．網膜疾患の診断においては，OCTで得られた網膜断面画像をあたかも病理組織標本を観察するように，検者がその所見を判読するが，緑内障を診断する場合は，OCTのいわゆる生画像を判読することはほとんどなく，正常対照のデータと比較して統計的にどれだけの確率でRNFL厚やGCC厚が薄いと判断されるかという情報に基づいて診断が行われる．なぜならば，緑内障による眼底変化は他の網膜疾患のように網膜組織が浮腫を起こすというような目にはっきり見える形では現れず，単にRNFLの厚みやGCCの厚みが薄くなるだけで，そこには緑内障に特異的な明らかな病変は映らないからである．したがって，緑内障によるRNFL欠損が存在するか否かは，正常眼データベースに基づいた確率マップで示された眼底像において，RNFL欠損（以下，NFLD）に相当する形で異常値が示されるか否

第2章 緑内障の検査

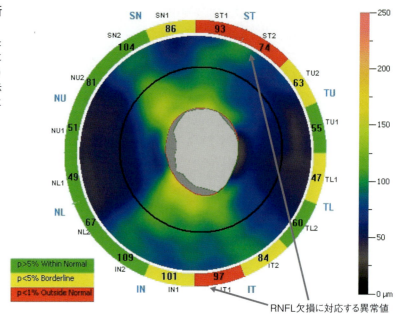

図21 OCTにおける解析結果
正常眼データベースに基づいた確率マップで示された眼底像において，網膜神経線維層（RNFL）欠損に相当する形で異常値が示されるか否かで判断することになる．

かで判断することになる（図21）．このことは，OCTによる緑内障診断に限っていえば，十分な数の正常眼データベースが必要であり，データベース作成時に通常除外される，たとえば，15歳以下の若年者であるとか，等価球面値で±6Dを超える，あるいは乱視度数が2Dを超える屈折異常眼，白内障などの視力の悪い中間透光体混濁がある症例などではデータベースを参照しての診断は難しいということになる．以下，実際の読影方法について解説する．

3）OCT結果を読影する

a. 乳頭周囲網膜神経線維層厚（cp-RNFL）の評価

① 画像の質の確認

現在，多くの種類のOCTが，様々な製造会社から提供されており，それで示される測定結果はその表示法において一様ではない．したがって，ここでは，すべてのOCTにほぼ共通する事項をとりあげ，読影の要点について解説する．まず，OCTを用いて信頼性のある解析をするには，よい画像を撮る必要がある．屈折異常の強い眼や，白内障などの中間透光体混濁例，固視不良例，縮瞳例，焦点合わせが不良の場合などは画像が悪くなる可能性がある．そのために，各OCT装置は，画像の質を表示するシステムがある．たとえば，Cirrus OCT（Carl Zeiss社）ではsignal strength として10段階で示され，黄斑部解析も含めれば，6以上の値が推奨されている．RTVu100 OCT（Optovue社）では画質はSSIで表示され，40以上の値が推奨されている．ただ，これらが良好でも，OCT測定上の最も重要なエラーのひとつであるセグメンテーションエラーが生じていることもあるので，Bスキャン像でRNFLが問題なく検出されているか確認する必要もある（図22）．

② TSNITグラフの確認

cp-RNFLの厚さ（cp-RNFL厚）は，正常眼では上下にピークがあり，下方が上方よりやや厚く，耳側と鼻側が薄くなる．横軸を乳頭中心を中心とした軸座標，縦軸をcp-RNFL厚で表したグラフをTSNITグラフという．ほぼすべ

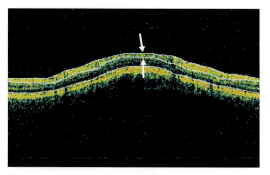

図22　OCTのBスキャン画像
Bスキャン像で網膜神経線維層(RNFL)が問題なく検出されているか確認する.

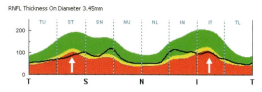

図23　OCTのTSNITカーブ
カーブが異常値領域内を通過していれば，そこは緑内障などによる病的な網膜神経線維層(RNFL)厚の低下と考えることができる.

てのメーカー各社のOCTではこのTSNITグラフが描かれている．正常眼ではTSNITグラフにおけるRNFL厚のカーブ(以下，TSNITカーブ)は二峰性の山と間に谷がある，いわゆるdouble hump patternとなる．緑内障視神経症が進行してNFLDが生じると，TSNITカーブはその部で沈下し，double hump patternが崩れる．また，正常眼データをもとにTSNITカーブの正常域が定められているので，カーブが異常値領域内を通過していれば，そこは緑内障などによる病的なRNFL厚の低下と考えることができる(図23)．ただし，近視眼では眼軸長の延長に伴い，このRNFL厚の上下の最厚部が耳側にシフトする傾向があり，TSNITカーブのピークも両外側にシフトしたグラフとなる．したがって，鼻側のもともと薄いRNFL厚部分が，従来の最も厚い部位に移動するので，カーブが異常域に入ってしまうことがあるので注意する必要がある(図24)．逆にカーブが正常域を大幅に上回る場合は，乳頭周囲の網膜浮腫や網膜剥離あるいは測定エラーを疑う．

③ Topographic(thickness)mapの確認

多くのOCTには，視神経乳頭周囲の一定範囲におけるcp-RNFL厚を厚み別に色分けした画像が，topographic mapあるいはthickness mapなどとして提示される．厚みで表示された眼底像と考えればよい．通常，厚い部分は暖色系で，薄い部分は寒色系で示される(図25)．したがって，NFLDがある部では，周囲の暖色系の色のなかに，寒色系で示されるので，欠損があることを視覚的に確認できる．また，緑内障では，cp-RNFL厚が視神経乳頭上極・下極で上下差を示すことが多く，これもマップを見ることで，たとえば，上方の暖色系の表示に比して，下方では寒色系が目立つなど，厚みの上下差が視覚的に判断できる(図25，図26)．

④ Deviation mapの確認

これも多くのOCTでは，正常眼データベースにもとづき，それとの比較で，どの部分が異常値(正常と比較して有意に薄い部分)を示しているか表示される．先の，topographic mapでcp-RNFL欠損と思われる部分がdeviation mapでも有意と示されていれば，そこが欠損であることはほぼ確定できる(図27)．

b. 黄斑部網膜神経節細胞複合体(GCC)厚の評価

現在のOCTは，解像度が高く高速化による測定時間の短縮などにより黄斑部網膜の全層厚だけでなく黄斑部内層厚，つまりRNFLと神経節細胞層と内網状層の3層だけを選択的に測

第2章 緑内障の検査

図24 近視眼におけるTSNITカーブの一例
網膜神経線維層（RNFL）厚の上下の最厚部が耳側にシフトする傾向があり、TSNITカーブのピークも両外側にシフトしたグラフとなる（矢印）。

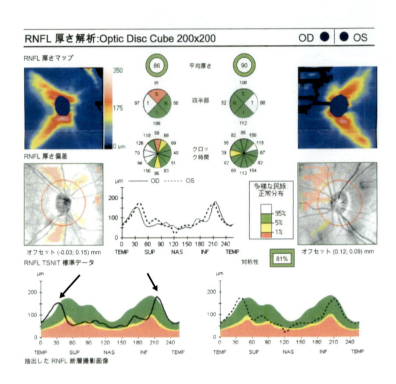

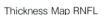

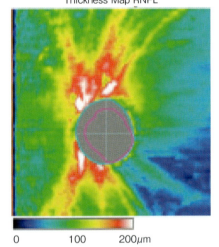

図25 OCTで解析された視神経のtopographic mapの例
通常、網膜神経線維層（RNFL）の厚い部分は暖色系で、薄い部分は寒色系で示される。

定可能である。緑内障の本態は、網膜神経節細胞死によって導かれる進行性の眼底の構造変化であり、網膜神経節細胞の50～70％近くが存在する黄斑部網膜内層の評価は、緑内障の早期発見に有用である可能性が指摘されている。特に、臨床的に用いられる標準的自動視野計などで視野障害が検出される前の段階から神経線維層欠損（NFLD）や乳頭陥凹の拡大が生じることが知られており［前視野緑内障（preperimetric glaucoma：PPG）］、このような例に対して、網膜内層厚の測定は特に有用ではないかと期待できる。現在では多くのOCTで網膜内層厚の測定プログラムが内蔵されているが、この3層を合わせてGCCと呼称したのはRTVue-100が最初である。

RTVueのGCCプログラムは黄斑部の網膜全層厚とGCC厚、網膜外層厚が自動で測定できる（図28a）。ただし、中心窩には神経節細胞

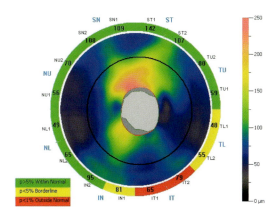

図26 OCTで解析された緑内障視神経のtopographic map
緑内障では、網膜神経線維層（RNFL）厚が視神経乳頭上極下極で上下差を示すことが多く、これもマップを見ることで、たとえば、上方の暖色系の表示に比して、下方では寒色系が目立つなど、厚みの上下差が視覚的に判断できる。

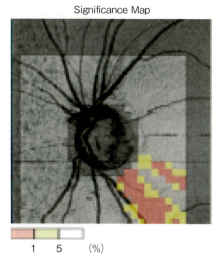

図27 OCTで示されるdeviation map
正常眼データベースに基づき、それとの比較で、どの部分が異常値（正常と比較して有意に薄い部分）を示しているか表示される。

層は存在しないので省かれる。緑内障眼では進行すると網膜外層厚はあまり変化がないのに対し、黄斑部網膜全層厚およびGCC厚は減少する。緑内障診断力は網膜全層厚よりGCC厚の方が高い。GCCプログラムは黄斑部7×7 mmの範囲で長さ7 mmのラインスキャンを水平方向に1本、垂直方向に0.5 mm間隔で15本スキャンしGCC厚を測定する（図28b）。GCC厚とcpRNFL厚を用いた緑内障診断力の比較では有意差はなく同等である。しかし、高度近視眼を伴った緑内障眼の診断力はcpRNFL厚よりGCC厚のほうが高かったと報告され、近視の有病率が高い日本人ではGCC厚は有用な可能性がある。

最近、一部のOCT（RS-3000, NIDEK）では、9×9 mmの範囲で黄斑部GCC厚の測定ができるようになった（図29）。このプログラムで測定した9×9 mmの範囲のGCC厚は6×6 mmの範囲のものより有意に緑内障診断力が高いと報告されている。また黄斑部のRNFL厚や神経節細胞層だけを測定するプログラムも開発さ

れている（3D OCT-2000, TOPCON）（図30）。一方、RTVue-100には、global loss volume（GLV）とfocal loss volume（FLV）というパラメータも表示される（図31）。GLVはHumphrey視野計でいうmean Deviation（MD）に類似しており、GCCマップ上の全体的なGCCの損失を表示している。FLVは視野計でいうpattern standard deviationに類似し、部分的なGCCの損失を表示している。GLVはcpRNFLよりも緑内障診断力が高いとの報告もある。

GCC厚の測定結果は、significance mapを見て判断する。正常範囲が緑、95％予測区域から外れた範囲が黄色、99％予測区域から外れる範囲が赤色で表示されるため、測定範囲のなかでどこが菲薄しているか判明する（図28b）。GCC厚の平均値は初期緑内障の段階から正常眼と比較して有意差があるだけでなく、PPGの段階で正常眼と比較して有意差があると報告されており、緑内障の極早期診断に有用である。

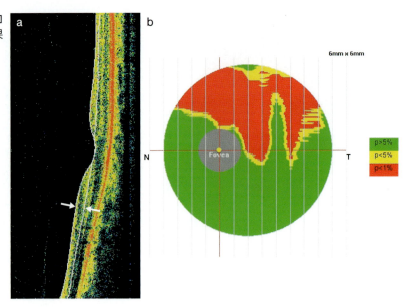

図28 RTVueのGCCプログラムでの解析結果例

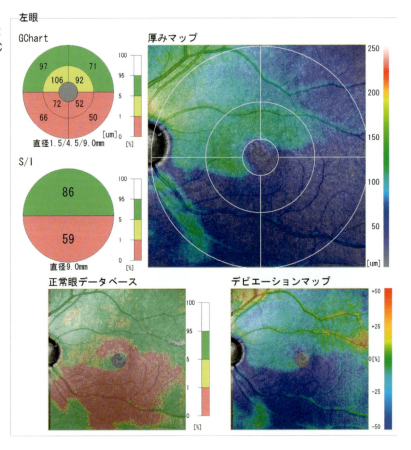

図29 OCT（RS-3000, NIDEK）での9×9mm範囲のGCC厚マップ

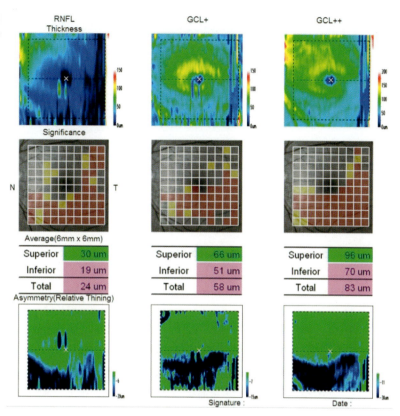

図30 黄斑部網膜厚の層別化表示例（3D OCT-2000, TOPCON）

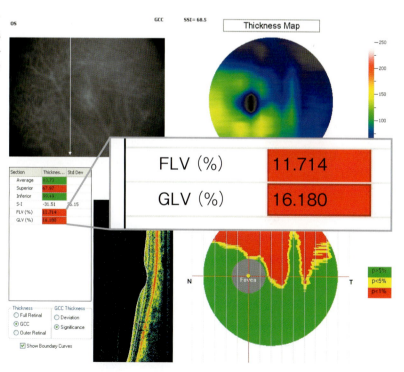

図31 RTVue-100で示された, global loss volume（GLV）とfocal loss volume（FLV）

第2章 緑内障の検査

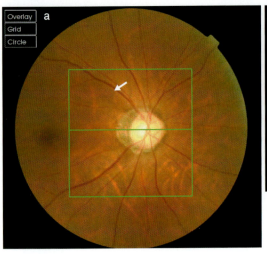
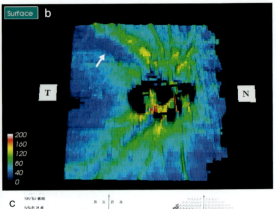

図32 近視眼に緑内障が生じた一例
耳上側の乳頭から微かにNFLDの影が伸びているが，眼底写真では判然とはしない(a)．同症例に施行したOCT画像のカラーマップ表示ではNFLDを示唆する青色色調の部分が乳頭の耳上側縁から伸びているのが確認でき，その部分のRNFLは他の部分より薄いことがわかる(b)．この所見は，眼底写真からも推測されたNFLDの存在を裏づけるものであり視野所見(赤丸)とも一致する(c)．

4) OCTでしかできない緑内障診断

a. RNFLの判定が難しい例

　これまでに述べてきたことを踏まえたうえで，OCTを使用してはじめて緑内障と診断できる症例にはどのようなものがあるか示していきたい．最初にあげられるのが，通常の検眼鏡検査や眼底写真では判断が難しい，紋理眼底におけるNFLDの検出である．カラー眼底写真上で，紋理眼底に存在するNFLDを発見するポイントは，部分的に眼底が束状に暗いところを探すとよいが，それでも判断が難しい場合もある．図32は，近視眼に緑内障が生じた一例である．耳上側の乳頭からかすかにNFLDの影が伸びているが，眼底写真では判然とはしない(図32a)．同例に施行したOCT画像のカ

ラーマップ表示を見てみると，NFLD状の青色の色調をした部分が乳頭の耳上側縁から伸びているのが確認でき，その部のRNFL厚は他の部分より薄いことがわかる(図32b)．この所見は，眼底写真からも推測されたNFLDの存在を裏づけるものであり，視野所見とも一致する(図32c)．このように，確率マップ表示を見なくても，色調の具合でNFLDの存在を判断できるカラーマップ表示は時に大変有用である．
　もう1例を図34に示す．右眼の視神経乳頭であるが，小乳頭であり乳頭陥凹の拡大やノッチングなどの乳頭所見の評価は難しい．また，紋理眼底でNFLDの存在を判断することも難しい(図33a)．OCTによる解析では，下方のRNFLの菲薄化を認めた(図33b)．また，

V. 眼底検査

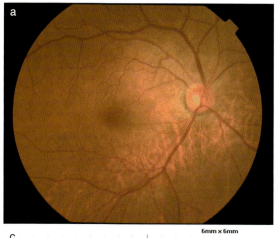

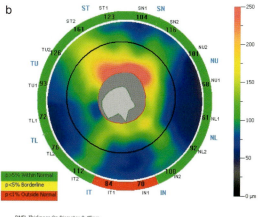

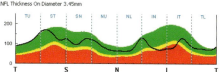

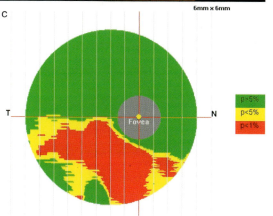

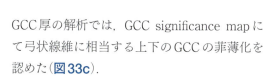

図33 小乳頭に緑内障が生じた一例
小乳頭であり乳頭陥凹の拡大やノッチングなどの乳頭所見の評価は難しい．また，紋理眼底でNFLDの存在を判断することも難しい（a）．OCTによる解析では，下方のRNFLの菲薄化を認める（b）．また，GCC厚の解析では，GCC significance mapにて弓状線維に相当する上下のGCCの菲薄化を認める（c）．

2 緑内障の検査

GCC厚の解析では，GCC significance mapにて弓状線維に相当する上下のGCCの菲薄化を認めた（図33c）．

b．GCC厚変化とcpNFL所見とのセットではじめて判定できる早期緑内障例

　中心30°の視野検査では発見されず，中心10°の視野検査ではじめて検出されるような極早期緑内障の診断に，GCC厚測定が有用である場合がある．図35に症例を示す．本例では，眼底写真上，乳頭の耳下側からNFLDが伸びているように見える（図34a）．しかしながら，Humphrey 30-2視野結果は正常であり（図34b），OCTによるNFLの検索においても（図34c），耳下側方向のNFLDが疑われる結果（黄色のマーク）になっているが，カラーマップからは

はっきりとしたNFLDの存在は判別できない．一方，GCC厚の測定結果では，下方GCCの帯状の欠損が確認された（図34d）．固視点近傍の障害であり，Humphrey視野の中心10°の測定にて，GCC障害に一致して上方の傍中心暗点が検出された（図34e）．緑内障では中心視野は最後に障害されてくることが多いのは周知であるが，スペクトラルドメインOCTによって黄斑部GCC厚が測定できるようになってからは，早期より中心10°の視野が障害されている例もしばしば発見されるようになってきた．

5）OCTに影響を与える因子

　OCTを用いることにより，OCTでしか発見できない緑内障例が多く診断できるようになってきたが，一方で，スペクトラルドメイン

第2章 緑内障の検査

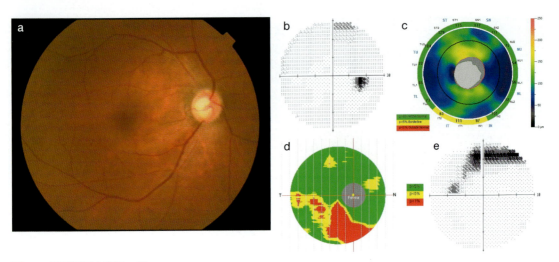

図34 極早期緑内障の一例
眼底写真上，乳頭の耳下側からNFLDが伸びているように見える(a)．しかしながら，Humphrey視野結果は正常であり(b)，OCTによるRNFLの検索においても(c)，耳下側方向の障害が疑われる結果（黄色のマーク）であるが，カラーマップからははっきりとした欠損は判別できない．GCC厚の測定結果では，下方のNFLDの存在が示唆される(d)．固視点近傍の障害が疑われ，Humphrey視野10-2測定にてGCC障害に一致して上方の傍中心暗点が検出された(e)．

　OCTの測定結果に影響を与える因子も数多く報告されており，OCTを過信するあまり落とし穴にはまらないように注意も要する．

　まず，年齢と伴にRNFL厚やGCC厚は低下する．また，白内障がスペクトラルドメインOCTの測定値に影響するかを検討した報告では，タイムドメインOCTと同様，白内障術後はRNFL厚の測定値が増加していることが報告され，また白内障術後のRNFL厚の変化量は信号強度と相関があったことが報告されている．また，眼軸長が平均RNFL厚やGCC厚に影響することも報告されている．また，先にも述べたが，近視眼のRNFL厚を判定するうえで注意しなければならないのは，強度近視眼では，RNFLの最も厚い上耳側，下耳側のピークが通常より耳側にずれることにより，正常眼でもNFLDと誤認されることがあり，OCTの結果と視野変化との整合性を確認することが大事である．

　以上のような点のほかに，RNFL厚やGCC厚は，緑内障だけでなく，多発硬化症，アルツハイマー病やパーキンソン病など，他疾患でも減少することが知られており，たとえNFLDが検出されたとしてもそれが緑内障の変化であるのか否かは，やはり主治医の判断にかかっている．また，NFL層やGCC層の弁別は，自動判定されるため，画像の質がよくないときれいな測定ができていないこともある（図35）．思いがけない異常結果が得られた場合，それを鵜呑みにする前に，本当に正しく測定できているのかということをBモード画像で確認するというような慎重さが求められる．

　今日，緑内障性視神経症を診断するうえでのOCTの役割は大変重要なものになってきている．OCTを用いてはじめて診断できる症例が増えているのも事実である．しかしながら，あくまで，OCTは緑内障を診断するためのツールであって，主治医に代わって診断を確定してくれるものではない．緑内障の病態，眼底変化に精通してはじめてその威力が発揮できるのであって，そのための修練や知識の蓄積を怠ってはならないことを強調したい．

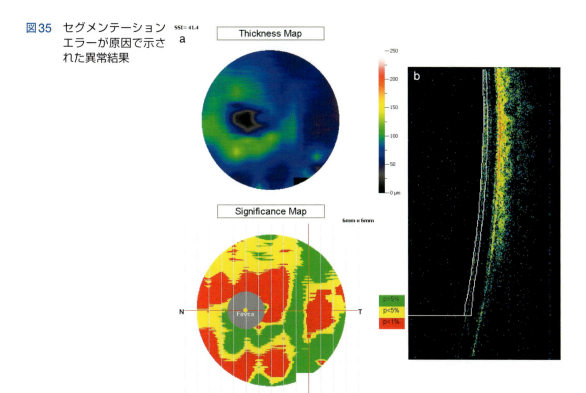

図35 セグメンテーションエラーが原因で示された異常結果

3 緑内障性視神経乳頭・網膜神経線維層変化判定ガイドライン

　これまで述べてきたように，緑内障による視神経乳頭変化の定量的把握のため，陥凹乳頭径比（cup-to-disc ratio：C/D比）やリム乳頭径比（R/D比）などの緑内障変化を数値的に示す乳頭パラメータが知られており，緑内障診断や経過観察に有用である．ただ，以下に述べるパラメータの判断法は従来の眼底観察によるものであり，OCTなどの眼底三次元画像解析装置で用いられている定義とは異なるので注意する．

　まずそれぞれの構造の定義を示す．視神経乳頭外縁は，検眼鏡的あるいは眼底写真において観察される乳頭周囲の白色の強膜リング（Elschnigの強膜リング）の内側と規定される．視神経乳頭陥凹外縁は，立体的観察では，陥凹外縁は視神経乳頭外縁で境界された視神経乳頭部のなかで，陥凹が始まる一番外側部分と規定される．検眼鏡的には細い乳頭内血管の走行を追い，その屈曲部位の頂点が通常陥凹の外縁と一致する．陥凹は，陥凹外縁で境界された範囲の内側の部分と定義される．パラー（pallor）と呼ばれる乳頭の蒼白部は，陥凹底に見られる所見であり，この部分だけを観察して乳頭陥凹を判定するべきではない．視神経乳頭外縁と乳頭陥凹外縁の間に存在する部分をリムと呼称する．以上を踏まえたうえで，各臨床パラメータは以下のように定義される．

1）C/D比

　視神経乳頭陥凹の最大垂直径と最大垂直視神経乳頭径との比を，垂直C/D比と定義し，陥凹の水平径と水平視神経乳頭径との比を，水平C/D比と定義する．緑内障性変化有無の判定

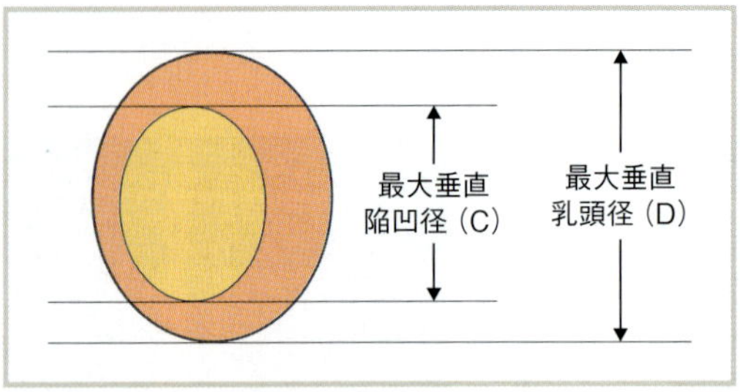

第2章 緑内障の検査

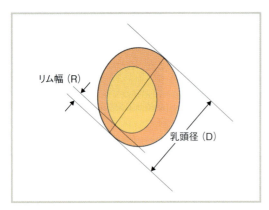

図36 垂直C/D比
垂直方向での最大の陥凹径を垂直方向での最大の乳頭径で割ったものである．CとDはかならずしも同一線上にあるわけではない．

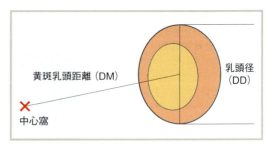

図38 DM/DD比
視神経乳頭径（DD）と乳頭中心から中心窩までの距離（DM）の比．視神経乳頭中心から黄斑部中心窩までの距離はおよそ一定であるので，乳頭のサイズを知ることができる．

図37 R/D比
リム部の幅とそこに対応して乳頭中心を通る乳頭径との比をR/D比と定義する．

には，垂直径がより有用である．C/D比には，乳頭径と陥凹径を同一線上で判定する方法もあるが，緑内障診療ガイドライン[3]では，Glosterらの判定法が採用されている[4]（図36）．

正常眼では，その分布は正規分布ではなく，多くの場合C/D比は0～0.3以内であり，0.7を超えるものは全体の1～2％である．しかしながら，立体視を用いて行われた評価では，C/D比は正規分布しており，平均0.4で0.7以上は5％であったと報告されている．また，正常者では陥凹は左右眼で対称的であり，水平C/D比の左右差が0.2を超えることは，成人，乳幼児ともに正常者の3％以下にしか認められない．したがって緑内障診断的には，C/D比は個人内の左右眼の差において臨床的意義がある場合も多い．

2）R/D比

リム部の幅とそこに対応して乳頭中心を通る乳頭径との比（図37）をR/D比と定義する．放射状に乳頭のすべての部分でR/D比は算出できる．比の値がゼロに近い程，リムは薄いことになる．

3）DM/DD比

大きな視神経乳頭では生理的陥凹は大きく，小さな乳頭では陥凹が明瞭でない場合もある．したがって，乳頭陥凹が緑内障性か否かを判定する際には，乳頭サイズを念頭に置きながら判定することが重要である．細隙灯顕微鏡と前置レンズを用いてもおよそのサイズは判定できる．この場合，スリットビームの長さを1 mmにセットして観察軸と光軸を一致させ，スリット光を乳頭上に当てて乳頭のおおよその垂直径を判断する．一方，視神経乳頭中心から黄斑部中心窩までの距離はおよそ一定であるので，視神経乳頭径（DD）と乳頭中心から中心窩までの距離（DM）の比をとることにより，おおよその乳頭のサイズを知ることができる（DM/DD比）．通常この比は，2.4～3.0の間であるので，それより小さい場合は大きな乳頭，大きい場合

表1　視神経乳頭の量的判定による緑内障診断基準

1. 信頼性のある視野検査結果で視神経乳頭形状，網膜神経線維層欠損に対応する視野異常が存在する場合の判定基準：

   1) 垂直C/D比が0.7以上.
   2) あるいは上極（11時〜1時）もしくは下極（5時〜7時）のリム幅が，R/D比で0.1以下.
   3) あるいは両眼の垂直C/D比の差が0.2以上，あるいは網膜神経線維層欠損が存在.

2. 乳頭所見のみから緑内障と診断してよい場合の判定基準（ただし，明確に緑内障性障害が否定されればこのかぎりではない）：

   1) 垂直C/D比が0.9以上.
   2) あるいは上極（11時〜1時）もしくは下極（5時〜7時）のリム幅が，R/D比で0.05以下.
   3) あるいは両眼の垂直C/D比の差が0.3以上.

3. 緑内障疑いと判定する場合の基準：

   1) 垂直C/D比が0.7以上であるが0.9より小さい.
   2) 上極（11時〜1時）もしくは下極（5時〜7時）のリム幅が，R/D比で0.1以下であるが0.05より大きい.
   3) 両眼の垂直C/D比の差が0.2以上であるが0.3より小さい.
   4) 網膜神経線維層欠損が単独もしくは複数存在しながら，視野検査の信頼性が低い，あるいは視野結果を参照できない，あるいは視神経乳頭形状，網膜神経線維層欠損に対応する視野欠損が示されない.

は小さな乳頭であるといえる（図38）.

4) 視神経乳頭の量的判定による緑内障診断基準

　垂直C/D比とR/D比の判定結果をもとに，Fosterら[5]が提唱する診断基準を参考に作成した緑内障診断基準を**表1**に示す．しかしながら，これはあくまで，臨床研究や疫学研究において，緑内障判定の一般性を持たせる意味では重要であるが，通常の臨床判断とは異なる場合があることは認識されるべきである．最終的な緑内障診断は，質的所見や，画像解析所見などを組み合わせて総合的に判断する．

● 文献

1) Lieberman MF et al：Histologic study of the vasculature of the anterior optic nerve. Am J Ophthalmol **82**：405-423, 1976
2) Shields MB：Textbook of Glaucoma, 5th Ed, Lippincott Williams & Wilkins, Philadelphia, p.88-89, 2005
3) 日本緑内障学会緑内障診療ガイドライン作成委員会：緑内障診療ガイドライン第4版．日眼会誌 **122**：5-53，2018
4) Gloster J, Parry DG：Use of photographs for measuring cupping in the optic disc. Br J Ophthalmol **58**：850-862, 1974
5) Foster PJ et al：The definition and classification of glaucoma in prevalence surveys. Br J Ophthalmol **86**：238-242, 2002

VI 視野検査

A 視野

二井宏紀，木内良明

1 視野検査の基礎

第1章で述べられているように「緑内障は，視神経と視野に特徴的変化を有する疾患」であることから，視覚の感度分布を調べる視野検査は緑内障の診断に有用なだけでなく，進行速度が判定できることから経過観察および予後予測にも重要であり，治療強化の判断材料としても必要不可欠の検査である．眼底所見（光干渉断層計所見を含む）と視野検査結果を照らし合わせることも緑内障診療において重要となっている．

視野の範囲は視角（視線を基準とした角度）で表され，正常視野は，横長の楕円形をしており，固視点に対して上側と鼻側で60°，下側で70〜75°，耳側で100〜110°程度である．耳側15°下方3°に視神経乳頭に相当するマリオット盲点がある（図1）．視野計測の手法として，動的計測（kinetic perimetry）と静的計測（static perimetry）の2つがある．

動的視野は，視標の大きさ，輝度などを定め検者が視標を動かして視標の見える部位と見えない部位の境界線である等感度曲線（イソプタ）を描く．視野全域を測定できるが，感度の平坦

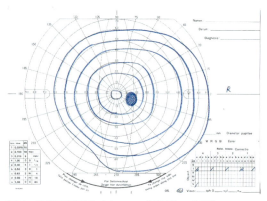

図1 正常視野（Goldmann 視野計，右眼）

な部分や細かい変化は測定が困難である．病的な感度低下を視野欠損（visual field defect）と言い，視野欠損には，視野狭窄（visual field contraction）と沈下（depression），暗点（scotoma）がある．イソプタが狭くなったもの（視野の範囲が狭い）を視野狭窄といい，範囲は保たれているが感度が低下した状態を沈下，良好な視野に囲まれる視野感度の低下した領域（凹み）を暗点という．暗点のうち，最高輝度の視標が見えないものを絶対暗点（absolute scotoma），感度低下はあるが最高輝度の視標が見えるものを比較暗点（relative scotoma）という．視野狭窄は動的視野計が，沈下や暗点は静的視野計が

その検出に優れている.

静的視野は，主に30°以内の固定された位置の視標の輝度を変化させてその測定点の網膜感度を測定し，デシベル (decibel : dB) で表示する．現在，自動静的視野計が普及しており，客観的なデータが得られ，細かな感度を詳細に測定できるため局所的な視野障害を検出しやすく，また緑内障の早期視野変化は主に30°以内の中心視野に発現すること，dBで定量的に表示され測定データの処理解析に有利なことから現在の緑内障診療においては静的視野測定が主流となっている．

2 視野検査に影響する因子

検査結果には，眼瞼下垂，屈折異常，角膜・中間透光体の混濁，瞳孔径，加齢など視覚路以外の様々な因子も影響する．眼瞼下垂では上方視野欠損が，強度近視では屈折性暗点が見られることがあり，テープでの上眼瞼挙上や適切な屈折矯正が必要である．中間透光体の混濁や小瞳孔，加齢で視野の全体的沈下（視野全体の感度の低下）が認められる．加齢に伴い白内障を併発することが多く，加齢で瞳孔径も小さくなるため視野検査結果の判定には注意を要する．また，高齢者では視標が見えても反応が遅くブザーが押せないことがあり，この場合，動的視野ではイソプタは狭窄し暗点は大きく検出されるため要注意である．更に自覚的検査であることから，患者の全身状態，集中力も無視できない因子である．動的視野・静的視野検査とも測定に片眼で5〜15分程度要するため疲労や集中力低下，固視不良で精度と信頼性が低下し視野異常が過大・過小評価されることがある．静的視野計であれば固視状態や偽陽性，偽陰性率をチェックし視野結果の信頼性を確認する必要がある．また，視野検査を繰り返すと一見視野が改善することを経験することもまれではない

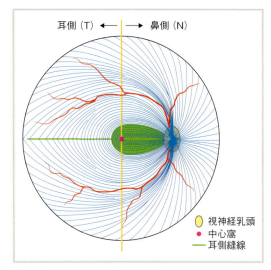

図2 網膜神経線維走行（右眼）
緑線は耳側縫線．

（学習効果[1]）．検査に慣れない初回の視野は信頼性が低く実際の視野障害よりも見かけ上悪くなることがあるので再現性を確認し複数回の結果で評価する必要がある．これらの因子を考慮して慎重に視野結果を評価しなければならない．

3 緑内障性視野障害パターン

緑内障では病型にかかわらず視神経乳頭篩状板で網膜神経節細胞軸索が障害され細胞死に至り，脱落した網膜神経線維の分布領域（網膜神経線維層欠損）が網膜感度低下，すなわち視野異常を示す．そのため緑内障性視野障害は網膜神経線維の走行に沿った障害となる．網膜神経線維は乳頭黄斑神経線維，弓状神経線維，鼻側放射状神経線維に大別される[2]（図2）．弓状神経線維は耳側縫線で上下に分かれており，緑内障ではこの線維束の障害は水平線を境界とした感度低下となる．緑内障の視野変化は下記 1）〜4）の変化のいずれか，もしくはいくつかの組み合わせである．

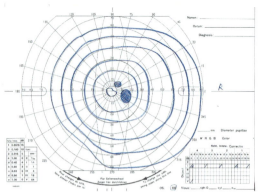

図3 傍中心暗点（右眼）

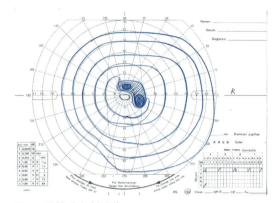

図4 弓状暗点（右眼）

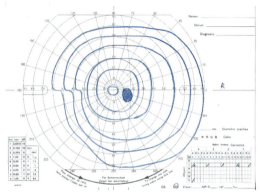

図5 鼻側階段（右眼）

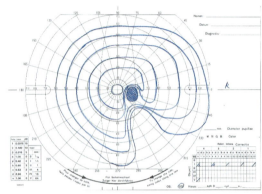

図6 耳側楔状視野欠損（右眼）

1）傍中心暗点（paracentral scotoma）（図3）

固視点周囲の暗点であるが固視点は含まない．乳頭黄斑神経線維束やそれに隣接する弓状神経線維の障害で生じる．

2）弓状暗点（arcuate scotoma）（図4）

Bjerrum暗点ともいわれる．中心10°〜25°の弓状神経線維走行（Bjerrum領域）に沿った弓状の感度低下でマリオット盲点に収束する．典型的な緑内障ではこの領域に感度低下が初発する．

3）鼻側階段（nasal step）（図5）

GPで鼻側視野が階段状に狭窄することから名づけられた．弓状神経線維の障害で，静的視野では鼻側水平経線を境界として上下の網膜感度差があるものをいう．

4）耳側楔状視野欠損（temporal wedge-shaped defect）（図6）

鼻側放射状神経線維の障害で耳側視野がマリオット盲点を頂点とし楔状に欠損する．部分視神経低形成でも同様の視野を呈する．

● 文献

1) Heijil A et al：The effect of perimetric experience in patients with glaucoma. Arch Ophthalmol **114**：19-22, 1996
2) 藤野　貞：網膜内神経走行．神経眼科　臨床のために，第2版，医学書院，東京，p.2-3, 2001

VI 視野検査

B 動的視野検査

二井宏紀，木内良明

1 歴史および構造

　代表的な動的視野計であるGoldmann視野計（Goldmann perimeter：GP）の歴史は古く，1945年にHaag-Streit社により手動式投影式球面視野計として商品化された[1]（**図1**）．背景輝度，視標の大きさ，輝度を標準化し同一測定条件下での動的視野計測が可能となっている．2006年度でオリジナルのGPは製造中止となったが，同等の機器が日本ではイナミおよびタカギセイコー社から発売されている．またHaag-Streit社およびHumphrey社などからコンピュータ制御による自動動的視野計が発売されているが，臨床上満足のいく測定結果には至っていない．

　GPによる動的視野計測は，古くから国際的に標準的に用いられており，自動静的視野計が普及するまで標準的な視野検査法であった．背景輝度は31.5 apostilbs（asb），視標と被検眼の距離は30 cmに設定されている．検者が手動で視標を周辺から中心に一定の速度で動かして（周辺では5°/秒，中心では3°/秒）いくつかイソプタを描いていく．視標サイズは，0（1/16 mm²），I（1/4 mm²），II（1 mm²），III（4 mm²），IV（16 mm²），V（64 mm²）で，視標の輝度は，1a（12.5 asb）〜4e（1,000 asb）まであり，輝度を1 dBずつ変化させることができる．通常，V/4e，I/4e，I/3e，I/2e，I/1eの設定で計測する．上下は約70°，水平方向は約90°まで測定可能である．患者の固視状態は固視監視鏡で随時チェックすることができる．

　なお，asbとは，輝度（視標呈示面の明るさ）の単位で，照度×反射率で表され，例えば照度が100ルクス，反射率70％の完全拡散面での輝度は70asbとなる．一方，網膜感度の尺度であるデシベル（dB）は，各視野計の最高視標輝度を0 dBと設定した相対値である．このため最高視標輝度が異なる視野計であれば同一視標輝度でも異なるdB表示となる．更に，網膜感度は背景輝度，視標サイズ，視標呈示時間などで変化するため異なる視野計で測定結果を単純比較できないことは一般臨床で留意すべき点である．

2 特徴

　患者の残存視野に応じ視標の大きさや輝度，呈示部位を変更でき，検者は患者の反応を見ながら検査ができる利点がある．また，中心30°内を主に測定する静的視野検査と比べ視野全体の形状パターンを俯瞰することができ，患者のquality of vision（QOV）を判定しやすい．一方，検者の技量に影響されやすいため自動視野計に比べ客観性，信頼性，再現性に劣る反面，熟練した検者による場合は精度の高い結果を得ることができる．しかし，動的視野検査で初期緑内障の変化や細かな感度低下を捉えることは困難であり，中心視野の評価は静的視野検査に劣る．

3 GPが有用な例

　静的視野検査が難しい患者には有用である．

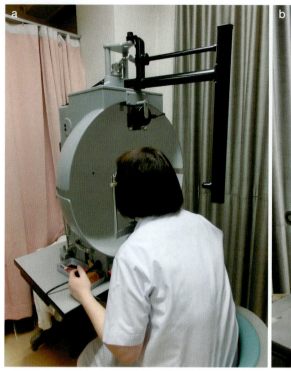 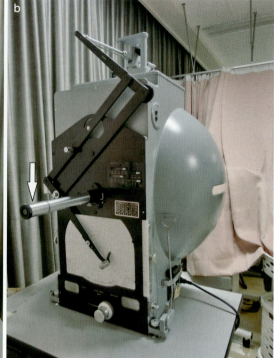

図1　GP
aは検者側，bは患者側，矢印は固視監視鏡．

1）理解力，集中力の乏しい患者

　小児や高齢者，精神発達障害患者や認知症患者にも患者のペースに合わせて検査ができ，ある程度信頼性のある視野が得られることがある．最低V-4イソプタだけの測定でも診断の一助になりうる．

2）後期緑内障

　中心視野が高度に障害され静的視野では測定困難な患者でも耳側周辺視野などの残存視野が把握できる．

3）部分視神経低形成

　本症に特徴的なマリオット盲点に向かう楔状視野欠損はGPのほうが静的視野検査よりも検出しやすい（図1）．
　GPでの緑内障性視野異常の程度分類には，湖崎分類が使われる[2,3]（表1）．

● 文献
1) Goldmann H：Ein selbstregistrierendes Projektions-kugelperimeter. Ophthalmologica 109：71-79, 1945
2) 湖崎　弘ほか：視野による慢性緑内障の病期分類．日眼会誌 76：1258-1267, 1972
3) 湖崎　弘ほか：緑内障視野の進行様式．臨眼 32：39-49, 1978

表1　湖崎分類

Ⅰa：いかなる視野検査法でも異常がない
Ⅰb：GPの動的視野検査で異常はないが，他の視野検査法で異常がある
Ⅱa：GPのV-4，Ⅰ-4イソプタは正常だが，Ⅰ-3，Ⅰ-2，Ⅰ-1イソプタで異常がある
Ⅱb：GPのV-4イソプタは正常だが，Ⅰ-4，Ⅰ-3，Ⅰ-2，Ⅰ-1イソプタで異常がある
Ⅲa：GPのV-4視野の狭窄が1/4まで
Ⅲb：GPのV-4視野の狭窄が1/4以上1/2まで
Ⅳ：GPのV-4視野は1/2以上狭窄するが，黄斑部視野が残存する
Va：GPのV-4視野が黄斑部のみ残存する
Vb：GPのV-4視野は黄斑部で消失するが，それ以外で残存する
Ⅵ：GPのV-4視野がない

（文献2，3を参考に作成）

Ⅵ 視野検査

C 静的視野検査

地庵浩司, 坂田 創, 木内良明

静的視野測定は測定結果が数値化されるため, 種々の統計学的解析, 経過観察に適している. 現在使用されている代表的な静的視野計にはHumphrey視野計とOctopus視野計がある. Humphrey視野計は1987年にHumphrey Field Analyzer 600シリーズが日本で登場し, 1995年にはソフト, ハードが改良され, より小型化されたHumphrey Field Analyzer Ⅱ 700シリーズ, そして2015年にはデザインが一新されたHumphrey Field Analyzer 3 800シリーズが登場した. 現在, 世界的に最も普及している自動視野計であるHumphrey視野計について述べる.

1 測定プログラム

1) 測定点配置

緑内障診療においてHumphrey視野計による静的視野測定を行う場合, 主に中心30°内を検査対象としている. これは初期の緑内障性視野障害の大部分が中心30°内から生じることによる.

a. 中心30-2プログラム(図1)

現在, 緑内障診療で最も広く用いられているプログラムである. 中心30°内で格子状に76個の測定点が6°間隔に配置されている.

b. 中心24-2プログラム(図2)

現在, 中心30-2プログラムと同様に緑内障

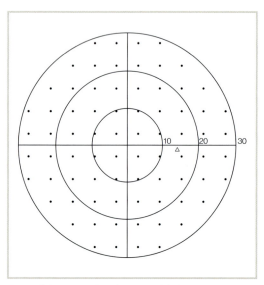

図1 中心30-2プログラムの測定点配置

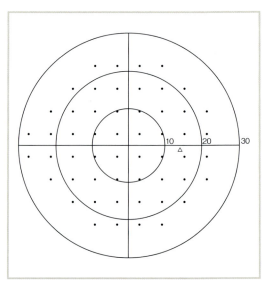

図2 中心24-2プログラムの測定点配置

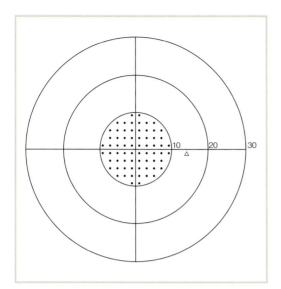

図3　中心10-2プログラムの測定点配置

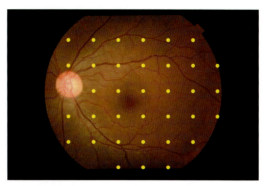

図4　中心30-2・24-2プログラムの眼底上の測定点配置

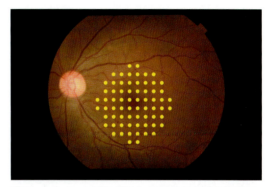

図5　中心10-2プログラムの眼底上の測定点配置

診療で広く用いられているプログラムである．中心30-2プログラムの鼻側2個を残し，最外側の22個を除いた54個の測定点が6°間隔に配置されている．中心30-2プログラムの最外側の測定点の異常は非特異的と判断されることが多く，Anderson-Patellaの基準でも除外されている．中心30-2プログラムと比較し，測定点が少ないため測定時間を短縮することが可能である．

c. 中心10-2プログラム（図3）

中心10°内で格子状に68個の測定点が2°間隔に配置されている．中心30-2，24-2プログラムでは中心10°内の測定点は6°間隔で12個と少なく，固視点近傍まで視野障害が進行した症例では，中心部に密に測定点が配置されている中心10-2プログラムが有用である（図4，図5）．

d. 周辺視野（図6）

周辺60-4プログラムなど中心30°外の周辺視野に測定点が配置されるプログラムもあるが，周辺視野は広いうえに閾値の変動が大きく静的視野測定には不向きであり，動的視野測定のほうが有利な場合が多い．

2）測定アルゴリズム

Humphrey視野計の測定アルゴリズムはスクリーニングと閾値測定に分けられ，それぞれ多数のプログラムがある．

a. スクリーニング（図7）

視野異常の有無の判定を目的とする．測定には年齢別正常視感度よりも明るい輝度の視標を呈示する閾上刺激法が用いられる．スクリーニングでは視標輝度が固定されているため，正常と判定された測定点でも閾値測定で検出可能な軽度の異常がある可能性があり，あくまでも明らかな異常がないことを示すのみである．

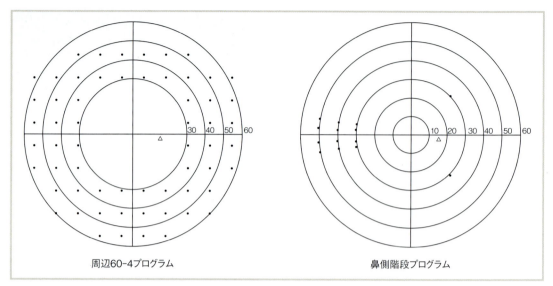

図6 周辺視野プログラムの測定点

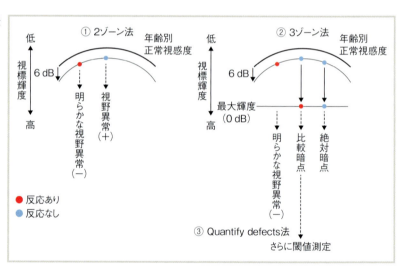

図7 スクリーニング測定法

① 測定法
（a）2ゾーン法
年齢別正常視感度よりも6 dB明るい視標を呈示し視野異常の有無を判定する．

（b）3ゾーン法
2ゾーン法で見えなかった測定点に対し，最大輝度（0 dB）の視標を提示して，見えた場合は比較暗点，見えなかった場合は絶対暗点と判定する．

（c）Quantify defects法
3ゾーン法で比較暗点と判定された測定点をさらに閾値測定する．

b．閾値測定
① 閾値（threshold）
閾値とは生体が反応を示す最小の刺激である．閾値付近では被験者の反応にばらつきが多く，ある一定の幅を持った値となる．視標輝度

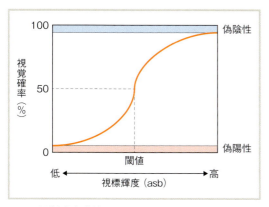

図8 視覚確率曲線

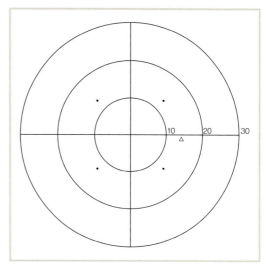

図9 プライマリーポイント

ごとに見える確率（視覚確率）をグラフ化したものを視覚確率曲線（frequency-of-seeing curve）という（図8）。視標輝度を上げていくと，視覚確率も増加するが100％にはならない。これは閾値よりも高輝度の視標を呈示しても被験者が反応しない偽陰性が存在するためである。また，視標輝度を下げていくと，視覚確率も減少するが0％にはならない。これは視標輝度を0にしても被験者が機械音に反応する偽陽性が存在するためである。通常，視野測定では50％の応答が得られる輝度を閾値としている。

② bracketing法

Humphrey視野計における閾値測定の基本となっている。視標輝度を1段階ずつ変化させる。被験者が同じ反応をする間は同じ方向に視標輝度を変化させ，反応が変化したら反対方向に視標輝度を変化させる。再び被験者の反応が変化したら測定を終了する。実際の視野測定では複数の測定点でランダムに視標呈示が行われるため，被験者は次に視標が呈示される測定点と輝度を予測することはできない。測定中に閾値を上下から挟むことになり，最後に反応した視標輝度を閾値とする。

③ プライマリーポイント（primary point）（図9）

Humphrey視野計において，閾値測定が最初に行われる測定点であり，各象限で固視点からX・Y軸とも9°離れた4点である。隣接する測定点の閾値は似た傾向を示すことから，プライマリーポイントの閾値が決定したあと，その閾値を参考に隣接点での閾値を予測し，閾値測定の開始輝度が決定される。

3）閾値測定法

① Full Threshold（全点閾値法）（図10）

Humphrey視野計における基本的なアルゴリズムである。プライマリーポイントでまずは年齢にかかわらず25 dBの視標を呈示する。bracketing法により視標輝度を4 dB間隔で変化させ，被験者の反応が変化したら反対方向に2 dB間隔で指標輝度を変化させる。再び被験者の反応が変化したら測定を終了し，最後に反応した視標輝度を閾値とする。プライマリーポイントでは閾値測定は2回ずつ行われる。4点のプライマリーポイントの閾値のうち2番目に数値の高い閾値をもとに被験者の想定網膜感度曲線が決定される。以降，各測定点で想定網膜感度曲線の想定閾値よりも2 dB明るい視標を呈示し，同様にbracketing法により閾値測定

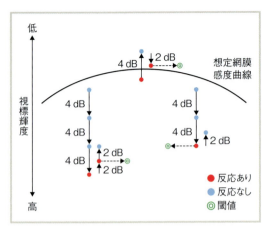

図10　Full thresholdのアルゴリズム

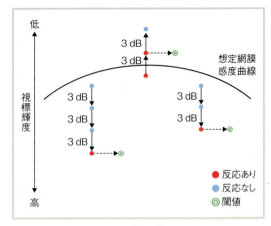

図11　Fastpacのアルゴリズム

が行われる．

② Fastpac（図11）

Full Threshold の測定時間短縮版である．Full Threshold と同様にプライマリーポイントでまずは年齢にかかわらず25 dBの視標を呈示する．視標輝度を3 dB間隔で変化させ，被験者の反応が変化した時点で測定を終了し，最後に反応した視標輝度を閾値とする．測定中に視標は閾値と1回しか交差しない．測定時間は Full Threshold の約60％に短縮できるが，欠点としては被験者の誤反応の再確認ができない，同一測定点での短期変動（short-term fluctuation：SF）が大きいことがあげられる．

③ Swedish Interactive Thresholding Algorithm（SITA）-Standard

Humphrey 視野計700シリーズ以降で採用されている緑内障に特化した閾値測定法である．SITAでは年齢補正された正常者と緑内障患者から得られた多数のデータ，種々の閾値周辺の視覚確率曲線，隣接する測定点の閾値の相互関係に基づいた視野モデルが作成されている．プライマリーポイントでまずは年齢別正常視感度の視標を呈示する．測定の基本はFull Thresholdと同様に視標輝度間隔が4 dBと2 dBで行うbracketing法である．閾値の推定には最尤法（maximum likelihood procedure）が用いられる．最尤法では視標呈示ごとに，被験者の応答に応じて閾値を統計的に推定し，推定閾値の近似値で視標呈示が行われる．推定閾値は順次更新されていく．視野測定中に測定点ごとに閾値推定値の正確性を計算するインフォメーションインデックスと呼ばれる指数があり，この値が既定値に達するとその測定点での検査は終了する．検査終了後，すべての閾値の詳細な再計算が行われ，さらに改善された全測定点の最終的な閾値が決定される．Full Threshold では最初に被験者の反応時間を測定し，視標呈示間隔を設定していたが，SITAでは常に被験者の反応時間に応じて視標呈示間隔を変更している．このように多くのデータを用いることにより，最小限の視標呈示回数で閾値を決定することが可能となり，Full Threshold とほぼ同等の測定精度を維持しつつ，測定時間は約50％に短縮できる．

④ SITA-Fast

SITA-Standard の測定時間短縮版である．SITA-Standard と同様にプライマリーポイントでまずは年齢別正常値の視標を呈示する．視標輝度を4 dB間隔で変化させ，Fastpacと同様に被験者の反応が変化した時点で測定を終了

し，最後に反応した視標輝度を閾値とする．測定中に視標は閾値と1回しか交差しない．測定時間はFastpacの約50％に短縮できるが，欠点としてはFsatpacと同様に被験者の誤反応の再確認ができない，同一測定点での短期変動（SF）が大きいことがあげられる．

2 固視監視

自覚的検査である視野検査の結果は，被験者の固視の安定性が大きく影響する．

1）Heijl-Krakau法

固視を確認するために被験者のMariotte盲点上に定期的に視標を呈示し（キャッチトライアル），応答があると固視不良と判定する．欠点としては精度が低く，常時固視監視ができないことがあげられる．全呈示視標の約5％が固視検査に使用される．

2）Gaze track法

検査開始時にまずは赤外線LEDが発光され，赤外線は角膜反射光として記録される．次に2つの赤外線LEDが眼球全体を照明し，瞳孔中心の位置が決定され記録される．角膜反射と瞳孔中心との相対的位置関係から固視状態が判定される．呈示されるすべての視標に対して被験者の固視状態を経時的に監視できる．

VI 視野検査

D その他の視野検査

江浦真理子,松本長太,木内良明

早期～極早期の緑内障の検出に有用と考えられる方法に機能選択的視野検査がある.ヒトの網膜神経節細胞には,複数のタイプがあることが知られており,視野検査にかかわるタイプとしては,P細胞系,M細胞系,K細胞系の3経路がよく知られている.そのなかで特に数が少なく太い軸索を持つ大型の網膜神経節細胞(K細胞系,M細胞系)を選択的に測定する機能選択的視野検査法が,従来の白色視標を用いたstandard automated perimetry(SAP)に比べより早期の異常を検出可能であることが多く報告されている[1].機能選択的視野検査のなかでは,frequency doubling technology(FDT),フリッカ視野,Heidelberg edge Perimeter(HEP)などがM細胞系の評価を,short-wavelength automated perimetry(SWAP)がK細胞系の評価を行っていると考えられている.

1 short-wavelength automated perimetry(SWAP)(図1)

高輝度の黄色背景(Humphreyの場合,100 cd/m^2;Schott OG 530 filter)に青色視標(Humphreyの場合,Omega 440-nm filter,27 nm bandwidth),視標サイズV,刺激呈示時間200 msecで呈示し視野測定を行う方法でBlue on Yellow視野とも呼ばれる.高輝度の黄色背景を用いることにより本来視感度の高い中波長(緑),長波長(赤)系の機能を抑制し,短波長(青)系の機能を評価することができる.網膜神経節細胞の主にK細胞系の機能を反映するとされている.緑内障を対象とした多くの研究において,Blue on Yellow視野は,従来の視野検査に比べより鋭敏に異常を検出可能であることが示されてきた.さらに一般の視野検査よりも数年早く緑内障性視野障害を検出できるとの報告もある[2~4].また,Blue on Yellow視野は眼圧に依存する緑内障でより異常が検出されやすいとする報告もある.Blue on Yellow視野の問題点として,青色視標を用いるため,加齢による水晶体の着色の影響を大きく受ける点があげられている.また,Blue on Yellow視野では視標サイズVを用いるので従来のサイズⅢを用いた視野計に比べ屈折の影響を受けに

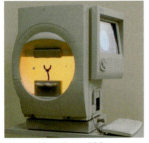
Humphrey 700

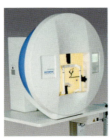
Octopus 101

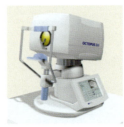
Octopus 311

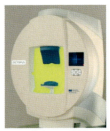
Octopus 900

図1 Blue on Yellow視野(short-wavelength automated perimetry:SWAP)

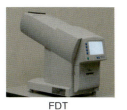

図2　frequency doubling technology（FDT）

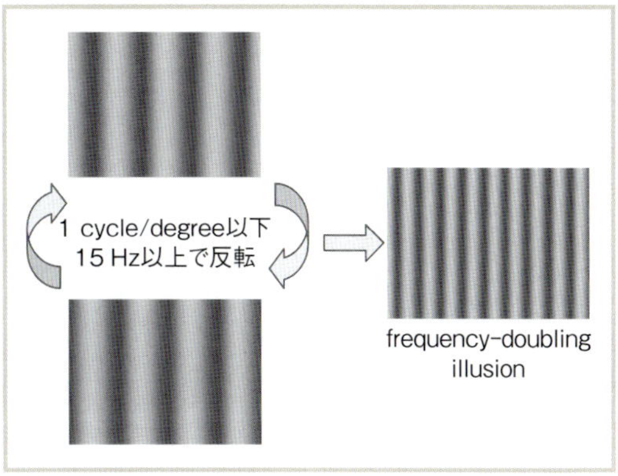

図3　frequency doubling technology（FDT）

くい．一般的には大きい視標サイズを用いると白内障などの中間透光体の混濁の影響も受けにくくなるはずであるが，本検査では高輝度の背景光を用いるため，検査中は従来の視野検査より縮瞳状態になる．混濁が中心部に限局した白内障では逆に視感度が低下する場合があるので注意が必要である．またBlue on Yellow 視野では従来の視野測定に比べ検査のばらつきが大きいことも報告されている．これらを踏まえ，現在，従来の上下法とは異なった最尤法に基づく閾値測定法の導入が検討されている．

2 frequency doubling technology (FDT)（図2）

1cycle/degree 以下の正弦波パターンを15 Hz 以上の早い周波数で反転すると，平均輝度の灰色にはならず2倍の周波数の縞として見える（図3）．この現象は，frequency doubling illusion と呼ばれ，網膜神経節細胞のM細胞系がこの現象に関与すると考えられている．FDTはこの錯視を視野検査に応用したもので，実際の測定では，視角5°の0.25 cycle/degree の低周波数正弦波パターンを25 Hzで中心視野20°以内の17箇所に呈示しfrequency doubling illusionを作成し，縞のコントラストを変え，コントラスト感度を測定する．さらに鼻側20°〜30°に上下に視標を配置した計19箇所の検査プログラムもある．FDTには各点の閾値を測定するプログラムと，正常値からの低下量を確率区分でスクリーニングするプログラムがある．FDTは検査時間が短く，±7D以内なら屈折の影響を受けにくいなどの点で，緑内障の早期診断，スクリーニングとして有用である[5,6]．また，視標サイズを半分にし，30-2，24-2，10-2の測定点が検査可能なMatrixと呼ばれるモデルも開発されている．FDTを測定した際にあとに測定した眼でやや視感度が低下することがある．これは順応が不完全なために生じるとする報告がなされている．FDTではコントラスト感度を測定するため白内障など中間透光体の混濁の影響は大きい．

3 フリッカ視野（図4）

フリッカ視野とは，検査視標にフリッカ光を用いる視野測定を行う総称である．網膜神経節細胞のなかの，主にM細胞系の機能を反映するとされている．フリッカ視野には大きく分けて各測定点におけるフリッカ融合頻度（critical fusion frequency：CFF）を測定する方法と時間変調感度を測定する方法がある．われわれ

第2章 緑内障の検査

図4 フリッカ視野

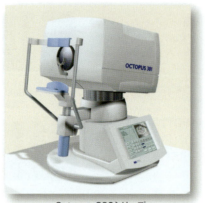
Octopus 300シリーズ

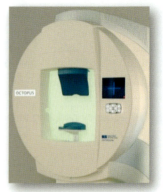
Octopus 900シリーズ

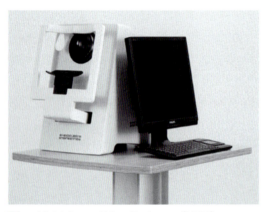

図5 Heidelberg Edge Perimeter（HEP）

は，光がon・offを繰り返す不連続光をみると，ちらつきを感じる．このちらつきの周波数を速くしていくと，ついには融合して，もはやちらつきは感じられなくなる．この周波数をCFFまたはフリッカ値と呼ぶ．CFFを視標とするフリッカ視野では，フリッカ視標のコントラストを一定に保ち，周波数のみを変化させて測定を行うことになる．Octopus1-2-3，301ではオプションでフリッカ視野を測定することが可能である．これらCFFを視標とするフリッカ視野では，被検者は静止した視標ではなく，ちらつきを感じる視標のみに応答する必要があるため従来の明度識別視野検査に比べやや偽陽性が多くなる傾向がある．一方，時間変調感度を測定する場合には，フリッカ視標の周波数を一定にして明暗のコントラストを変化させ測定を行う．いずれの方法でも緑内障性視野障害を従来の明度識別視野検査に比べより鋭敏に検出可能であることが報告されている．特にCFFを視標とするフリッカ視野の特徴として，測定中の視標コントラストが一定のため，屈折や白内障などの中間透光体の影響を受けにくいことが知られている．

4 Heidelberg Edge Perimeter (HEP)（図5）

近年，M細胞系の新しい評価法として，Flicker Defined Form（FDF）と呼ばれる錯視を応用したHeidelberg Edge Perimeter（HEP）がFlanaganらにより開発された．FDFとは，背景と視標が高速で反転するとそのエッジが強調して見える錯視現象で，主にM細胞系の機能を反映していると考えられている[7]（図6）．HEPでは，白黒のドットから構成される検査視標と背景を高速で反転し，視標のまわりに生じる円形エッジが見えるかどうかを被験者に応答させる．実際の測定では，50 cd/m^{2}の背景スクリーンのなかに，視角0.33°の大きさのドットが，視角1°内に約3.5個の密度でラ

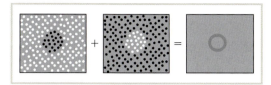

図6 Flicker Defined Form（FDF）

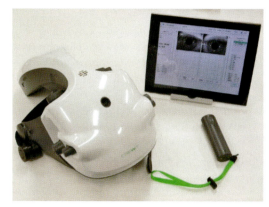

図7 ヘッドマウント型視野計

ンダムに配置されている．そのなかで，検査視標となる直径5°の円内にあるドットと，それ以外の背景のドットは15 Hzで白黒が反転する．FDF錯視が成立すると，視標の輪郭が直径5°のリング状に知覚される．視標内のドットの輝度と背景のドットの輝度はそれぞれ0～100 cd/m^{2}の範囲で変化し，両者の平均が常に50 cd/m^{2}になるように設定されている．たとえば，背景のドットが平均輝度よりも20 cd/m^{2}明るいときには，視標内のドットは平均輝度よりも20 cd/m^{2}暗く，逆に背景のドットが平均輝度よりも20 cd/m^{2}暗いときには視標内のドットは平均輝度よりも20 cd/m^{2}明るい．このように，視標内と背景のドットのコントラストを変化させ，FDF錯視で認められるリング状の輪郭が自覚できる最少のコントラストを閾値として用いている．HEPは，従来の視野計に比べ，閾値変動が少ないといわれている．ただし，原理上，低感度領域で急激に背景のフリッカが自覚されることがあり，事前に被験者への十分な説明が必要である[8]．

5 ヘッドマウント型視野計（図7）

2015年に日本国内にてヘッドマウント型視野計imoが発売され臨床で使用できるようになっている．その大きな特徴は暗所でなくても検査ができること，両眼開放下での視野検査が可能な点，赤外線カメラを用いた固視監視によるeye trackingなどである．これらにより，明所あるいはベッド上など様々な環境で両眼開放という日常視に近い状態で信頼性の高い視野検査を行うことができることになる．

実際に緑内障眼におけるimoとHumphrey視野計での比較では，ほぼ同等な検査結果が得られることがわかっている[9]．また，両眼開放下にて左右にランダムに視標を提示し両眼を同時に検査する両眼ランダム視野検査モードがある．この検査では被験者はどちらの眼を検査されているかわからないため，器質的な原因が無いにもかかわらず片眼に視野異常を示し診断に苦慮する心因性あるいは詐病等の診断の際に有用な情報を得られる検査となる場合がある[10]．

現在のところ，imoで行える検査は自動静的視野検査と同じwhite-on-white perimetryでの検査のみであるが，今後はFDTやflicker perimetryなどの機能選択視野検査，瞳孔視野計として他覚的視野検査も行うことができる検査機器としての発展性が見込まれている．

● 文献

1) Nomoto H et al：Detectability of glaucomatous changes using SAP, FDT, flicker perimetry, and OCT. J Glaucoma **18**：165-171, 2009
2) Johnson CA et al：Blue-on-yellow perimetry：A five-year overview. Perimetry Update 1992/1993, Mills RP（ed）, Kugler, Amsterdam, p.459-466, 1993
3) Johnson CA et al：Blue-on-yellow perimetry can predict the development of glaucomatous visual

field loss. Arch Ophthalmol **111** : 645-650, 1993

4) Johnson CA et al : Progression of early glaucomatous visual field loss as detected by blue-on-yellow and standard white-on-white automated perimetry. Arch Ophthalmol **111** : 651-656, 1993

5) Johnson CA et al : The role of spatial and temporal factors in frequency doubling perimetry. Perimetry Update 1996/1997, Wall M, Heijl A(eds), Kugler, Amsterdam/New York, p.13-19, 1997

6) Johnson CA et al : Screening for glaucomatous visual field loss with frequency doubling perimetry. Invest Ophthalmol Vis Sci **38** : 413-425, 1997

7) Quaid PT et al : Defining the limits of flicker defined form : effect of stimulus size, eccentricity and number of random dots. Vision Res **45** : 1075-1084, 2004

8) 江浦真理子ほか：Heidelberg Edge Perimeter(HEP)の使用経験．あたらしい眼科 **29** : 1573-1578, 2012

9) Matsumoto C et al : Visual Field Testing with Head-Mounted Perimeter 'imo'. PLoS One **11** : e0161974, 2016

10) Goseki T et al : Bilateral Concurrent Eye Examination with a Head-Mounted Perimeter for Diagnosing Functional Visual Loss. Neuro-Ophthalmology. Published online available from http://dx.doi.org/10.1080/01658107.2016.1220593, 2016

Ⅵ 視野検査

E 緑内障性視野異常の判定基準と程度分類 ―異常の判定

橋本茂樹，松本長太

緑内障性視野異常は，網膜神経線維層の走行に沿って出現する．静的視野検査では，単一視野解析結果に表示される各種指標や表示を用いて異常の判定が行われている．

1 信頼係数

視野の検査結果の信頼性を示す係数として偽陽性率（false positive responses），偽陰性率（false negative responses），固視不良（fixation loss）があげられる．偽陽性率とは，検査視標を呈示していないにもかかわらず間違って応答した割合をいう．正常者でもある一定の割合で発生するが，なかには検査内容を理解せずに，あるいは精神的圧迫などからどんどんボタンを押してしまう trigger-happy とも呼べる被検者がいる．この場合，測定結果が本来の視感度よりもさらに高く評価されてしまう．偽陽性率20％を超える場合には，測定結果の信頼性が低いと判断される．偽陰性率は視野検査中に一度応答のあった部位に高輝度の視標を呈示し答えなかった割合で，同様に約20％を超える場合には患者が集中力を欠いたり，検査内容を理解していない可能性がある．ビデオ固視監視を行っていない視野計では，被検者が閉瞼していても検査が進行し，偽陰性率が上昇する場合がある．また，被検者の注意力が十分あっても視野障害部位では閾値が不安定なため偽陰性率が上昇することもある．また固視の状態も結果の信頼性にとって重要な一因となっている．固視監視法のひとつである Heijl-Krakau 法[1] は，マリオット盲点に定期的に検査視標を呈示し

て，応答があると固視不良とする方法で，20％までが正常範囲とされている．ただ Heijl-Krakau 法では検査中の固視の状態をすべて監視することができないため，Humphrey 視野計 HFA II ではゲイズトラック法と呼ばれる角膜反射を利用した固視モニターが導入されており，測定結果の下段に検査中の固視の状態を波形で表示することができる．上向きのスパイクが被検者の固視ずれ，下方のスパイクが瞬目を示す．

2 グレイスケール

視野の全体像や障害パターンを視覚的に把握しやすいように，実測感度を数段階に別けてグラフィックスで濃淡表示したものがグレイスケールである．多くの視野計では，グレイスケールを作成するために，実際の測定点以外の部位の値を数学的に補間して表示している．測定結果を見たときに最初に目に入るのがこのスケールである．グレイスケールにて大まかな視野の障害パターンを把握する．個々の測定点においてより正確に障害を評価するためには内蔵している正常値に基づく解析が必要となる．Octopus 視野計では CO グレイスケールと呼ばれる，年齢別正常値からの変化量を濃淡表示したものもある．一方，Humphrey 視野計では，詳細な補完アルゴリズムは非公開であるが，2°おきの補完に基づいたグレイスケールを用いており，また700シリーズからは垂直経線，水平経線をまたいだ補完は行われていない．

第2章　緑内障の検査

表1　各種視野指標の臨床的意義

	視野指標	視野計	臨床的意義
MS	mean sensitivity	Octopus	視野全体の平均視感度.
MD	mean defect	Octopus	年齢別正常被検者との平均視感度の差.
MD	mean deviation	Humphrey	OctopusとHumphreyで符号が異なる.
LV	loss variance	Octopus	視野の凹凸の程度を示す.
PSD	pattern standard deviation	Humphrey	局所的な感度低下により鋭敏に上昇. diffuseな障害では変化しない.
SF	short term fluctuation	Octopus Humphrey	短期変動 一回の視野検査中に同一測定点を2回以上計測し求めた標準偏差でデータの再現性の指標となる. 視感度の低い部位で上昇する. 視野障害の初期で上昇することもある.
CLV CPSD	corrected loss variance corrected pattern standard deviation	Octopus Humphrey	LV, PSDよりSFの影響を差し引いた値.
VFI	visual field index	Humphrey	残存視機能率(%) 中心から周辺に5つのセクターに分け, 中心部の感度に重みづけをしている.

3　トータル偏差

　トータル偏差は, 個々の測定点において内蔵されている年齢別正常値からどれだけ逸脱しているかを評価したテーブルである. 測定点ごとに正常からの変化を把握することができる. 実際の静的視野測定においては, 視野の各部位によって正常値のばらつきが異なる. 特に周辺視野は, 中心視野に比べばらつきが大きく, これらを考慮に入れた解析が必要である. トータル偏差の確率表示ではその値が確率的にどの程度正常値から逸脱しているかを示しこの問題点に対応している. 実際には各測定点において5%から0.5%までの4段階の確率による分類が表示される. 臨床上では, この確率表示が最も役立つと考えられる.

4　パターン偏差

　パターン偏差は, 数学的処理にて視野を全体的にかさ上げし, diffuseな感度低下の成分を除いた結果が示されている. 実際には測定点の中で周辺部を除いた(24-2の配置)の51点の内上から7番目に感度の高い点(85%値)を代表値とし, 正常値からの偏位を求め, 視野全体に加算する. 白内障などの中間透光体の混濁や, 縮瞳剤による全体的な視野の感度低下のため, 本来の視野障害が評価しにくい場合に, 局所的な視野障害をより強調することができる. また視野の病期分類, 進行評価において緑内障に非特異的なdiffuseな視感度低下の影響を除いて評価する目的においても用いられている.

5　視野指標(Global Index)

　静的視野検査では, 視野の性状を数量的に統計解析した数値が算出され, 視野指標(Global Index)として結果に表示される. 現在視野指標はOctopus視野計やHumphrey視野計をはじめ多くの自動視野計に取り入れられている. また, いくつかの種類の視野指標が考案され, 視野解析に広く用いられており, 表1にそれぞれの視野指標とその臨床的意義を示す.

VI. 視野検査／E. 緑内障性視野異常の判定基準と程度分類—異常の判定

表2　Anderson-Patellaの分類

以下の基準のいずれかを満たす場合

パターン偏差確率プロットで，最周辺部の検査点を除いてp＜5％の点が3つ以上隣接して存在し，かつそのうち1点がp＜1％
パターン標準偏差または修正パターン標準偏差がp＜5％
緑内障半視野テスト（Glaucoma Hemifield Test）が正常範囲外

6　緑内障半視野テスト（Glaucoma Hemifield Test）[2,3]

Humphrey視野計に導入されている緑内障判定プログラムで，緑内障の特徴として上下視野の視感度に差が生じることに着目して，上下それぞれ5つのクラスタ間で統計学的検討を行う．正常範囲外，境界閾，全体的感度低下，異常高感度，正常範囲の5種類の判定が行われる．

7　Anderson-Patellaの分類[4]

静的視野検査における緑内障性視野異常の判定に用いられる．判定項目としては，パターン偏差確率プロット，パターン標準偏差または修正パターン標準偏差，緑内障半視野テストがあり，基準を1項目でも満たせば緑内障性視野異常の可能性ありと判定される（**表2**）

●文献

1) Heijl A, Krakau CE：An automatic static perimeter, design and pilot study. Acta Ophthalmol（Copenh）**53**：293-310, 1975
2) Åsman P, Heijl A：Evaluation of methods for automated Hemifield analysis in perimetry. Arch Ophthalmol **110**：820-826, 1992
3) Åsman P, Heijl A：Glaucoma Hemifield Test. Automated visual field evaluation. Arch Ophthalmol **110**：812-819, 1992
4) Anderson DR et al：Interpretation of a single field. Automated Static Perimetry, 2nd Ed, Mosby, St. Louis, p.121-190, 1999

視野検査

F 緑内障性視野異常の判断基準と程度分類 —進行判定

野本裕貴, 松本長太

　緑内障は進行性の疾患であり長い期間にわたり継続的な治療を要する. 緑内障と診断された後, 病状進行の有無の判断に際し視野悪化の程度評価が治療方針決定において重要な情報となる. 視野悪化の有無を評価は, 動的視野検査にて湖崎分類などで病期判定を行うことは可能であり, 病期の進行あるいは感度低下部位の深さや広がりより視野悪化の進行も評価できる. しかし, 動的視野検査の問題点として検査結果が検査員によって異なることが多く, 詳細な変化を定量的に評価が難しいことがあり, 現時点では進行評価を行う際は主に定量的に検査ができる自動静的視野検査の結果にて判定が行われる場合が多い. ここでは現在広く使用されている自動静的視野計による進行判定について述べたい.

1 トレンド解析とイベント解析

　進行の有無を判定するということは, 当然ながら以前の検査結果と比較し視野悪化を評価して行くこととなる. その際に行う評価方法として, トレンド解析とイベント解析と呼ばれる方法がある. トレンド解析はMD (mean deviation) スロープやVFI (visual filed index) スロープに代表される経過中の全結果を時系列で並べ, 回帰直線を算出しその傾きを進行程度の指標として用いる方法 (図1) で, MDスロープにおいて正常眼の年齢変化は約−0.08 (dB/year)[1]とされており無治療の緑内障眼では約−0.40 (dB/year)[2]程度と報告されている. 一方, イベント解析はある時点での検査結果を基準 (ベースライン) とし, あらかじめ決めた基準を超えた場合に進行ありと判定する方法 (図2) である. 実際の方法としては, Early Manifest Glaucoma Trail (EMGT)[3]での視野進行判定基準を元に開発されたHumphrey視野計の視野変化解析プログラムであるGlaucoma Progression Analysis (GPA) (図3) のように, 各測定点においてベースライン時の結果と比較し視野障害進行を評価するといったものである. ベースラインは信頼性の高い2回以上の視野検査結

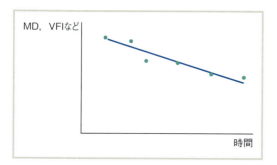

図1 トレンド解析
時系列で結果を並べその傾向を評価する.

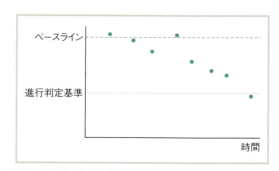

図2 イベント解析
ベースラインと比較し検査度に進行の有無について評価する.

VI. 視野検査／F. 緑内障性視野異常の判断基準と程度分類—進行判定

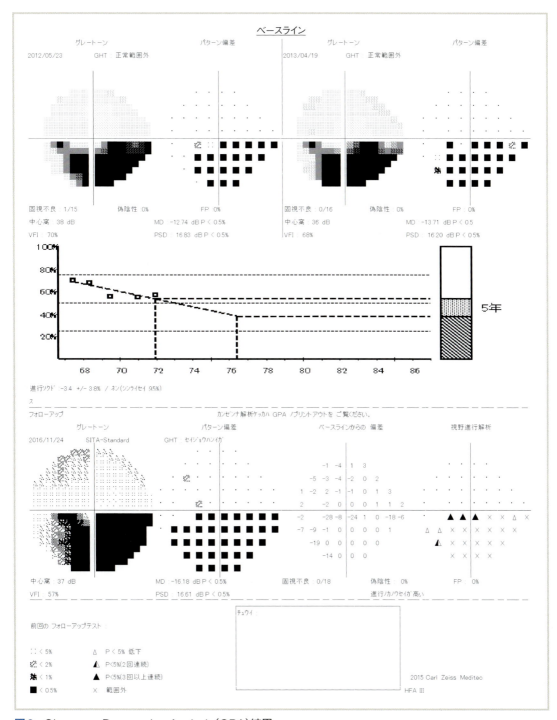

図3 Glaucoma Progression Analysis(GPA)結果
上段にベースライン時の2回分の視野検査が表示され，中央部にVFIスロープ，下段に今回の検査結果が表示されベースライン時との変化が測定点毎に表示されている．

果をもとに設定する．
　トレンド解析の利点は視野全体の経時的な変化を評価できること，視野検査結果の変動（ばらつき）の影響を受けにくいこと，早期症例か

第2章 緑内障の検査

ら進行症例までのすべての病期において評価できることがあげられる。しかし問題点として、その傾向（進行状況）を評価するためには時間を要することである。たとえば、MDスロープが−0.50（dB/year）で進行するような症例では、年間3回の視野検査で進行を確認するのに約4年要するとされている[4]。また、長い経過で診察していく場合MDスロープは白内障による影響を大きく受けることが知られている[5,6]。それに対して、VFIスロープはMDスロープと比べ白内障による影響は少ないとされている[7]。GPAでは**図1**のようにVFIスロープの結果を表示している。その他、一般的に緑内障の早期変化は局所的な変化が生じていることが多く、必ずしも全体が均一に悪化していくものでないことは周知のとおりであり、トレンド解析は視野全体の変化を評価するのには適しているが、局所的な変化を捉えるのに不向きであるためこのような場合は進行を見逃している可能性がある。

イベント解析はベースラインが決まっていれば検査の度に前回との比較で進行の有無を評価できるため、トレンド解析のように進行評価ができるようになるまでに多くの時間を必要としないことが大きな利点であるとともに、局所的な視野変化を捉えることが可能なことも異なる点となる。**図3**のように各測定点でのベースライン時との比較結果を評価し表示することで、詳細な変化の有無を確認できるようになっている。しかし問題点として、視野検査はもともと結果の変動が大きく、特に視野障害部位はその変動幅がさらに大きくなることより、局所的な変化を評価する際にその変化が検査の変動によるものか、視野悪化進行によるものか見極めるのが難しいことが多い。そのため、進行が疑われる場合は再度検査を行い確認することが大切である。またトレンド解析のように長期的（経時的）な変化を評価するには不向きである。

2 視野検査結果のスコア化

視野結果をスコア化しそのスコアの変化を評価し視野進行の有無を判定する方法の代表的なものとして、Advanced Glaucoma Intervention Study で用いられた AGIS スコア[8]、Collaborative Initial Glaucoma Treatment Study での CIGTS スコア[9] などで用いられた方法がある。それぞれ Humphrey24-2 測定点の結果を用い、AGIS スコアは実測値の感度を用い0-20（数値が大きいほうが視野障害が強い）にスコア化しているのに対し、CIGTS スコアはトータル偏差パターンプロットの結果を用いてこちらも 0-20（数値が大きいほうが視野障害が強い）にスコア化し算出している。これらのようにスコアにて進行の有無を評価する方法もあり、AGIS ではスコアが 4 以上、CIGTS では3 以上ベースライン時のスコアより大きくなると進行ありと判定される。AGIS スコアとCIGTS スコアの比較では CIGTS スコアの方が進行を認めやすいが、これは 2 つのスコアの進行定義の違いによる影響が大きいことが報告されている[10]。つまり、進行判定はどの程度の変化を進行と定義するかが重要でありかつ難しい問題となる。

3 視野進行評価の際の注意点

視野進行判定を行う際に上記に述べたトレンド解析、イベント解析をもとに評価することになると思われるが、現状としてはそれぞれの長所と短所を考慮に入れながら、両方の解析方法を利用し進行判定を行うことになると考える。実際に様々な緑内障研究においても、視野進行評価方法としてはトレンド解析を用いたもの、イベント解析を用いたものなど、それぞれが混在し使用されていると同時に、どのような変化

を進行と定義するか画一した基準はない．その
ため診察にあたる眼科医が眼底所見を含め総合
的に判断することになる．その前提として視野
進行をできるだけ正しく判定するために注意す
るポイントとして，検査結果の信頼性，同一測
定プログラムでの検査，ベースラインの視野検
査結果は適正なものか，急激な変化を認めた場
合再確認のために再度検査を行うことなどに留
意して経過観察することが重要である．また，
当然のことのように思えるが，限られた診療時
間の中で効率よく信頼性の高い検査結果を得る
ためには，検査を受ける患者に視野検査の必要
性を理解してもらうことも重要な要因となる．

◉文献

1) Anderson DR et al：Automated Static Perimetry, 2nd Ed, Mosby, St Louis, 1999
2) Heijl A et al：Natural history of open-angle glaucoma. Ophthalmology **116**：2271 2276, 2009
3) Leske MC et al：Early Manifest Glaucoma Trial. Design and baseline data. Ophthalmology **106**：2144-2153, 1999
4) Chauhan BC et al：Practical recommendations for measuring rates of visual field change in glaucoma. Br J Ophthalmol **92**：569-573, 2008
5) Koucheki B et al：Visual field changes after cataract extraction：the AGIS experience. Am J Ophthalmol **138**：1022-1028, 2004
6) Carrillo MM et al：Effect of cataract extraction on the visual fields of patients with glaucoma. Arch Ophthalmol **123**：929-932, 2005
7) Bengtsson B et al：A visual field index for calculation of glaucoma rate of progression. Am J Ophthalmol **145**：343-353, 2008
8) The Advanced Glaucoma Intervention Study investigators：Advanced Glaucoma Intervention Study：2. Visual field test scoring and reliability. Ophthalmology **101**：1445-1455, 1994
9) Musch DC et al：The Collaborative Initial Glaucoma Treatment Study：study design, methods, and baseline characteristics of enrolled patients. Ophthalmology **106**：653-662, 1999
10) Katz J et al：Methodological variations in estimating apparent progression visual field loss in clinical trials of glaucoma treatment. Arch Ophthalmol **117**：1137-1142, 1999

第**3**章

緑内障の治療

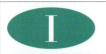

緑内障治療の原則

福地健郎

　日本における『緑内障診療ガイドライン』は2003年に初版が発行された．その後，版を重ね，2018年1月，第4版が発表された．緑内障治療の原則は眼圧下降であり，その手段として薬物治療，レーザー治療，手術治療から選択は，初版の当時と変わらない．しかし，治療の目的としてQOL，エビデンスに基づいた治療，進行判定の重要性，OCTを併用した診断と経過観察，点眼治療におけるアドヒアランス，などなど，緑内障診療と治療の考え方は，着実に変化し進歩している．『緑内障診療ガイドライン第4版』の「緑内障の治療総論」は，第3版までを踏襲したうえで，最近のすでに定着していると考えられる内容について追加されている．また，European Glaucoma Society（EGS）のガイドライン[1]，American Academy of Ophthalmology（AAO）のPreferred Practice Pattern（PPP）[2]など，代表的なガイドラインと整合性も考慮されている．この項では，第4版の緑内障の治療総論に基づいて，第3版までと対比しながら，現時点における緑内障治療の原則と実際について概説する（表1）．

　第3章−ⅠおよびⅡでは，『緑内障診療ガイドライン第4版』より本文の一部を許諾を得て転載し，囲み文書で提示し，解説を加えている．

表1　緑内障診療ガイドライン：緑内障の治療総論
第3版と第4版の比較

（第3版）
Ⅰ．緑内障治療の原則
　1．治療の目的は患者の視機能の維持
　2．最も確実な治療法は眼圧下降
　3．治療できる原因があれば原因治療
　4．早期発見が大切
　5．必要最小限の薬剤で最大の効果
　6．薬物，レーザー，手術から選択
Ⅱ．治療の実際
　1．ベースラインデータの把握
　2．目標眼圧
　　1）目標眼圧設定
　　2）目標眼圧の修正
　4．緑内障とQOL
　5．緑内障薬物治療におけるアドヒアランス

（第4版）
Ⅰ．緑内障治療の原則
　1．治療の目的は患者の視覚の質（QOV）と生活の質（QOL）の維持
　2．最も確実な治療法は眼圧下降
　3．治療できる原因があれば原因治療
　4．早期発見が大切
　5．必要最小限の薬剤で最大の効果
　6．薬物，レーザー，手術から選択
　7．個別化治療の選択
　8．進行速度の減速
　9．危険因子の評価
Ⅱ．治療の実際
　　治療の目標は，1）目標眼圧へのコントロール，2）視神経，および網膜の維持，3）視野の維持
　1．ベースラインデータの把握
　2．目標眼圧
　　1）目標眼圧の設定
　　2）進行の評価と目標眼圧の修正
　3．緑内障の経過観察と進行判定
　4．緑内障とQOL
　5．緑内障薬物治療におけるアドヒアランス

> 1. 治療の目的は患者の視覚の質(QOV)と生活の質(QOL)の維持
> 緑内障治療の目的は，患者の視覚の質(quality of vision：QOV)と，それに伴う生活の質(quality of life：QOL)を維持することである[3]．緑内障による視野をはじめとする視機能の障害が進行することに伴って，QOVとQOLは低下する[4, 5]．治療に伴う，社会的，精神的，経済的負担もQOLを低下させる可能性があり，配慮が必要である[5](1A)．

緑内障治療の目的について，初版から第3版までは「患者の視機能を維持することである」と記載されてきた．第4版では「患者のQOVとQOLを維持することである」と，はじめてQOV，QOLに言及した(**図1**)．意図することは同様であるが，患者自身の生活，自覚症状といった，より現実的な視点に立って緑内障治療の目的を表現している．すでにEGSのガイドライン[1]，AAOのPPP[2]などでも同様に記載されており，今回の改訂に際して，それらに準拠された．

緑内障患者の視野障害の進行とQOL低下が強く関連することはエビデンスレベルの高い様々な研究データによって示されてきている．緑内障患者が視野障害を症状として自覚するのは，後期になってからというのが一般的であった．しかし，QOLとして解析した場合，患者の自覚症状が生じるはるか以前にQOLは低下し始めていることが明らかにされてきている．また，QOLという言葉はよりグローバルな意味を包括しており，緑内障治療に伴う，患者の社会的，精神的，経済的な負担についても十分に考慮する必要があることにも言及されている．

➡目的
患者の視覚の質（QOV）と，それに伴う生活の質（QOL）を維持すること　QOLの維持

➡目標
①目標眼圧へのコントロール　眼圧の維持
②視神経，および網膜の維持　眼底の維持
③視野の維持　視野の維持

図1　緑内障治療の目的と目標

> 2. 最も確実な治療法は眼圧下降
> 現在，緑内障に対するエビデンスに基づいた唯一確実な治療法は眼圧下降である[6～16](1A)．各種のランダム化比較試験や関連した研究の結果が，眼圧下降によって緑内障の発症も進行も抑制されるということを支持している[8～16]．緑内障の病型や病期にかかわらず眼圧下降は有効である[8～16](1A)．眼圧下降治療に際して，眼圧値とその変動に対する注意が必要である[6～16](1A)．
> 眼圧以外の因子に対する新たな治療法として，視神経乳頭・網膜の血流改善治療や神経保護治療が注目され試みられており，将来，革新的な治療法となる可能性がある．一部臨床試験では，眼圧下降効果に加えて，有意な視野維持効果を示唆する報告があるが[17](2C)，現時点においては眼圧下降以外のいわゆる補完療法や代替療法，漢方薬やサプリメントが緑内障治療に有効とする信頼性の高いエビデンスはない．

現時点においても，エビデンスのある緑内障治療は眼圧下降のみであり，これまでと変わらない．第4版の改訂に際して，エビデンスレベルと参考文献を示すことで，よりEBMに基づいた緑内障診療を目指そうということが意図された．これまでの様々なランダム化比較試験に

よって，眼圧下降によって緑内障の発症も進行も抑制されることのエビデンスが積み重ねられてきたことは極めて重要である[6~14]．またこれらの研究結果を通して，眼圧下降は眼圧値そのものだけでなく，変動も重要であることが示され[4~14]，さらに様々な危険因子が明らかにされた．これらは，緑内障治療の質と精度を上げるために重要である．

血流改善治療や神経保護治療について，引き続き言及されているが，エビデンスのある治療には至っていない．とはいえ，あるランダム化臨床試験[15]で眼圧下降効果とともに，有意な視野維持効果を示唆するデータが示されたことから，今後の期待を込めてその可能性について記載されている．対して，昨今，緑内障に有効と称した様々な補完療法，代替療法，漢方薬，サプリメントなどが紹介されているが，それらの有効性に対するエビデンスレベルははなはだ心許なく，ガイドラインとして推奨できるレベルにはないことが明記された．

> **3．治療できる原因があれば原因治療**
> 眼圧上昇の原因が治療可能な場合には，眼圧下降治療とともに原因に対する治療を行う．原発閉塞隅角症・緑内障など瞳孔ブロックが眼圧上昇の原因である緑内障に対する虹彩切開や水晶体摘出，ぶどう膜炎に伴う緑内障に対する消炎治療，血管新生緑内障に対する網膜光凝固，ステロイド緑内障に対する副腎皮質ステロイド投与中止などが原因治療にあたる．

私たちが日常臨床の場で接している緑内障患者の多くは広義POAGであり，緑内障治療は対症療法，保存的治療と思い込みがちである．医療の基本は，病気を治す，つまり原因治療である．原発閉塞隅角症・緑内障は，手術的に原因治療が可能な病型であり，続発緑内障は眼圧上昇の原因を特定し，可能な場合には原因に対する治療を併用することが，治療の基本である．緑内障にも様々な病型があり，それぞれに治療に対する方針は異なる．つまり緑内障治療の基本は，正確な診断，病型診断である．いずれも医療の基本であり，緑内障治療も常に原点に立って考えることが必要である．

> **4．早期発見が大切**
> 緑内障では，現在のところいったん障害された視機能が回復することはない．長期に経過観察された場合には，多くの症例で緩やかに進行する[18]．十分な眼圧下降治療を行っても，特に後期例では，進行する例があることが知られている[19,20]．したがって，緑内障治療においては早期発見，早期治療が大切である[18~20]（1A）．

現時点では広義POAGを含む大部分の緑内障は疾患として治癒させることはできない．短期間の経過観察では進行が停止しているように見える症例でも，10年，20年といった長期に経過観察された場合には，多くの症例で進行が検出される．発見時における最も大きな予後不良因子はより重篤な視機能障害である．以上の意味で早期発見は重要である．特に若年者では治療，管理がより長期にわたり，緩やかに進行するとしても，発見時より視機能がある程度，低下することを前提として治療，管理にあたる必要がある．早期に発見し，早期に治療することが望ましい．

> **5．必要最小限の薬剤で最大の効果**
> 現在，多数の緑内障治療薬が認可されているが，薬物治療の原則は必要最小限の薬剤と副作用で最大の効果を得ることである．そのためには，各薬剤の作用機序，副作用，禁忌を理解しておかなければならない．

Ⅰ．緑内障治療の原則

必要最小限の薬剤で最大の効果を目指すべきということについて，第3版の記載をほぼ踏襲している．緑内障治療の原則であり基本である．緑内障点眼薬はバリエーションが豊富になり，作用機序，角膜障害への配慮，防腐剤への工夫，点眼回数，配合剤による効率化，良好な使用感などなど，以前では不可能だった要素も考慮して選択することが可能となっている．これは，後述するアドヒアランスにとっても重要である．よりよい緑内障の薬物治療を行うには，処方する医師自身がそれぞれの薬剤の作用と副作用，利点と欠点を理解することが必要不可欠である．

6．薬物，レーザー，手術から選択

緑内障に対する眼圧下降治療には，薬物治療，レーザー治療，手術治療の選択肢がある．それぞれの治療方法の効果と副作用，利点と欠点を考慮し，症例毎の病期・病型に応じて適切な治療を選択しなければならない[21〜24]．治療法の選択に際して，患者の年齢や疾患の重症度だけでなく，実際に継続が可能であること，経済的負担やアドヒアランスの点で適切であることなども考慮して，医師と患者とが共同して決定されることが望ましい[21]．

多剤の併用は，副作用の増加やアドヒアランスの低下につながることがあるので十分に配慮する[23, 24]（1A）．アドヒアランスの向上のため配合点眼薬の使用も考慮されるが，原則として初回は，単剤から開始することが望ましい（1B）．一般的に，眼圧コントロールに多剤（3剤以上）の薬剤を要するときは，レーザー治療や観血的手術などの他の治療法も選択肢として考慮する必要がある．

緑内障に対する眼圧下降治療の方法は，薬物，レーザー，手術から選択という基本は現在でも変わりがない．しかし，それぞれに新たな方法

が加わり，改良されてきている．たとえば，薬物治療では，新たな眼圧下降メカニズムの薬剤，配合点眼薬，防腐剤の除去，レーザー治療では選択的レーザー線維柱帯形成術，手術治療ではチューブシャント手術，microhook によるトラベクロトミー，iStent®，Trabectome® を含むいわゆる低侵襲緑内障手術（MIGS）などである．原則は同じであっても，それぞれに方法が変わることで，全体のバランスは変わる．薬物治療が強化されれば，手術を要する症例が減る．将来，MIGSを併用することで使用薬剤数を減らし，より安全に，確実に緑内障治療を行うという考え方が浸透していく可能性がある．新たに加わってきた方法について，その利点欠点を理解し，それぞれのコンビネーションとして緑内障治療を考えていくことが必要である．

医師の立場では，どうしても治療効果に重点が置かれがちであるが，患者の立場に立ったときには，別な観点が必要である．治療の作用と副作用，患者毎に可能な治療法，適した治療法，治療の負担などにも配慮が必要である．特に薬物治療において治療の成否はアドヒアランスに依存するところが大きい．しかし，実際には様々な要素が加わってアドヒアランスのコントロールはしばしば難しい．患者個々の差が最も生じやすい因子であり，治療方法の選択にアドヒアランスを十分に考慮することが必要である．

7．個別化治療の選択

個別化された緑内障治療は患者個別の必要度と希望に合致した治療を提供することを目的としている．治療に際しては，眼圧レベル，眼底変化と視野障害の程度，治療による効果，患者のQOL，余命，危険因子の有無などを考慮して選択する[21]（1A）．緑内障の病期・病型の診断，予後，管理計画，長期治療の可能性について，患者毎に決定されることが望ましい[21〜24]．

図2 進行速度による予後予測とQOLの維持

(Saunders LJ et al：Invest Ophthalmol Vis Sci 55：102-109, 2014を参考に作成)

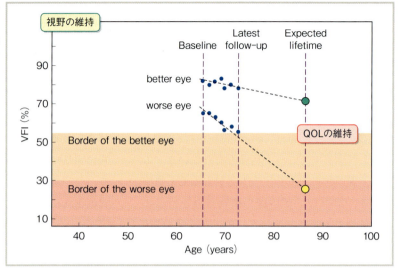

　緑内障治療においても，重症度と治療のバランスは重要である．軽症例には，副作用や負担の少ない治療を，重症例にはQOLを守るという目的のために相応に必要な治療を選択することが求められる．そのような意味で，私たち眼科医は，パターン化された治療ではなく，患者個別に病態と重症度を評価し，それに相応する治療，つまり個別化治療を選択することを心がけなければいけない．

8. 進行速度の減速

緑内障管理は眼圧を下降させることによって，視野障害進行を減速させることを目標としている．したがって，緑内障による視野障害の進行速度[25,26]を評価することは，設定された目標眼圧が適切であるかどうか，現在行われている治療が十分であるかどうかなど，患者の管理と治療を評価する上で重要である．

　第4版では，「進行の停止」に代えて「進行速度の減速」を採用し，強調した．眼圧下降が緑内障治療としてエビデンスのある有効な治療であることを示した数々のランダム化比較試験は，一方で眼圧下降の限界も明らかにした．ある基準で眼圧を下降させたとしても，進行の割合が減少するが，進行が停止するわけではないことを明らかにした．たとえばCNTGSでは眼圧を30%下降させたとしても，約20%の症例が進行群に含まれる．広義POAGの治療は生涯にわたる．進行速度を減速させ，80歳から90歳に到達したときに，どれだけのQOV，QOLを保つことができるのかという視点が必要である(**図2**)．したがって，臨床の場では，進行有無の判定だけでなく，長期経過に伴う進行速度の判定を行う．その結果，治療が不十分と考えられれば，目標眼圧値を下げ，眼圧下降治療をより強化する．

9. 危険因子の評価

治療に際しては緑内障の進行に関わる危険因子の評価が必要である．失明の大きな危険因子として，発見時の疾患重症度と平均余命がある[19]．いくつかの研究は，失明の最も重要な予後因子は発見時のより重篤な視野障害であることを示している[19,20]．したがって，進行した症例ではより積極的な治療を行うべきである[10,19,20]（1A）．開放隅角緑内障，高眼

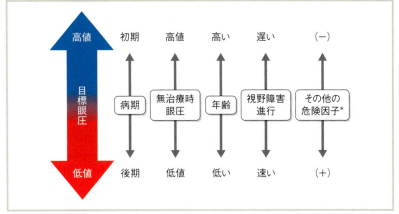

図3 緑内障診療ガイドライン第4版．フローチャートⅢ：目標眼圧の設定

(日本緑内障学会緑内障診療ガイドライン作成委員会：緑内障診療ガイドライン第4版．日眼会誌 122：5-55, 2018 より許諾を得て転載)

圧症には，以下に列記するような発症，進行に関わる危険因子が知られている．眼圧は発症にも進行にも関わる最も大きな要素であり，ベースライン眼圧が高いこと[12]，経過中の平均眼圧が高いこと[8,13]は，視野および視神経障害の進行と関連する．絶対眼圧値は視野障害の進行と強く関わっているが，一方で眼圧変動も進行に関わるという報告がある[14]．片眼に重篤な視野障害を伴っている場合には，他眼の進行リスクが高いとの報告もある[27]．

- 高眼圧：ベースライン眼圧が高い[13]，経過中の平均眼圧が高い[10,14]，眼圧変動が大きい[13]
- 高齢
- 家族歴
- C/D比が大きい，視神経リム面積が小さい
- 乳頭出血
- 乳頭周囲脈絡網膜萎縮(PPA)β域が大きい
- 角膜厚が薄い
- 角膜ヒステレシスが低い
- 眼灌流圧が低い
- 拡張期・収縮期血圧が低い
- 2型糖尿病
- 落屑症候群
- 薬物アドヒアランスが不良

ランダム化比較試験をはじめとする様々な臨床研究によって，緑内障の発症と進行に関わる多くの危険因子が明らかとなってきている．第4版への改訂に際して，よりエビデンスレベルの高い危険因子についてリストアップされた．危険因子の評価は，個別化治療のための有力な手段となる可能性がある．たとえば，フローチャートⅢ．眼圧下降治療：目標眼圧設定(**図3**)は，危険因子を持つ，より高い症例では，より治療を強化し，より眼圧を低下させて管理してはどうかということを意味している．眼圧と視野障害進行速度との関係については様々な既報があり，必ずしも意見は一致していない．少なくともランダム化試験の結果から，より眼圧を下降させることで，進行の確率を下げ，進行速度を減速させることは期待することはできる．

いずれのスタディにおいても眼圧が最大の危険因子であることは共通している．特に眼圧値だけでなく，昨今は眼圧変動の重要性が強調されている．乳頭出血は進行の大きな危険因子である．乳頭出血を生じた眼では進行速度が速い

ことが知られており，治療を評価するうえで重要な臨床所見である．PPAに関して，OCTによって近視によるPPAと緑内障にかかわるPPAが鑑別可能となった．臨床的な本当の意義については現在，研究が進行中である．2型糖尿病について，従来は危険因子のひとつと考えられていたが，最近では危険因子ではないとの報告も散見され，意見が分かれている．

　現時点では可能性の域を出ないが，ある危険因子を持つ症例群では，眼圧下降とともに他の治療方法が有効ということがあるかもしれない．これらの危険因子が発症，進行にかかわるのはエビデンスとしたとしても，これらの因子をどのように評価し，どのように治療に反映させると，結果として緑内障の進行を減速させることができるのかについては明らかにされていない．これらの危険因子の意義を明らかにするとともに，治療と管理への効果を検証していくことが必要である．危険因子については，今後，さらに様々な角度から議論されていく必要がある．

※文献はp.116-117にまとめた．

治療の実際

福地健郎

緑内障は慢性に経過する症例が大部分であるので，ここで述べる緑内障治療は，原発開放隅角緑内障(広義)，虹彩切開・水晶体摘出術後の原発閉塞隅角緑内障，慢性続発緑内障などを対象としたものである．緑内障治療の目標は，1)目標眼圧へのコントロール，2)視神経，および網膜の維持，3)視野の維持である．

緑内障治療の目的を「患者のQOVとQOLの維持」とした一方で，治療の目標として，「眼圧，眼底，視野の維持」を明記した(第1章-Ⅰの図1)．この点もEGSのガイドライン[1]，AAOのPPP[2]に準じている．

1. ベースラインデータの把握

各症例の無治療時の状態はベースラインデータとして重要である．無治療時の眼圧レベルは，視神経障害を引き起こした眼圧であり，このレベルであればさらに障害が進行すると考えられる眼圧である．治療効果を判定するにも無治療時の眼圧を把握することが必要である．また，無治療時の眼底所見や視野所見を把握することは，治療方針を決定するためのみならず，障害の進行を早期に検出し速やかに治療の修正，変更を行うために大切である．したがって，後期例など特に治療開始を急ぐ必要のある例でない限り，治療開始の前に眼圧，隅角，眼底，視野などのベースラインデータを十分把握しておくことが望ましい．

広義POAGの管理と治療は長期にわたり，基本的には生涯にわたって継続することが前提である．疾患は治療によって修飾される．ここで記載されているようにベースラインデータをできるだけ正確に取得して，記録しておくことは，緑内障治療の精度を上げるために重要である．治療前眼圧値は，後に目標眼圧の設定に関わる．隅角所見は緑内障病型の鑑別診断と確定診断に必須である．眼底と視野所見は，眼底の維持，視野の維持という目標を評価するうえで重要である．

2. 目標眼圧

緑内障治療の最終目的はQOVとQOLの維持である．しかし，視神経障害は非可逆的であり，緩徐に進行するため治療効果の判定に長期間を要することから，患者毎に目標とすべき眼圧レベル(目標眼圧)[12, 13, 25, 28～30]を設定して緑内障治療を行うことは，合理的な方法である(フローチャートⅢ～Ⅳ参照)．

1)目標眼圧の設定

視神経障害の進行速度とそれを抑制しうる眼圧を予め判定することは困難であり，治療を開始するにあたって，緑内障病期，無治療時眼圧，余命や年齢，視野障害の進行，家族歴，他眼の状況などの危険因子を勘案し，症例毎に目標眼圧を設定する(フローチャートⅢ参照：図3)(1A)．一般に，緑内障の後期例ではさらに進行した場合にQOLに及ぼす影響が大きいので，目標眼圧はより低く設定する

必要がある．余命が長いと想定される場合には治療がより長期にわたることから，目標眼圧をより低く設定し，より積極的に進行を減速させることが勧められる[10, 19, 20]（1B）．他眼の状態，家族歴などのリスクを十分に考慮して，それぞれの例に応じた目標眼圧を設定する．緑内障の病期および重症度を判定する上では，視野障害による機能的変化を評価するだけでなく，視神経乳頭陥凹を含む構造的変化の評価も重要である．

目標眼圧の例としては，緑内障病期に応じて，初期例 19 mmHg 以下，中期例 16 mmHg 以下，後期例 14 mmHg 以下というように設定することが提唱されている[28]．また，各種のランダム化比較試験[8〜16]の結果をもとに，無治療時眼圧から20％の眼圧下降，30％の眼圧下降というように，無治療時眼圧からの眼圧下降率を目標として設定することが推奨されている（2B）．

2）進行の評価と目標眼圧の修正

目標眼圧による治療の限界は，最初に設定した目標眼圧の妥当性が経過を経ないと判断できない点である．すなわち視神経障害の進行を十分に抑制できたことが確認された時点ではじめて目標眼圧が適切であったことが確認できる．目標眼圧は絶対的なものではなく，目標眼圧を達成していても速やかに進行する例もあれば，目標眼圧を達成していなくとも進行しない，もしくはきわめて進行の緩やかな症例もある．したがって，経過観察に際して目標眼圧は適宜，再評価し修正することが必要である（1B）．視神経障害による構造的変化や機能的変化に進行がみられ，それが長期予後としてQOVやQOL悪化につながるリスクがあると判定される場合には，さらに低い目標眼圧に修正する必要がある（1B）．一方，治療による副作用や QOL に対する影響がみ

られた場合には，目標眼圧を維持することが必要かどうかを判断しなければならない．また，長期にわたり進行がみられない場合には，現在の目標眼圧が必要かどうか再考することも必要である．経過に伴って，しばしば無治療時眼圧は変化しうる．経過中に必要かつ可能と考えられた症例では，治療を中断し無治療時眼圧を再確認することも考慮する．目標眼圧はあくまでも治療の手段であって目的ではないので，治療のひとつの目安と考えることも必要である（1B）．

第3版までのガイドラインでは，目標眼圧について「視神経障害の進行を阻止しうると考えられる眼圧レベル」と記載されている．第4版では緑内障治療によって「進行の阻止」ではなく「進行速度の減速」としたことから，目標眼圧についてより実際的な記載に変更された．

これまでの様々なランダム化比較試験の結果から，緑内障治療として眼圧下降が有効である高いエビデンスレベルをもって示されている．より低い眼圧値，より小さい眼圧変動がより有効であることも示されている．しかし，いずれのスタディにおいても症例毎の差については言及されており，実臨床の場においても，同じ条件の患者が必ずしも同じ経過をたどる訳ではなく，症例毎に大きなバリエーションがあることはしばしば経験される．目標眼圧の考え方について改めて考えてみると，「治療開始早期の目標設定値」と考えるのが適切である．早期緑内障症例の場合は，目標眼圧をやや高めに設定し，無理のない負担の少ない治療を心がける．数年間の治療と経過観察によって，進行速度を含む，進行の傾向について判定する．治療として十分と考えられる場合には，そのまま継続，一方，進行傾向が明らかな場合にはより低い眼圧値を目指して治療を強化する．より進行した

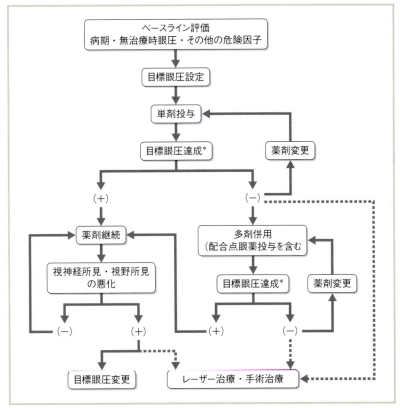

図1 緑内障診療ガイドライン第4版．フローチャートⅣ：眼圧下降治療：方針と薬物治療の導入［原発開放隅角緑内障(広義)］
(日本緑内障学会緑内障診療ガイドライン作成委員会：緑内障診療ガイドライン第4版．日眼会誌 122：5-55, 2018 より許諾を得て転載)

症例ではより目標眼圧値を下げることが勧められており，これによって「進行の確率をより下げる」，「進行速度をより減速させる」ことが期待される(図1)．

目標眼圧の具体的な数値に関しては，様々な意見があり一定しない．ここで示された(残された)19 mmHg，16 mmHg，14 mmHgという目標眼圧値は高眼圧のPOAGを想定している．POAGとNTGの境界を厳密に設定することが困難であり，意味がないことから，国内外において広義POAG(欧米ではさらに落屑緑内障を加えてOAG)として扱われることが一般である．しかし，POAG，NTGでは臨床的な傾向がしばしば異なり，治療に際してサブタイプとして考慮することは現在でも勧められる．つまり，眼圧下降率20％，30％というのは，主にNTGを想定した目標眼圧の設定と考える必要

がある．たとえば治療前値30 mmHgのPOAGに対して，20％の眼圧下降で24 mmHg，30％で21 mmHgであり，眼圧下降として不十分である．眼圧下降率20％，30％は主にランダム化試験の結果に基づいた設定である．例えばCNTGSでは30％の眼圧下降を目標値として進行の有無について比較がされている．実際にはNTG患者に対して薬物治療のみで30％下降させることはしばしば困難で，その前段階として20％を設定することには意味がある．AAOのPPG[2]では当面の目標眼圧として25％の眼圧下降を推奨している．

目標眼圧の限界については第3版までの記載と同様である．緑内障によるQOV，QOLへの影響を考慮して治療するべきことにも言及されている．また，従来のような視野のインデックスだけでなく，よりQOV，QOLに影響する眼

第3章 緑内障の治療

底，視野の所見に注目して重症度と進行を評価
し，目標眼圧を設定，修正するべきであること
が強調されている．

---

3. 緑内障の経過観察と進行判定

構造的変化（眼底所見）による進行判定には眼
底写真とOCTによる方法がある．眼底写真
による判定のためにベースラインと経過観察
中に経時的に眼底写真を撮影し記録する．陥
凹，リムの形状，網膜神経線維層欠損の領域
などについて比較する．乳頭出血は進行のサ
インと考えられており，経過観察中に観察され
た場合には，その時点での治療強化の必要
性について検討する(2B)．一方，OCTは眼
底所見を量的に記録することが可能で，今後，
眼底所見による進行判定のために用いられる
可能性がある．それぞれのOCTには，経時
変化を検出するプログラムが搭載されてい
る．しかし，現時点で確定した進行判定の方
法はなく，あくまで参考所見として理解する
必要がある(2B)．

機能的変化の進行判定は視野検査によって行
われる．その代表的な方法として，静的視野
計によるイベント解析とトレンド解析がある
（第2章　緑内障の検査，Ⅵ　視野検査，を
参照）．トレンド解析では進行の有無の判定
だけでなく，進行速度の判定が可能であり，
視機能予後の予測，治療効果の評価のために
有用である．視野障害のQOLへの影響には，
視野の領域による差があることが知られてお
り[4]，全体とともに局所の進行についても評
価することが必要である(2B)．

緑内障による視機能障害がすでに進行した症
例における進行判定は，眼底所見，視野所見
のいずれによっても限界がある[20]．静的視野
検査を用いる場合には，中心10°内視野や指
標サイズを大きくして測定する．動的視野検

査などを用いて耳側残存視野を評価するな
ど，症例毎に適した検査方法で経過観察する
ことが望ましい(2B)．

この緑内障の経過観察と進行判定は，第4版
ではじめて加えられた項目である．特に，第4
版では緑内障治療の目標として眼圧，眼底，視
野の維持があげられ，改訂のポイントとして
OCTによる観察を含めた眼底の評価の重要性
がより強調されている点がある．経過観察と進
行判定についても，従来の視野，つまり機能的
変化の判定とともに，眼底，つまり構造的変化
による方法の重要性について対比して言及され
ている．構造的変化の検出方法としては，やは
り眼底写真による乳頭陥凹，神経線維層欠損の
所見の変化に注目することが基本であり，また
乳頭出血については治療強化を考慮するべき重
要な所見であることが明記された．一方で
OCTによる進行判定は，重要であり，注目す
るべきではあるが，まだ確立された方法ではな
く発展途上であることにも言及されている．

機能的変化については，従来からの考え方に
ほぼ則っている．視野をQOLという観点から
評価するべきことを述べている点は重要であ
る．また，進行判定の大きな問題点，課題とし
て，視機能障害がすでに進行した症例に対する
評価があげられる．個別に残存する視機能を評
価するべきことが示されている．

---

4. 緑内障とQOL

QOLの維持は緑内障の診療に関連して最も
重要な目標の一つである[2,3]．緑内障により
QOVが障害されることはQOLに甚大な影響
を及ぼす[2]．例えば，緑内障の進行に伴って，
運転，読書，歩行，顔の認識などの能力低下，
認知機能低下，転落，転倒の危険性増加など
が報告されている[4,5]．また，緑内障そのもの

の進行によって，点眼治療や内服治療が困難となり，緑内障治療だけでなく他疾患の治療精度の低下を引き起こす可能性もある．一方，緑内障，つまり慢性的でかつ失明に至る可能性がある疾患と診断されることは，患者本人やその家族に心配や不安をもたらし，心理的なQOL低下の原因となる可能性がある[5]．また，QOLの低下に伴う社会生活からの脱落も重要な問題である．治療の副作用，経済的負担，時間的負担なども QOLに悪影響を及ぼす可能性がある[5]．

患者の QOLを保つためには，疾患の治療だけでなく，我々の診断と治療が患者およびその家族に与える影響についても配慮しなければならない(2C)．

　　緑内障治療においてQOLの維持は最も重要な目的，目標である．また，治療と管理におけるQOLの重要性については，第3版までの記載に準じている．昨今では緑内障とQOL，特に視野所見とQOLの関係についての研究が進み，具体的な問題点が明らかにされてきている．例えば，緑内障の進行に伴って，運転，読書，歩行，顔の認識などの能力低下，認知機能低下，転落，転倒の危険性増加することについては，すでに多数の報告がされている[4, 5]．運転については社会的な影響も大きく，また読書は緑内障においてもロービジョン患者のニーズとして最も頻度が高い．さらに研究を進めるとともに，私たちは緑内障患者の視機能とQOLの関連についてより理解を深めることが必要である．

　　QOL低下は，アドヒアランスそのものを低下させ，治療の精度を下げる．QOLの低下が緑内障の進行を加速させる可能性があることにも十分な注意が必要である．

　　一方，QOLとは，様々な意味を含んでおり，

診断と治療に伴う精神的QOL，治療の負担や副作用によるQOL，経済的負担によるQOLなどなど，場合によっては患者以外の家族にも影響するQOLについても考慮する必要がある．

5．緑内障薬物治療におけるアドヒアランス
アドヒアランスは医師とともに患者も治療方法の決定過程に参加したうえで，その治療方法を自ら実行することを指すものと定義される．緑内障は多くの場合きわめて慢性に経過する進行性の疾患で，長期の点眼や定期的な経過観察を要し，かつ自覚症状がないことが多いことから，アドヒアランスの維持は治療の成否に大きく関わる[22〜24]．
緑内障治療薬に対するアドヒアランスは，医師が考えるよりはるかに悪いことが報告されている[24]．アドヒアランス不良の要因は多岐にわたる[22〜24]．例えば，生活及び環境の問題(患者の生活上の問題，不規則な生活スタイルなど)，治療の問題(医療費，薬剤の副作用，複雑で困難な治療など)，患者側の問題(他疾患の合併，疾患の理解不足など)，医療者側の問題(医師とのコミュニケーション不足など)があげられる．アドヒアランスの改善と維持には医師，看護師，視能訓練士を含む医療者と患者の協力関係が必須である．アドヒアランスを改善するために，①疾患，治療の目的，方法および副作用について十分に説明する，②最小限でより負担と副作用の少ない治療方法を選択する，③患者個々のライフスタイルに合わせた治療を行う，④正しい点眼指導を行う，⑤患者からアドヒアランスの状況について情報を収集することなどが大切である(2B)．
アドヒアランス不良は緑内障が進行する重要な要因の一つであり，治療には治療効果だけでなく，アドヒアランスが得られやすい薬剤

を選択することが望ましい（2B）．眼圧コントロールが不十分なとき，視機能障害が進行したときには，アドヒアランスを再度，確認するなどの配慮が必要である（2B）．

緑内障の薬物治療の最も難しい点はアドヒアランスの維持であるといってよい．以前に比べれば有用な薬剤が使用可能となり，また緑内障の治療や管理の精度は向上した．しかし，薬物治療の精度は患者本人に大きく依存し，緑内障治療の成否そのものが患者に大きく依存している．典型的な慢性疾患であり，緑内障の疾患としての特徴のひとつとして，自覚症状が生じにくい点がある．治療の効果を実感するチャンスが少なく，また将来，一般的には高齢になってからQOLが悪化することを予防するという治療の目的を理解して実践することは，患者にとってしばしば大きな困難を伴う．実際に緑内障患者の薬物治療に対するアドヒアランスは医師が考えるよりもはるかに悪いことについてこれまでに数多く報告されている．アドヒアランスには実に様々な因子がかかわり，それらは年齢，社会や家族環境にも影響され，刻々と変化していく．生涯にわたって維持されることにも様々な障壁がある．まず，日常臨床の場において，医師は緑内障治療に関連するアドヒアランスとその障害になる可能性のある因子について理解すること，そのうえで看護師，視能訓練士とともにそれぞれの患者のアドヒアランスについて評価し，可能な限り修正，維持するよう努めることが重要である．

● 文献

1) European Glaucoma Society：Terminology and Guidelines for Glaucoma, 4th Ed, Publi Comm, Savona, 2014
2) American Academy of Ophthalmology：Glaucoma Preferred Practice Pattern, Primary Open-Angle Glaucoma. 2015
3) Weinreb RN et al：The pathophysiology and treatment of glaucoma：a review. JAMA **311**：1901-1911, 2014
4) Quaranta L et al：Quality of life in glaucoma：a review of the literature. Adv Ther **33**：959-981, 2016
5) Weinreb RN et al：Risk assessment in the management of patients with ocular hypertension. Am J Ophthalmol **138**：458-467, 2004
6) Ismail R et al：Variation of clinical outcomes used in glaucoma randomised controlled trials：a systematic review. Br J Ophthalmol **98**：464-468, 2014
7) de Moraes CG et al：Detection and measurement of clinically meaningful visual field progression in clinical trials for glaucoma. Prog Retin Eye Res **56**：107-147, 2017
8) Collaborative Normal-Tension Glaucoma Study Group：Comparison of glaucomatous progression between untreated patients with normal-tension glaucoma and patients with therapeutically reduced intraocular pressures. Am J Ophthalmol **126**：487-497, 1998
9) Collaborative Normal-Tension Glaucoma Study Group：The effectiveness of intraocular pressure reduction in the treatment of normal-tension glaucoma. Am J Ophthalmol **126**：498-505, 1998
10) The AGIS Investigators：The Advanced Glaucoma Intervention Study（AGIS）：7. The relationship between control of intraocular pressure and visual field deterioration. Am J Ophthalmol **130**：429-440, 2000
11) Kass MA et al：The Ocular Hypertension Treatment Study：a randomized trial determines that topical ocular hypotensive medication delays or prevents the onset of primary open-angle glaucoma. Arch Ophthalmol **120**：701-713；discussion 829-830, 2002
12) Heijl A et al：Early Manifest Glaucoma Trial Group：Reduction of intraocular pressure and glaucoma progression：results from the Early Manifest Glaucoma Trial. Arch Ophthalmol **120**：1268-1279, 2002
13) Leske MC et al；Early Manifest Glaucoma Trial Group：Factors for glaucoma progression and the effect of treatment：the early manifest glaucoma trial. Arch Ophthalmol **121**：48-56, 2003
14) Bengtsson B et al；Early Manifest Glaucoma Trial Group：Fluctuation of intraocular pressure and glaucoma progression in the early manifest glaucoma trial. Ophthalmology **114**：205-209, 2007

15) Chauhan BC et al : Canadian Glaucoma Study Group : Canadian Glaucoma Study : 2. risk factors for the progression of open-angle glaucoma. Arch Ophthalmol **126** : 1030-1036, 2008

16) Garway-Heath DF et al : United Kingdom Glaucoma Treatment Study Investigators : The United Kingdom Glaucoma Treatment Study : a multicenter, randomized, placebo-controlled clinical trial : design and methodology. Ophthalmology. **120** : 68-76, 2013

17) Krupin T et al, Low-Pressure Glaucoma Study Group : A randomized trial of brimonidine versus timolol in preserving visual function : results from the Low-Pressure Glaucoma Treatment Study. Am J Ophthalmol **151** : 671-81, 2011

18) de Moraes CG et al : Risk factors for visual field progression in the low-pressure glaucoma treatment study. Am. J. Ophthalmol **154** : 702-711, 2012

19) Peters D et al : Factors associated with lifetime risk of open-angle glaucoma blindness. Acta Ophthalmol **92** : 421-5, 2014

20) de Moraes CG et al : Management of advanced glaucoma : Characterization and monitoring. Surv Ophthalmol **61** : 597-615, 2016

21) Singh K et al : Glaucoma Modified RAND-like Methodology Group : A panel assessment of glaucoma management : modification of existing RAND-like methodology for consensus in ophthalmology. Part II : Results and interpretation. Am J Ophthalmol 2008 ; **145** : 575-581

22) Gray TA et al : Interventions for improving adherence to ocular hypotensive therapy. Cochrane Database Syst Rev 15 : CD006132, 2009

23) Quigley HA et al : Evaluation of practice patterns for the care of open-angle glaucoma compared with claims data : the Glaucoma Adherence and Persistency Study. Ophthalmology **114** : 1599-1606, 2007

24) Tsai JC1 et al : Compliance barriers in glaucoma : a systematic classification. J Glaucoma. **12** : 393-398, 2003

25) Chauhan BC et al : Practical recommendations for measuring rates of visual field change in glaucoma. Br J Ophthalmol **92** : 569-573, 2008

26) Bengtsson B, Heijl A : A visual field index for calculation of glaucoma rate of progression. Am J Ophthalmol **145** : 343-353, 2008

27) Chen PP, Bhandari A : Fellow eye prognosis in patients with severe visual field loss in 1 eye from chronic open-angle glaucoma. Arch Ophthalmol **118** : 473-478, 2000

28) 岩田和雄 : 低眼圧緑内障および原発開放隅角緑内障の病態と視神経障害機構. 日眼会誌 **96** : 1501-1531, 1992

29) Jampel HD : Target pressure in glaucoma therapy. J Glaucoma **6** : 133-138, 1997

30) Clement CI et al : New perspectives on target intraocular pressure. Surv Ophthalmol **59** : 615-626, 2014

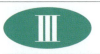

緑内障治療薬

相原　一

現在，緑内障の治療は眼圧下降のみであり，薬物療法と手術療法による手段がとられる．本項では薬物療法について述べる．薬物投与方法は局所点眼と全身内服投与および全身点滴投与方法がある．基本は局所点眼による薬物投与であるが，内服は副作用もあり長期使用には注意すべきである．静脈注射による投与は緊急時の単回にすべきで代替手段を検討する．一方，局所点眼による薬物治療は，基本的に患者自ら行う投与方法であるため，正しい点眼方法を身につけ，点眼を忘れないように継続してもらうこと，すなわち点眼治療に対するアドヒアランスが重要な要素となる．そのため，緑内障の点眼治療には，まず医療側として有効性と安全性への十分な知識に基づく適切な治療薬の選択はもちろん，点眼治療への患者教育が重要である．そして，患者側のアドヒアランスを含めた点眼治療の確実な実行が行われてはじめて，実際に副作用が少なく，有効な眼圧下降が得られることになる．さらに，点眼薬そのものが有する点し心地，利便性などの製剤としての特徴も治療効果に反映する．このように，緑内障のような慢性疾患に対する継続的な点眼治療を成功させるには，多くの要因を考慮して取り組まなくてはならない．

本項ではまず個々の薬物に対する知識を有効性・安全性の面から理解していただき，それに基づく，薬物選択，治療のトライアルと眼圧下降効果の評価，併用点眼の進め方と併用薬について順に述べたい．

1 緑内障治療薬の分類(表1)

局所点眼薬を房水動態の観点から房水産生抑制，流出促進により分類すると3つに分けられる．すなわち，①毛様体からの房水産生，②線維柱帯からSchlemm管経由の房水流出主経路と，③毛様体からぶどう膜強膜間の脈絡膜上腔経由の副経路に作用する薬剤がある(図1)．①房水産生を抑制する薬剤は，主に交感神経β遮断薬，α_2刺激薬，炭酸脱水酵素阻害薬が含まれる．②主経路からの房水流出を促進する薬剤には，間接的に作用する副交感神経作動薬，直接作用するROCK阻害薬が含まれる．③副経路からの房水産生を促進する薬剤には主にプロスタグランジン関連薬(PG関連薬)や交感神経α_2刺激薬が含まれる．また，薬理学的な分類では8種類の点眼薬が存在する．一部の交感神経系の薬剤は2つ以上の作用点を有する(図2)．

以下に各種緑内障治療薬の作用機序，用量，禁忌，副作用などを概説する．副作用禁忌については添付文書に基づき，主要項目のみ記載したので詳細は各薬剤の添付文書を参照していただきたい．

なお，いずれの薬剤もアレルギーを起こすことがあること，また小児に対する安全性は確立していないので，小児には慎重に投与する．さらに妊婦あるいは妊娠している可能性のある女性には，治療上の有益性が危険性を上回ると判断される場合にのみ投与する．多くの薬剤は乳汁へ移行することが報告されているので，授乳

Ⅲ. 緑内障治療薬

表1 点眼薬表

	非選択性交感神経刺激薬	β遮断薬	α₁,β遮断薬	α₁遮断薬	α₂作動薬	副交感神経刺激薬	プロスタグランジン関連薬	イオンチャネル開口薬	炭酸脱水酵素阻害薬	ROCK阻害薬
	ジピベフリン	チモロール カルテオロール ベタキソロール	ニプラジロール レボブノロール	ブナゾシン	ブリモニジン	ピロカルピン	ラタノプロスト トラボプロスト タフルプロスト ビマトプロスト	イソプロピルウノプロストン	ドルゾラミド ブリンゾラミド	リパスジル
主な眼圧下降機序	線維柱帯路流出促進	房水産生抑制	房水産生抑制＋ぶどう膜強膜路流出促進	ぶどう膜強膜路流出促進	房水産生抑制＋ぶどう膜強膜路流出促進	線維柱帯流出促進（間接）	ぶどう膜強膜路流出促進	線維柱帯路流出促進	房水産生抑制	線維柱帯路流出促進（直接）
点眼回数	2回/日	1〜2回/日	1〜2回/日	2回/日	2回/日	4回/日	1回/日	2回/日	2〜3回/日	2回/日
局所副作用										
結膜アレルギー・結膜炎	++	+/−	+/−	+/−	+	+/−	+/−	+/−	+/−	+/−
結膜充血	++	+/−	+/−	+/−	+/−	−	+〜++	+/−	+/−	++
角膜上皮障害	+/−	+/−	+/−	+/−	+/−	+/−	+/−	+/−	+/−	+/−
眼瞼炎	+	+	+	−	+	−	−	+	+	+
縮瞳	−	−	−	−	−	++	−	−	−	−
睫毛多毛	−	−	−	−	−	−	++	+/−	−	−
虹彩・眼瞼色素沈着	−	−	−	−	−	−	+++	+/−	−	−
上眼瞼溝深化	−	−	−	−	−	−	+	−	−	−
全身副作用										
徐脈	−	+	+	−	−	−	−	−	−	−
血圧低下	−	+	+	+/−	+	−	−	−	−	−
頻脈・血圧上昇	+	−	−	−	−	−	−	−	−	−
気管支収縮	−	+〜+++	+++	−	−	+	−	−	−	−
血漿脂質上昇	−	+	+	−	−	−	−	−	−	−

第3章 緑内障の治療

図1 緑内障治療点眼薬の作用部位

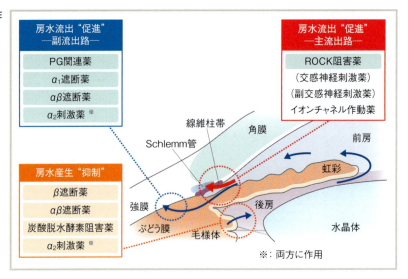

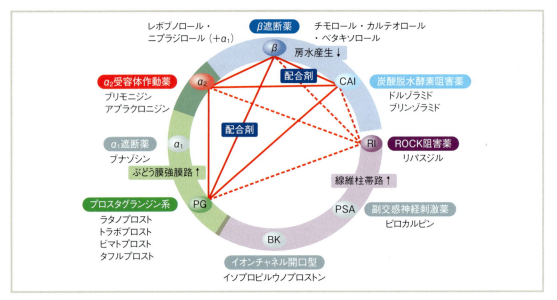

図2 点眼薬一覧

中の女性には投与しない，あるいはやむを得ず投与する場合には血中半減期を考慮して授乳あるいは搾乳による授乳を考慮する．

1）局所投与薬

　点眼薬はすべて，充血，角膜上皮障害，アレルギーを起こしうるが，点眼薬は基剤による副作用と主剤による副作用があり，主剤が共通でも各製剤では基剤が異なるため，副作用が異なることに注意されたい．

a. プロスタグランジン関連薬（PG関連薬）

　①PG関連薬の種類と眼圧下降効果の特徴

　現在，薬剤としては国内外で4種類存在する．一般名はラタノプロスト，トラボプロスト，タフルプロスト，ビマトプロストであり，主としてプロスタノイドFP受容体を介して，ぶどう膜強膜路からの房水流出の増加を促進する．現

在，最も眼圧下降効果が強い薬剤で，1日1回点眼で有効であり，OAGでは約30％，NTGでも約20％の眼圧下降効果が報告されている．安全性については局所の副作用が多いものの全身副作用がない．夜間の眼圧下降効果も維持できる．また病型を選ばず眼圧下降効果が期待できるため，現在第一選択薬となっている．

どの薬物にも共通するが眼圧下降効果には個体差があるため，眼圧下降効果が特に優れたPG関連薬でのノンレスポンダーについて報告されている．しかし，ノンレスポンダーの定義はなく，薬理学的に薬剤の反応性に個体差があると理解すればよい．同系列でも下降効果が異なるため4種類あるなかから副作用も考慮して選択するとよい．また，初回点眼より継続点眼でより眼圧下降効果が得られることもあるため，緊急性がない場合，1ヵ月以上は継続点眼により眼圧下降効果を評価するのが望ましい．また，後述する片眼トライアルが可能な薬剤である．

②PG関連薬の局所副作用とその対処

局所の副作用は種々報告されているが，理解を深めて適切に対処し，眼圧下降効果とのリスクベネフィットのバランスを考慮しながら使用を検討すればよい．いずれの副作用も必ず出現するわけではないし，また点眼を中止すれば改善する．まず，初回点眼時には充血が起きることがほとんどであるが，1週間ほど使用しているうちに充血に対する反応が減弱することが知られており，初回処方時にはその旨を説明しておくと初回処方時の点眼からの脱落を防ぐことができる．充血に対するメタアナリシスではラタノプロスト点眼が最も頻度が少ない．

続いて数ヵ月点眼することにより，プロスタグランジン関連眼周囲症（prostaglandin-associated periorbitopathy：PAP）と呼ばれる副作用が出現することが多い（図3）．睫毛伸長，過多については毛包サイクルが変化して脱落し

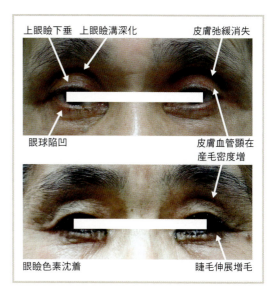

図3　PG関連眼周囲症（PAP）

くくなることによるとされる．眼瞼色素沈着も頻度が高いが，点眼後洗眼することにより軽減できるため，PG関連薬の点眼は洗眼前に点すことを推奨する．また，より長期点眼で上眼瞼溝深化に代表される眼周囲脂肪組織の縮小に伴う副作用が多く出現する．上眼瞼溝深化の程度もラタノプロストが最も弱い．発売当初は充血が目立たないようにするため，就寝時に点眼を推奨していたが，就寝時に点眼したままであれば眼周囲に点眼薬が塗布された状態が持続することが想像され，それによると考えられる副作用が顕著な例が明らかに存在することが経験されてきたため，現在は洗眼前に点眼することを推奨したい．これらの副作用は，特に片眼のみPG関連薬を処方している際に顕在化する．両眼使用の際は徐々に出現し，同程度の変化が両眼に起こるので，顕在化しないため，患者も気づかないことがある．患者が不快に思っている場合は，もちろん他剤に変更して中止したり，手術療法も検討せざるを得ない．

眼表面周囲以外の眼内の副作用としてぶどう膜炎が報告されているが，因果関係は明確でな

く臨床的にはぶどう膜炎でも有効な眼圧下降効果が得られ，ぶどう膜炎患者に投与してフレア値を検討した報告はあるが，上昇していなかった．嚢胞状黄斑浮腫の報告もあるが，侵襲が強い手術後に使用すると眼表面バリアが破壊されているため，点眼成分が後極に至る可能性が高いため起こりうる副作用と理解している．また，ヘルペス性角膜炎の惹起も報告されているが，他剤でも同様に報告されているうえに，多剤併用時には眼表面疾患の頻度が高くなるため，当然起こりうると考える．いずれも頻度は低い副作用なので基本的に処方時に説明は不要と考える．

PG関連薬のラタノプロストは長期にわたり世界的に処方されている薬剤で有効性・安全性の面で十分評価されている薬剤として，WHOでも推奨薬に選択されている．そのため，国内でもジェネリックが30種類近く存在する状況になっている．ジェネリック医薬品推奨の昨今では処方されることが多いが，先述のように基剤がすべて異なるため，変更による眼表面の副作用には注意されたい．また，先発品では副作用が強い場合に，あえて基剤成分の異なる後発品を処方することも多い．特に多くの製剤の基剤に使用されている防腐剤塩化ベンザルコニウムに対してアレルギーや点状表層角膜炎が起こりやすい患者には，防腐剤濃度が異なるあるいは非含有製剤を選択するのは好ましい．一方，防腐剤がないことにより薬剤の眼内移行が減弱する可能性が示唆されるが，PG関連薬は幸いにも薬物動態に優れ，防腐剤などの基剤に依存せず眼内移行がよい薬剤であるため，基剤の相違が眼圧下降効果に影響することはないと考えてよい．

b. 交感神経β受容体遮断薬（β遮断薬）（表1）
① β遮断薬の種類と眼圧下降効果の特徴
交感神経β遮断薬はPG関連薬の登場までは第一選択薬であり，十分な有効性・安全性の評価が得られており，現在でも第一選択薬として使用してよい薬剤で，PG関連薬と併用することがほとんどである．眼圧下降はPG関連薬に次いで効果が強い．β遮断薬のなかでも受容体選択性の点で3種類に分類され，①β受容体非選択性遮断薬としてチモロール，カルテオロール，②β_1受容体選択性遮断薬として，ベタキソロール，③$\alpha_1\beta$遮断薬としてレボブノロール，ニプラジロールが現在存在する．作用点は，毛様体における交感神経β受容体を阻害することによる房水産生の減少が主体で，β_1選択性が高いベタキソロールは眼内にβ_1受容体が少ないことから眼圧下降効果が他剤と比較して弱い．β遮断薬は本来1日2回点眼が眼圧下降の維持に必要であるが，一部基剤を改良して徐放剤として製剤化されているものがあり，1日1回点眼が可能となっている．β遮断薬の眼圧下降は単剤ではチモロールが最も強い．病型は選ばず眼圧下降効果が得られる．β遮断薬の薬剤の特徴として，夜間の眼圧下降効果が日中に比較して弱いことがあげられる．理由としては日中は交感神経の活動亢進に伴う房水産生が基礎分泌に上乗せされていると考えられ，夜間では交感神経の活動が沈静化しているため，薬剤の効果が発揮されず，房水産生抑制効果がほとんど見られなくなると考えられる．もちろん交感神経の活動は個人差があるので，β遮断薬による夜間の眼圧下降効果については個人差があると推測される．また，チモロールはβ受容体に対してfull agonist作用を持つため，長期的な使用によりβ受容体の発現が増強して効果が減弱するtachyphylaxis減少が起こるとされる．カルテオロールはpartial agonistであり，この減少は出現しないとされる．

② β遮断薬の副作用
β遮断薬の副作用で注意すべき点は，主として鼻粘膜から吸収され全身循環に乗ることで起

こる呼吸器系の副作用と循環器系の副作用である。呼吸器系の副作用として、β受容体遮断による気管支平滑筋収縮作用により、喘息発作の誘発・増悪が見られるおそれがあることから、気管支喘息、またはその既往歴のある患者、気管支痙攣、重篤な慢性閉塞性肺疾患のある患者には禁忌である。また、循環器系の副作用は、β受容体遮断による陰性変時・変力作用により、これらの症状を増悪させるおそれがあるため、コントロール不十分な心不全、洞性徐脈、房室ブロック（II，III度），心原性ショックのある患者には禁忌である。基本的に不整脈のある患者には禁忌である。処方時には患者が自らの呼吸器系、循環器系の疾患に気づいていないことが、特に高齢者で多いと考えられるため、注意喚起されたい。喘息発作や重度不整脈は致死性であり、たかが点眼ということで侮らないようにしたい。また特に高齢者は点眼回数を多くしたり、一度に何滴も点眼したりすることがまま見受けられるため、慎重投与の対象患者である。また、軽度の全身副作用の際も、患者の自覚もあるにもかかわらず加齢によるものと考え申告しなかったり、医者側も呼吸器循環器系の副作用の問診を怠ったりするために、見逃されていることが臨床の現場では多いと考えられる。また、全身副作用として、脂質代謝異常が亢進したり、抑うつ傾向を呈する可能性があるが、特に後者は極めて把握しにくい副作用である。同じくβ遮断薬のカルテオロールは交感神経賦活様作用があるために、全身副作用の頻度が少ない薬剤である点が大きな特徴である。β_1受容体選択性の高いベタキソロールは上記の副作用が起こりにくいが、残念ながら眼圧下降効果が弱い。

β遮断薬の局所副作用で注意すべきは、眼表面麻酔作用による角膜上皮障害、涙液減少症である。特にベタキソロールとチモロールは膜安定化作用が強いため、涙液分泌反射ループが遮断されることで、角膜上皮障害が出やすいとされる。ただし、製剤の基剤による副作用や、多剤併用していることも、角膜上皮障害の原因となることも留意されたい。

c. 炭酸脱水酵素阻害薬（局所投与製剤）

① 炭酸脱水酵素阻害薬の種類と眼圧下降効果の特徴

現在点眼薬としてドルゾラミド、ブリンゾラミドの2種類が存在する。作用点は毛様体における炭酸脱水酵素タイプ2の阻害による房水産生抑制である。炭酸脱水酵素阻害薬は長年アセタゾラミドに代表される内服薬しかなかったが、点眼製剤化に成功し全身副作用がなくなった。

ドルゾラミド点眼薬は1日3回、ブリンゾラミド点眼薬は1日2回点眼が必要である。どちらも眼圧下降効果には差がない。房水産生基礎分泌抑制効果により夜間も眼圧下降効果が持続するため、交感神経系薬剤より日中の眼圧下降効果には劣るが、夜間の眼圧下降効果に優れるのが特徴である。PG関連薬、β遮断薬に続いて第二選択薬として重要な薬剤である。病型は選ばず眼圧下降効果が得られる。

② 炭酸脱水酵素阻害薬の副作用

眼刺激症状、結膜充血、点眼直後の朦視、アレルギー性結膜炎、眼瞼炎、角膜炎といったどの薬剤にも共通するものばかりであり、副作用が少なく使いやすい。ただし、製剤の特徴としてドルゾラミド製剤は酸性よりで眼刺激感が強い一方、ブリンゾラミド製剤は中性で懸濁液なので、しみる感はないが一過性の霧視が生じる。

d. 交感神経α_2受容体刺激薬

① 交感神経α_2受容体刺激薬の種類と眼圧下降効果の特徴

2種類存在するが、長期点眼に使用できるものはブリモニジン点眼液のみで、アプラクロニ

ジンは，長期に使用できず，レーザー手術後の一過性眼圧上昇の予防として，手術前後に用いるのみである．

作用は交感神経α_2受容体に作動し，房水産生の減少とぶどう膜強膜路からの房水流出促進を促進するもので，チモロールに次ぐβ遮断薬，炭酸脱水酵素阻害薬と同様な眼圧下降効果が得られる．病型は選ばず使用可能であり，他剤との併用効果も期待できる．夜間の眼圧下降効果は日中に比べると劣る．

② 交感神経α_2受容体刺激薬の副作用

局所では，点眼直後一過性に血管収縮が起きるため結膜蒼白する．軽度の散瞳や眼瞼挙上，口渇，鼻の乾燥感が起きることがある．いずれも交感神経刺激による副作用である．長期連用で濾胞性結膜炎やアレルギー性眼瞼結膜炎が生じる頻度が高い．数ヵ月経ってから起こることが多いので，特に後者の場合は中止が望ましい．全身副作用として，血圧低下やめまい感やふらつきが起こることがある．ブリモニジンは薬理学的に強いα_2受容体刺激作用をもつクロニジンを改良して，脳血管関門を通過しにくい薬物動態を有する薬剤であるが，脳血管関門が未完成な乳幼児は禁忌である．

e. Rhoキナーゼ阻害薬（ROCK阻害薬）

① ROCK阻害薬の眼圧下降効果の特徴

リパスジルは世界ではじめて製剤化に成功した直接線維柱帯主経路の房水流出促進作用を有する薬剤である．本来の眼圧上昇機序についてはいまだに不明であるが，少なくとも線維柱帯からSchlemm管の流出抵抗上昇は生理的に証明されており，また組織学的にも細胞外マトリックスが主経路に沈着してくることから，主経路の抵抗を減らす薬剤については長年模索されてきた．そのなかで，細胞骨格形成に重要なアクチンの重合化を阻害することで，線維柱帯細胞の細胞骨格変化を促す薬剤がROCK阻害薬である．ROCK阻害薬はアクチン重合化などの細胞骨格形成への細胞内シグナルの途中にあるプロテインキナーゼであるRhoキナーゼの特異的阻害薬である．

研究が進み，実際の作用機序はこれ以外にも，Schlemm管内皮の細胞間隙を広げる作用や，長期的に細胞外マトリックスを変化させて房水流出を促進する作用があると報告されている．生化学的に細胞内シグナルへの作用が明確な薬剤で，他剤のように受容体に作用する薬剤とは異なる作用機序を有する．眼圧下降効果は線維柱帯細胞の反応に依存するため，線維柱帯の傷害が少ないほど効果が高いことが推測され，実際に開発段階では正常人であるほど効果が高い．第三相臨床治験では高齢者での効果がやや減弱，20 mmHg台の高眼圧からの眼圧下降効果では10 mmHg台後半になるとされるが，NTGでの効果は証明されていない．また周辺虹彩前癒着が強く，線維柱帯が閉塞した閉塞隅角緑内障では効果がないと考えられ，ぶどう膜炎などの続発緑内障，落屑緑内障での効果はいまだ評価段階である．作用機序から見てステロイド緑内障への効果は期待できるが，原疾患による主経路への影響もあるため，今後の検討が待たれる．現時点では確実に下降するのは原発開放隅角緑内障（広義）であり，若年層のほうが効果が強いと考えられる．

以上のような特徴的な作用機序を持つROCK阻害薬は1日2回点眼であるが，その眼圧下降作用はβ遮断薬と同等で第二選択薬としてよいが，適応病型に限界がある可能性がある．作用時間は薬理学的に短時間であり，眼圧下降効果のピークは点眼後約2時間，トラフでの効果はほとんどなくベースライン眼圧に戻る．したがって，眼圧下降効果の評価は時間依存的であり，トラフにあたる時間での眼圧下降効果の評価は困難である．他剤との併用効果は作用機序が明確に違うことで期待できるが，今

後の報告が待たれる．夜間の眼圧下降効果も日中と変化がない．

② ROCK 阻害薬の副作用

点眼毎に生じる一過性の結膜充血が顕著であり，これは血管平滑筋にも Rho キナーゼが存在するために起きる副作用であるから，程度の差はあれ点眼すれば必ず起きる副作用といえる．しかし，数分後に充血が始まって，30分から1時間をピークに減弱し，2時間後には消失する特徴的な充血であり，患者説明を十分にしてあれば忍容可能な副作用である．長期的に使用していると，急に結膜炎，眼瞼炎を発症することがあり，その際は直ちに中止する．機序は不明である．

f. 副交感神経刺激薬

① 副交感神経刺激薬の眼圧下降効果の特徴

ピロカルピンは副交感神経 M3 受容体に作用する受容体作動薬であり，毛様体筋を収縮させ，間接的に主経路の房水流出間隙を拡大させて流出抵抗を下げて眼圧を下降させる．長い歴史があり，有効性・安全性が評価されている薬剤であるが，1日点眼回数は4回と回数が多いことと後述する副作用の点で，対象疾患は限られる．主として若年者の緑内障や，原発閉塞隅角症，手術への補助点眼などに利用されている．眼圧下降効果は病型，個人により異なり，極めてよく下がる例を経験するが，その機序は明確ではない．

② 副交感神経刺激薬の副作用

毛様体筋および瞳孔括約筋に作用するため，縮瞳による暗黒感，視力低下，毛様体筋収縮による調節障害，近視化は必発であり，眉毛痛，毛様痛もよく経験される．特徴的な核白内障も長期点眼では極めて多い．また縮瞳が持続し虹彩後癒着しやすく，また血液房水柵が破綻しやすく，眼内フレア値も上昇するため，虹彩炎の患者には禁忌である．また，気管支喘息の患者，

網膜剥離の危険のある患者では注意を要する．悪性緑内障では毛様筋の収縮により毛様体ブロックが増悪するため禁忌である．水晶体亜脱臼や膨隆白内障による緑内障では眼圧がかえって上昇する場合があるので注意を要する．いずれも副交感神経の作用なので適応と副作用は十分理解できる．

g. 交感神経 α_1 受容体遮断薬（α_1 遮断薬）

ブナゾシンは α_1 遮断薬で経ぶどう膜強膜房水流出の増加を促進する1日2回点眼薬である．眼圧下降効果は β 遮断薬に劣る．

h. イオンチャネル開口薬

イソプロピルウノプロストンは当初 PG 関連薬に属していたが，作用機序が異なることが報告され，BK チャネルを開口させることによる線維柱帯路からの房水流出の増加が主たる作用であるとされる．1日2回点眼であるが，眼圧下降効果は β 遮断薬，炭酸脱水酵素阻害薬，α_2 作動薬に劣る．

i. 交感神経非選択性刺激薬

ジピベフリンは1日2回点眼で，非選択的に交感神経受容体を刺激するエピネフリンのプロドラッグであり，開発当初はエピネフリンの副作用を軽減できることで有効であったが，その後交感神経系の薬剤は β 受容体，α_1，α_2 受容体と選択的な薬剤が開発されたので，現時点では処方する機会は少ないと考える．

j. 配合点眼薬

① 配合点眼薬の種類と特徴（表2）

国内では配合点眼薬には2系統あり，1日1回点眼の PG 関連薬と β 遮断薬の配合薬，1日2回点眼の β 遮断薬と炭酸脱水酵素阻害薬の配合薬である．PG 関連薬と β 遮断薬の配合薬は4種類，ラタノプロスト／チモロールマレイン酸塩，

第3章　緑内障の治療

表2　配合点眼薬一覧

カテゴリー	PG関連薬＋β遮断薬				β遮断薬＋炭酸脱水酵素阻害薬	
成分名	ラタノプロスト＋チモロール0.5％	トラボプロスト＋チモロール0.5％	タフルプロスト＋チモロール0.5％	ラタノプロスト＋カルテオロール2％	チモロール0.5％＋ドルゾラミド1％	チモロール0.5％＋ブリンゾラミド1％
先発製品名	ザラカム	デュオトラバ	タプコム	ミケルナ	コソプト	アゾルガ
点眼回数	1日1回				1日2回	

トラボプロスト／チモロールマレイン酸塩，タフルプロスト／チモロールマレイン酸塩の3種のチモロールとの配合剤に加え，ラタノプロスト／カルテオロール塩酸塩も発売された．β遮断薬と炭酸脱水酵素阻害薬の配合薬はドルゾラミド塩酸塩／チモロールマレイン酸塩，ブリンゾラミド塩酸塩／チモロールマレイン酸塩の2種類である．いずれの製剤も単剤併用なら倍以上の点眼回数が必要である．副作用は単剤の副作用と同一であるが，いずれもβ遮断薬が配合されているので同薬剤の全身副作用への懸念を忘れないようにしたい．

2）全身投与薬

a. 炭酸脱水酵素阻害薬（全身投与製剤）

炭酸脱水酵素阻害薬であるアセタゾラミドは毛様体における炭酸脱水酵素の阻害による房水産生抑制作用による眼圧下降効果を示し，アセタゾラミド内服であれば，1日250〜1,000 mgを経口投与，アセタゾラミド注射用 1日250〜1,000 mgは静脈内または筋肉内注射で投与する．眼圧下降効果は点眼より強力であるが，副作用が下記のように多岐にわたり頻度も高いため，基本的には点眼多剤併用でも目標眼圧が得られない場合や，手術前に一時的に下げておくときに用いるのが標準である．長期的に使用することは推奨しないが，血液検査を定期的に行いながら副作用を確認し，自覚的にも副作用が

少ない場合は継続使用は可能である．炭酸脱水酵素阻害薬全身投与で毛様体腫脹により閉塞隅角を悪化，不顕性化させる場合があり，慢性閉塞隅角緑内障への長期投与は推奨しない．

主な副作用は以下の通りである．一過性近視，四肢のしびれ感，味覚異常，代謝性アシドーシス，低カリウム血症，高尿酸血症，食欲不振，胃腸障害，悪心，嘔吐，下痢，便秘，多尿，頻尿，腎・尿路結石，急性腎不全，易疲労性，全身倦怠感，眠気，めまい，性欲減退，抑うつ，精神錯乱，再生不良性貧血，溶血性貧血，無顆粒球症，薬疹，皮膚粘膜眼症候群（Stevens-Johnson症候群），中毒性表皮壊死症（Lyell症候群），ショック．

また，禁忌として，

A．本剤の成分またはスルホンアミド系薬剤に対し過敏症の既往歴のある患者

B．肝硬変などの進行した肝疾患または高度の肝機能障害のある患者［血中アンモニア濃度を上昇させ，肝性昏睡を誘発するおそれがある］

C．無尿，急性腎不全の患者（本剤の排泄遅延により副作用が強く現れるおそれがある）

D．高クロール血症性アシドーシス，体液中のナトリウム・カリウムが明らかに減少している患者，副腎機能不全・Addison病の患者［電解質異常が増悪されるおそれがある］があげられる．

さらに，慎重投与として，①重篤な冠硬化症

126

Ⅲ. 緑内障治療薬

または脳動脈硬化症の患者[急激な利尿が現れた場合，急速な血漿量減少・血液濃縮をきたし，血栓塞栓症を誘発するおそれがある]，②重篤な腎障害のある患者[本剤の排泄遅延により副作用が強く現れるおそれがある]，③肝疾患・肝機能障害のある患者[血中アンモニア濃度を上昇させ，肝性昏睡を誘発するおそれがある]，④糖尿病または耐糖能異常のある患者[血糖値の異常変動が報告されている]，⑤レスピレータなどを必要とする重篤な高炭酸ガス血症の患者[アシドーシスを進行させることがある]，⑥ジギタリス，糖質副腎皮質ホルモンまたはACTHを投与中の患者，⑦減塩療法時の患者[低ナトリウム血症を起こすおそれがある]，⑧高齢者，⑨乳児，と全身的に注意しながら使用する薬剤である.

b. 高張浸透圧薬

マンニトールとグリセリンの2種類が用いられており，いずれも点滴静注により一過性の血液浸透圧を高めることで，硝子体からの水の吸収を行い，硝子体容積を減らすことができるため，結果的に眼圧が下降する. 当然短時間しか効果がないので，急性緑内障発作など緊急時に使用するのが原則である. 長期連用投与は下記の副作用が持続し，患者には危険性が高まるだけであり，使用すべきではない. 早急に眼圧下降手術が必要である.

製剤としては，20％D-マンニトール，15％D-マンニトール+10％果糖，15％D-マンニトール+5％D-ソルビトール，10％グリセリン+5％果糖（グリセオール）があり，1回300〜500mLを通常5〜15mL/kg点滴静注（ただし，D-マンニトールとして1日量200gまで）する.

主な副作用は，頭痛，めまい，口渇，悪心，下痢，悪寒，利尿，尿閉，血尿，脱水・電解質異常，腎不全，狭心症，うっ血性心不全，肺水腫，糖尿病性昏睡（果糖を加えた製剤），反動性眼圧上昇がある.

禁忌は急性頭蓋内血腫のある患者（急性頭蓋内血腫を疑われる患者に，頭蓋内血腫の存在を確認することなく本剤を投与した場合，脳圧により一時止血していたものが，頭蓋内圧の減少とともに再び出血し始めることもあるので，出血源を処理し，再出血のおそれのないことを確認しない限り，本剤を投与しないこと）. また，果糖を加えた製剤では，遺伝性果糖不耐症の患者（果糖が正常に代謝されず，低血糖症などが発現し，更に肝不全や腎不全が起こるおそれがある）には禁忌である. さらに慎重投与は，脱水状態の患者，尿閉または腎機能障害の患者，うっ血性心不全のある患者，尿崩症の患者，高齢者である.

2 薬剤の選択

緑内障治療の原則は，眼圧上昇の原因があればまずそれに対処しながら，薬物治療が可能な場合は点眼治療から開始する. 薬物治療選択基準の最大の要素は眼圧下降効果であり，続いて安全性やアドヒアランスを保つ要素を考慮する（図4）. 同一作用機序の薬剤は併用してはならない. 眼圧下降効果にも様々な要素があり，最大眼圧下降効果の程度，日中と夜間の眼圧下降効果の有無，適応病型の有無も薬剤毎に異なる. 安全性は局所の副作用か，全身の副作用か，またアドヒアランスの面では，1日の点眼回数，点し心地や点眼薬保存の利便性，点眼しやすさなどの操作性も考慮する. 単剤治療では目標眼圧に達しない場合は，最小限の薬物で最大限の眼圧下降効果が得られるように多剤併用療法を行う. 常に選択の際には，目の前の患者に対して最適な薬剤を様々な観点から考慮しながら処方する必要がある. これらの点から既存の薬物から選択肢に入る薬剤は5薬剤，すなわちPG

127

図4 薬剤選択基準要素

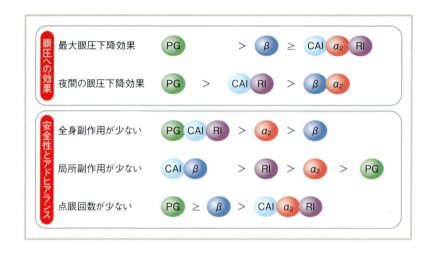

関連薬，β遮断薬，炭酸脱水酵素阻害薬，$α_2$刺激薬，ROCK阻害薬となろう．またこれら5薬剤の併用点眼も患者のアドヒアランスの点で極めて困難であり，たとえ配合点眼薬を使用したとしても製剤として3剤ぐらいが限界であり，それ以上使用する必要があれば手術治療により眼圧下降を行うほうがよいと考える(図2).

開放隅角緑内障においては，プロスタグランジン関連薬が最も優れた眼圧下降効果と点眼回数，副作用の面で良好な忍容性により，第一選択薬として最も使用されている[1]．続いて眼圧下降効果と忍容性の面でβ遮断薬も第一選択になり得るが，禁忌，副作用に留意して選択する．

第二選択薬として，炭酸脱水酵素阻害薬点眼，$α_2$刺激薬，ROCK阻害薬，$α_1$遮断薬，イオンチャネル開口薬，交感神経非選択性刺激薬，副交感神経刺激薬などの点眼薬があげられるが，前述のとおり，眼圧下降効果には多剤併用でもアドヒアランスの面でも限界があり，房水産生抑制，主経路・副経路流出抑制作用の3作用点から考えて，最高でも4剤3製剤が限界であると考える．当然，多剤併用時においては，配合点眼薬はアドヒアランス向上に有用である[2]から，積極的な使用が必要である．具体的にはPG関連薬，β遮断薬を中心として，炭酸脱水酵素阻害薬点眼，$α_2$刺激薬，ROCK阻害薬が主要5剤，このうち2剤を配合点眼薬にして3製剤と考えてよい．ただし，ROCK阻害薬の適応病型は現時点で限定される．これ以上の点眼の使用は有効性・安全性が劣るばかりである．

3 治療トライアルと眼圧下降の評価

薬物の眼圧下降効果判定は極めて難しいのが現実である．個人差があり，かつ眼圧には日々変動や日内変動があることも留意し，眼圧測定の誤差も考える．特に開放隅角緑内障の場合，緑内障点眼治療は長期にわたる使用が必要であり，初回点眼治療の導入がうまくいかないと，患者のアドヒアランスも悪くなる．したがって，点眼薬の導入にあたって，ベースライン眼圧を把握したうえで，さらに片眼に投与して，点眼時間と眼圧測定時間の関係を考慮し，その眼圧下降効果や点眼早期の副作用を判定(片眼トライアル)し，効果を確認の後両眼に投与を開始することが望ましい[3]．具体的にはベースライン眼圧は3回測定したい．また患者が定期的に通院可能な時間も考慮する．朝や夕方とまちまちであると日内変動の影響が大きく出るため，眼圧下降効果の評価が困難である．もっと

も患者の生活リズムにより日内変動自体が日々一定しない可能性もある．また，時間薬理学的観点から点眼時間と最大眼圧下降時間の関係を十分に念頭に置いて判断する．特にROCK阻害薬の効果は点眼後2時間後あたりで評価するのが望ましい．片眼トライアルは特にPG関連薬や炭酸脱水酵素阻害薬で有効であると考えるが，β遮断薬では非投与眼にも若干の眼圧下降効果があるので評価の際には考慮する．ただ単剤での効果は判定しやすいが，多剤併用時には単剤ほどの薬剤の下降効果が得られないため，評価がより困難になることは否めない．

4 薬物併用を考慮する際の留意点

前述したが，箇条書きで要点を絞ると，
① 薬剤の効果がない場合，効果が不十分な場合，あるいは薬剤耐性が生じた場合は，まず薬剤の変更を考慮し，単剤（単薬）治療を目指す．
② 単剤（単薬）での効果が不十分であるときには多剤併用療法（配合点眼薬を含む）を行い，追加眼圧下降効果とともに副作用に留意する
③ 多剤併用療法の際には配合点眼薬の使用により，患者のアドヒアランスやQOLの向上も考慮すべきである
④ 決められた用法より点眼回数や点眼量を増やしても，眼圧下降効果は増加せず副作用が増す
⑤ 眼圧下降効果，副作用，アドヒアランスに与える影響などを考えると，多剤（配合点眼薬も含めて3剤以上）を要するときはレーザー治療や観血的手術など他の治療法も選択肢として考慮する
以上の観点から，薬物点眼治療を行うことが肝心である．

5 併用療法と配合点眼薬

薬物治療では，単剤での効果が不十分であるときには併用療法を行う．現在の点眼薬での併用使用の候補薬剤は，作用点と眼圧下降効果を考慮して，PG関連薬，β遮断薬，炭酸脱水酵素阻害薬，α_2刺激薬，ROCK阻害薬などである．

併用処方時には，薬理学的な作用点が同じ薬剤を選択してはならない．たとえば，2種類のPG関連薬や，2種類のβ遮断薬併用，炭酸脱水酵素阻害薬の点眼剤と内服の併用などである．交感神経系の薬剤は多数あり，作用する受容体が異なれば併用は可能であるが，交感神経非選択性刺激薬と他の交感神経系の薬剤の併用は意味がない．経ぶどう膜強膜流出を増加させるプロスタグランジン関連薬と経ぶどう膜強膜流出を減少させるピロカルピンの併用など，薬理学的にあるいは眼圧下降機序として相応しくない組み合わせはあるが，実際はこれらの併用によって眼圧下降が得られることもある．配合点眼薬の処方時には，併用薬に配合点眼薬と同系統の薬剤が含まれないよう留意することはいうまでもない．

配合点眼薬（**表2**）には2系統あり，1日1回点眼のPG関連薬とβ遮断薬の配合薬，1日2回点眼のβ遮断薬と炭酸脱水酵素阻害薬の配合薬である．副作用は単剤の副作用と同一であるが，チモロール含有製剤が多いので，チモロールの全身副作用への懸念を忘れないようにしたい．配合点眼薬はアドヒアランスの改善を主たる目的に認可された製剤である．点眼回数が単剤併用と比べ半減することと，当然管理本数も減り，利便性が向上することが期待され，経済的にも有利である．したがって，単眼併用から配合剤への切替試験を行うと，薬理学的には同一であるべきだが，臨床的には眼圧下降効果が向上することがよく報告されている．それぞれの眼圧下降効果と副作用は本来の含有薬による

が，PG関連薬とβ遮断薬チモロールとの配合点眼薬1日1回点眼製剤だけが，チモロールを1回しか点眼しないことになるため，薬理学的には終日の眼圧下降効果は単剤併用点眼と比較すれば劣るはずである．しかし，臨床的には単剤併用点眼と比べ，配合点眼薬によるアドヒアランスの改善効果のほうが高い可能性があり，結果的には有効性には差がない可能性がある．したがって，上記の6種類点眼はいずれにしても単剤から切り替えることで有効性については非劣性である可能性が期待される．

6 点眼指導とアドヒアランス向上の重要性

慢性疾患で自覚症状に乏しい緑内障においては，点眼による治療のアドヒアランスが極めて悪いことが判明している．そもそも，点眼による眼圧下降効果を自覚できる患者はほとんどいない．また初期患者ほど緑内障による視野障害の自覚もないため点眼治療の必要性を感じないし，また進行した患者でも，視野は改善せず後期では進行も早いため，なおさら点眼治療に対して疑問を抱いたりする．なおかつ矛盾したことに点眼しかも多剤併用によりかえって副作用のほうが自覚される機会が増えることになる．したがって，患者は点眼のメリットよりデメリットが強くなり，点眼する意思がなくなってしまうのが現実である．点眼は患者自らの意思で実行する治療法であり，いかによい処方をしても点眼がうまくいかなければ治療薬の効果は発揮されない．残念ながら，現実的には若い人ほど点眼の継続率が悪く，また，点眼回数本数が多いほど脱落も多いことがわかっている．また点眼しているつもりでも，間をあけず連続点眼したり，数滴点眼したり，瞬目が多い，といった不適切な点眼を行うと，効果減弱や副作用増加につながる．結果として，点眼に対する

アドヒアランスが悪いことが，緑内障の進行に関与することが示されている[4,5]．眼圧下降薬処方の際には，正しい点眼薬の選択をすることはもちろんだが，それ以上に正しい点眼方法を指導することが重要である．点眼薬の眼内移行を増して効果を増大し，全身移行を減じて全身の副作用を軽減したり，局所の副作用を軽減すれば，良好な眼圧下降が得られるとともに，副作用に対しても忍容できることになる．正しい点眼方法は，

・点眼前に手を洗う
・点眼瓶の先が睫毛に触れないように注意する
・点眼は1回1滴とする
・点眼後は静かに閉瞼し，涙囊部を圧迫する
・目のまわりにあふれた薬液は拭き取り，手に付いた薬液は洗い流す
・複数の点眼液を併用するときは，5分以上の間隔をあけて点眼する

である．医師だけでなく医療従事者全体で，正しい点眼方法について啓蒙を行うことが必須である．

点眼を中心とした長期にわたる眼圧下降治療を患者に課すことは，いくらわれわれが正しい薬剤選択をしても，他の医療行為と比べ患者の協力なしには達成できない治療方法である．正しい点眼方法と継続点眼によりはじめて治療効果が出る緑内障薬物治療には，多面的な要素が複雑に絡み合っていることから，われわれは点眼薬に精通することはもちろん，それを点眼する患者の立場に立って，正しい眼圧下降評価とそのフィードバック，適切な副作用に対する対処を行う必要がある．

● 文献
1) Li T et al：Comparative effectiveness of first-line medications for primary open-angle glaucoma：a

systematic review and network meta-analysis. Ophthalmology **123**：129-140, 2016

2）Hollo G et al：Fixed-combination intraocular pressure-lowering therapy for glaucoma and ocular hypertension：advantages in clinical practice. Expert Opin Pharmacother **15**：1737-1747, 2014

3）Dayanir V et al：The one-eye trial and fellow eye response to prostaglandin analogues. Clin Exp Ophthalmol **36**：136-141, 2008

4）Tsai JC：A comprehensive perspective on patient adherence to topical glaucoma therapy. Ophthalmology **116**：S30-S36, 2009

5）Chen PP：Blindness in patients with treated open-angle glaucoma. Ophthalmology **110**：726-733, 2003

レーザー手術

有村尚悟，稲谷　大

1 レーザー虹彩切開術

1) 歴史

1956年にキセノン光を用いた人工瞳孔形成が報告されているが[1]，角膜混濁や水晶体混濁などの合併症が多く臨床応用にはならなかった．その後，ルビーレーザーの照射を経て，アルゴンレーザーの使用による虹彩切開術が行われるようになった．のちに，レーザー光を予定照射部位に効率的に集光可能なコンタクトレンズの使用や短時間照射が普及したことにより，レーザー虹彩切開術は一般的に広く行われることとなった．

2) 手術原理

虹彩周辺部をレーザーにより穿孔し，前後房間の交通を作成する．その後，虹彩を膨隆させていた後房の房水が前房に導かれることによって，瞳孔ブロックを解除する．したがって，隅角線維柱帯以降の房水流出機能が障害されている症例では眼圧下降が得られない．

3) 適応

瞳孔ブロックを引き起こす病態，すなわち閉塞隅角症・原発閉塞隅角緑内障などの狭隅角眼，水晶体膨隆・脱臼，虹彩後癒着，プラトー虹彩，小眼球などが適応となる．そのなかでもレーザー虹彩切開術のよい適応である，急性緑内障発作（図1）は放置すると失明の危険性が高く，可及的速やかに対応する．できるかぎり早期に介入することで，ダメージを受けた視力・視野は回復することもある．適応があっても安全に施行できない場合，たとえば角膜混濁による視認性の低下や，施行病院における器具が不十分であるというような問題，認知症などの全身状態に問題がある場合は，観血的に水晶体再建術や周辺虹彩切除術なども考慮に入れるべきである．アルゴンレーザー虹彩切開術後は角膜内皮細胞面積の増加，あるいは角膜内皮細胞密度の減少を経験する場合があり，滴状角膜や，角膜ジストロフィーなど角膜内皮に問題がある症例は，術後短期的・長期的に水疱性角膜症をきたす可能性があるので，アルゴンレーザーを使用せず，Nd:YAGレーザーのみを用いて行うことも考える．

4) 術前処置

術後の眼圧上昇防止のため，照射の30分〜1時間前には1％アプラクロニジンの点眼を行う．また，30分〜1時間前に1〜2％ピロカルピン点眼を複数回点眼し，縮瞳させ虹彩の菲薄化を図っておく．急性緑内障発作で眼圧高値が続き，角膜浮腫が高度でレーザー虹彩切開術が難しい場合には，高浸透圧薬である20％マンニトールを約1〜2g/kg，45〜60分ほどで点滴静注するか10％グリセロールを同様に点滴静注する．また前房内の炎症軽減にはリンデロン点眼液を処方する．

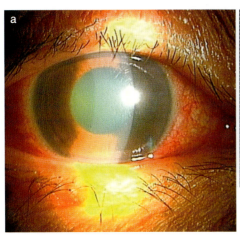
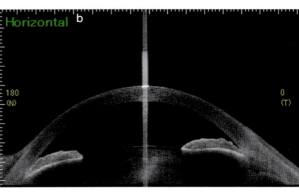

図1　急性緑内障発作眼
a：毛様充血・中等度散瞳・角膜浮腫を認める．
b：前眼部OCTでみた急性緑内障発作．隅角閉塞を認める．

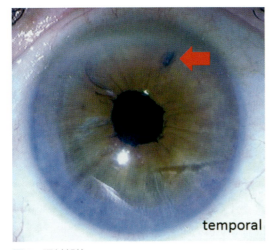

図2　照射部位
赤矢印：LI穿孔部位　12時方向は避け，上耳側または上鼻側を穿孔する．

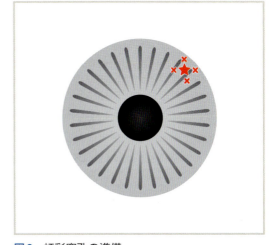

図3　虹彩穿孔の準備
予定穿孔部位周囲の虹彩を進展させる．
★：予定穿孔部位　×：照射部位

5）手術方法

　コンタクトレンズは虹彩切開用のAbrahamコンタクトレンズや，Wiseコンタクトレンズを使用する．照射部位は気泡が蓄積して照射の妨げになりやすい12時方向は避け，複視を避けるため上眼瞼に隠れる上方耳側，あるいは鼻側が適している（図2）．ただし，老人環の部位は避けて，角膜混濁のない透明な部位を選択する．第一段階として，アルゴングリーンレーザー（514 nm）を用いて，200〜500 μm，200 mW，0.2秒で4〜5発，予定照射部位を囲むよう照射して，虹彩の穿孔予定部位を進展させる（図3）．第2段階として50 μm，1,000 mW，0.02〜0.05秒，数十発〜数百発で虹彩を穿孔させる．Nd:YAGレーザーを併用する方法もあり，その場合，第2段階で虹彩を穿孔可能なまで菲薄化させたあと，第3段階としてNd:YAG

第3章 緑内障の治療

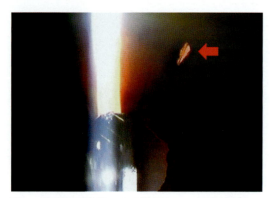

図4 細隙灯顕微鏡による徹照光で，虹彩が穿孔したことを確認する
赤矢印：穿孔部位

レーザーを用いる．3.0〜6.0 mJ/発（機種により異なる）で数発照射し虹彩を穿孔させる．穿孔させた際の目安として，gun smokeと呼ばれる油煙状の色素が前房内に湧出するのが確認されたら，虹彩が全層切開されたと考える．虹彩切開の大きさは，150〜200μm程度あけば，十分であると考える．照射中に気泡が生じた場合は，気泡の下や，横を照射する．孔が確実に空いたことを確認するため，細隙灯顕微鏡の徹照光を用いて，眼底からの反射光が作成した孔から反射していることを確認する（図4）．

6）術後管理

術後1〜3時間は眼圧測定を行い，一過性眼圧上昇の有無を確認する．眼圧上昇の有無など，必要に応じて，高浸透圧薬点滴静注や炭酸脱水酵素阻害薬内服を行う．術後炎症は自然に消退することが多いが，炎症の程度によりステロイド薬点眼を考慮する．

7）合併症

a．眼圧上昇

アルゴンレーザー，Nd:YAGレーザーともに，10 mmHg以上の眼圧上昇が30〜35％に見られる．アプラクロニジン点眼を用いても，術後1〜2時間後に10 mmHg以上の眼圧上昇をきたす例があり，眼圧上昇が生じた場合には，高浸透圧薬点滴静注や炭酸脱水酵素阻害薬内服などにより眼圧下降を図る．

b．前房出血

アルゴンレーザーには，熱凝固作用があり通常は前房出血をきたさない．Nd:YAGレーザーには熱凝固作用がないため，Nd:YAGレーザー単体での照射の際に，しばしば出血をきたすことがある．その場合，使用しているレンズで眼球圧迫を行うと，止血できることが多い．出血により照射が難しくなった場合は，部位を変更して，照射する．

c．角膜混濁

上皮混濁または内皮混濁をきたすことがある．上皮混濁は涙液バランスの変化やレンズの汚れに起因している．内皮混濁は，予定照射部位と角膜内皮との距離が近い場合や，気泡によって照射部位の視認性が低下している場合に生じやすい．術早期に角膜混濁が生じた場合，混濁部位に熱エネルギーが吸収され，さらに混濁が強くなる場合があるので照射部位を変更したほうがよい．

d．術後虹彩炎

虹彩炎は必発で生じる．通常は1週間程度でおさまるが，続発緑内障や糖尿病症例などでは長引き，虹彩前癒着・後癒着や再閉塞をきたす場合がある．炎症が高度な場合はステロイド点眼で消炎を図る．

e．白内障

アルゴンレーザー虹彩切開術後の約3割程度に水晶体の限局性混濁を認めることがある．Nd:YAGレーザーでの水晶体混濁はまれであるが，水晶体前嚢損傷が生じることがあるの

で，注意が必要である．

f. 水疱性角膜症

わが国での全層角膜移植を要した，水疱性角膜症の原因として最も多いのが，白内障手術後であり，次いでレーザー虹彩切開術後であったとの報告がある[2]．術前の細隙灯顕微鏡による角膜内皮の観察や，スペキュラマイクロスコープでの角膜内皮検査は十分に行う必要がある．水疱性角膜症の機序は技術的な問題とともに人種の違いや症例の違いなど様々な因子が関与していると考えられているが，実際のところははっきりとわかっていない．ただ，Nd:YAGレーザーのみでレーザー虹彩切開術を施行した例で，水疱性角膜症を発症した症例は極めて少ない．角膜細胞数が少ないなどの危険因子を有する場合，Nd:YAGレーザーのみでレーザー虹彩切開術を行うなどの考慮も必要である．

8）術後成績

急性閉塞隅角症および急性閉塞隅角緑内障，計66眼に対しレーザー虹彩切開術を行った際の長期成績では[3]，約12年間後の眼圧コントロール率（眼圧21 mmHg以上を死亡とする）は81.2±6.2％であったとされている．慢性閉塞隅角緑内障に対しレーザー虹彩切開術を施行した報告においては[4]，約1年間で24％の症例で眼圧コントロールの悪化が見られたとの報告がある．眼圧が30 mmHg以上を有する閉塞隅角症155例または，閉塞隅角緑内障263例に対し，水晶体再建術かレーザー虹彩切開術を行った多施設無作為比較試験では[5]，水晶体再建術のほうが3年後の眼圧下降効果が優れているとの報告が2016年にあった．

また，レーザー虹彩切開術の予後に寄与する術前因子としては，術前眼圧が高く，視野が悪く，周辺虹彩前癒着が広範囲であるほど，術後眼圧コントロールが悪化することが知られている．

2 レーザー線維柱帯形成術

1）歴史

人眼においては，1979年に線維柱帯色素帯を標的として隅角全周にアルゴンレーザーを照射することにより眼圧下降が得られることが報告され[6]，新しい眼圧下降手術としての可能性が示された．レーザー線維柱帯形成術は，アルゴンレーザーによる線維柱帯形成術（ALT）が主に行われていたが，線維柱帯に対する侵襲が強いために，再照射や追加照射が困難であった．近年，Qスイッチ半波長レーザーを用いた選択的レーザー線維柱帯形成術（SLT）が行われるようになった．

2）手術原理

奏効機序はまだ十分に理解されていない．熱凝固により瘢痕形成が生じそれに伴う周囲組織の収縮で線維柱帯が牽引されることによる間隙の拡大，線維柱帯の細胞分裂増加による細胞外マトリックスの構成成分であるプロテオグリカンの合成変化，房水流出抵抗の変化など様々な説がある．SLTはALTと同様に，線維柱帯にレーザーを照射する術式であるが，無差別的に線維柱帯内皮細胞を焼灼するものではなく，有色素細胞のみに選択的にレーザーエネルギーを作用させ，ALTと同等の効果を得ようとするものである．

3）適応

原発開放隅角緑内障（POAG），高眼圧症，落屑緑内障，色素緑内障などが適応である．非適応の症例としては，眼圧が25 mmHg以上の症例，ぶどう膜炎続発緑内障，外傷性緑内障，血管新生緑内障，ステロイド緑内障，発達緑内障，虹彩角膜内皮症候群などは眼圧コントロールが

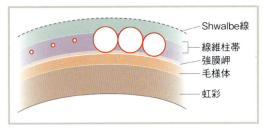

図5　レーザー線維柱帯切開術
ALT：線維柱帯の中央のみ照射，SLT：線維柱帯の全体を照射．

得難いことが知られている．本術式は観血的手術に代わるものではなく，薬物療法の補助的な治療法と考えるべきである．また長期成績において，経年的に眼圧下降効果が減弱することが知られている．

4）術前処置

術後の眼圧上昇防止のため，照射の30分～1時間前には1％アプラクロニジンの点眼を行う．麻酔は点眼麻酔を行う．

5）手術方法

コンタクトレンズはGoldmann三面鏡を用いる．ALTでは，スポットサイズが50μm，パワーが400～800 mW，照射時間は0.1秒程度とする．パワーは照射部位に気泡が出現せず，色素の脱失が見られる程度がよい．照射部位としては，隅角の1/4～1/2周の線維柱帯に対し均等な間隔で1象限あたり約25発照射する（図5）．虹彩根部近くに照射すると，照射部に虹彩前癒着を生じる可能性があるので注意が必要である．また，色素沈着が高度なほど低いエネルギーで十分な照射が得られることが知られているので，色素沈着が多く隅角がやや広い，隅角の下半分から施行するのがよい．SLTでは，スポットサイズが400μm，パワーが0.6～1.0 mJ，照射時間は3ナノ秒とする．スポットが重ならないように線維柱帯全体を180°～360°にかけて60～120発程度照射する．

6）術後管理

術後1～3時間は眼圧測定を行い，一過性眼圧上昇の有無を確認する．眼圧上昇の有無など，必要に応じて，高浸透圧薬点滴静注や炭酸脱水酵素阻害薬内服を行う．術後炎症は自然に消退することが多いが，炎症の程度によりステロイド薬点眼を考慮する．

7）合併症

a. 眼圧上昇

レーザー施行時の細破片が線維柱帯に，目詰まりを起こすことや，血液房水柵破綻による炎症反応が眼圧上昇を引き起こすことが知られている．眼圧上昇の多くが数時間でおさまる一過性のものであるが，時に50 mmHg以上の高眼圧を引き起こし，視野障害が進行することがある．高度な眼圧上昇が見られた場合には高浸透圧薬点滴静注や炭酸脱水酵素阻害薬内服を行う．術後高眼圧防止のため，交感神経α_2刺激薬である1％アプラクロニジンあるいはブリモニジンの術前点眼が有効であることが知られ，ほかの眼圧下降点眼は効果が期待できないとされている．

b. 虹彩炎

炎症は施行時の照射範囲が大きいほど高度になることが知られている．炎症が遷延すると周辺虹彩前癒着を生じることがある．炎症の程度によって，ステロイド薬の点眼や結膜下注射が必要となる．

c. 前房出血

比較的まれな合併症である．通常はレンズでの圧迫により消退する．

d. 周辺虹彩前癒着

周辺虹彩前癒着は術後しばしば見られることがある．照射部位が虹彩根部に近い浅前房例では，虹彩根部への誤照射に注意が必要である．

8）術後成績

POAGに対する眼圧コントロールは1年で約70％程度であると報告されている[7]．落屑緑内障とPOAGを合わせた10年間での長期成績では，追加照射を含めた場合の眼圧コントロールは照射後5年間でPOAG：57.0％，落屑緑内障：68.5％，10年目ではPOAG：51.7％，落屑緑内障：42.8％との報告がある[8]．再照射については，照射後1年目までで，SLTの眼圧下降効果に1回目と2回目で差がなかったとの報告がある[9]．

3 レーザー隅角形成術

1）手術原理

レーザー隅角形成術は周辺部虹彩をレーザーによって瘢痕・収縮させ，狭隅角を開大させることを目的とする治療である．

2）適応

適応は，閉塞隅角症または閉塞隅角緑内障である．周辺虹彩の前房突出を改善することにより隅角閉塞の解除が期待できるが，上記疾患での閉塞機序すべてを解消することは不可能である．本術式の一番の適応は周辺虹彩前癒着がないプラトー虹彩形態である．プラトー虹彩形態のうち特に，広範囲の虹彩前癒着（PAS）を有さない機能的隅角閉塞眼がよい適応であり，これらの所見がないものについての意見は一致していない．広範囲のPASを有する症例に対しての照射は，PASの範囲を拡大し眼圧が上昇するリスクが知られており照射すべきでない．その他

の適応例として，隅角癒着解離術後のPAS予防，浅前房の開放隅角緑内障に対する線維柱帯切除前の前処置，急性緑内障発作の際のレーザー虹彩切開術との併用などの例がある．また小眼球では併発症の多い観血的治療を回避する目的で照射されることもある．非適応例は角膜混濁が強く，照射が難しい症例や，血管新生緑内障では出血の合併や炎症の増悪によるPASの形成などが危惧されるため適応ではない．また，続発緑内障において炎症が高度な時期はPASの形成を促進する可能性があるため，適応ではない．

3）術前処置

隅角の客観的評価のため，隅角鏡を用いる．レンズは一面鏡などが一般的である．また，超音波生体顕微鏡，前眼部OCT（図6）などでその形状をしっかりと確認しておく．縮瞳薬によって十分縮瞳状態にし，ベノキシールで点眼麻酔をする．またアプラクロニジン点眼で術後の眼圧上昇を予防する．実際の施術の際は，Abrahamレンズなどを用いて施行する．

4）方法

アルゴンレーザーを用いる．照射条件はスポットサイズが$200 \sim 500 \mu m$，パワーは$200 \sim 400 mW$，時間は$0.2 \sim 0.5$秒照射する．PASを形成しないように，虹彩最周辺部の根部に照射する．照射間隔はレーザー痕の直径の約2倍程度あけて照射する（図7）．照射は1象限に6〜8発行う．再照射の条件は基本的に初回の条件を踏襲する．虹彩切開術と異なり，破壊が目的ではなく，瘢痕をつくり収縮させるのが目的なので，まず，出力は弱めに長く行う．うまく照射ができていれば，色素散布や気泡は生じない．

5）合併症

a. 一過性眼圧上昇

眼圧上昇は通常一過性の場合が多いが，過剰

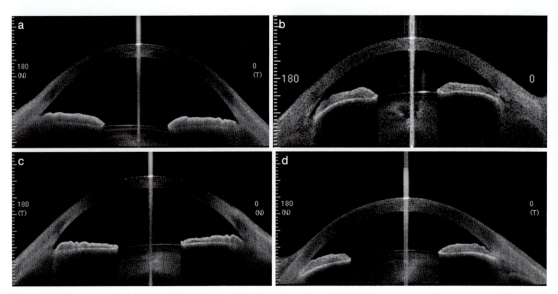

図6 前眼部OCTによる隅角の評価
a：正常眼，b：狭隅角眼，c：プラトー虹彩形状眼，d：急性緑内障発作眼

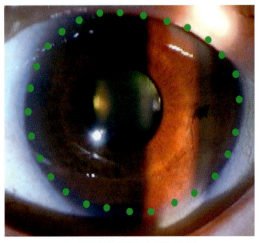

図7 レーザー隅角形成術予定照射部位
照射は虹彩根部の最周辺に行う．照射間隔はレーザー照射径の約2倍程度である．

凝固を行った場合や浅前房が非常に強い症例や閉塞隅角緑内障では持続性に眼圧上昇を見る場合がある．

b．前房出血

比較的まれであるが，小さい照射径を用い，過剰な出力で凝固した場合は生じることがある．

c．術後炎症

軽微な炎症が生じることはあるが，ステロイド点眼や非ステロイド抗炎症薬で通常消失する．炎症による続発症が生じることはまれである．

d．角膜障害

非常に前房が狭い例では角膜内皮に障害が及ぶ場合がある．正常角膜内皮を有する患者に対して，角膜内皮に照射した場合には数日で修復するが，もともと角膜内皮数の少ない症例などに照射した場合は水疱性角膜症をきたす可能性があることが知られている．

6）術後成績

長期成績については，エビデンスは十分とはいえない．永続的な効果が得られない症例もあるが，レーザー隅角形成術の効果は比較的長く持続するとの報告もある．ある報告では[10]，レーザー後，6年以上経過を観察した報告において，再処置が必要な症例が12.5％であった．また再処置が必要だった症例でも追加照射で予後が良好であったことが報告されている．

4 毛様体光凝固術

1）歴史

　毛様体光凝固術は毛様体を破壊し，房水産生を低下させ，眼圧下降を図る術式である．1921年にShahanらが熱エネルギーを用いて，熱エネルギーを角膜輪部周辺に与えると眼圧が下降したとする報告に始まる[11]．その後，ジアテルミー凝固，低周波Galvani電流，冷凍凝固，アルゴンレーザー，ルビーレーザー，Nd:YAGレーザーによる報告がなされ，現在では，ダイオードレーザーによる凝固が広く普及している．本術式では，照射方法の違いから経強膜法・経瞳孔法・眼内法がある．

2）手術原理

　ダイオードレーザー（810 nm）などの近赤外光で，房水産生の主な場である毛様体皺襞部を凝固破壊することにより，房水産生を抑制する．近赤外光は強膜の透過性に優れ，毛様体色素上皮で吸収されやすい特徴を持っている．房水産生においては，毛様体の無色素上皮と色素上皮における相互関係が重要とされており，この上皮間の破壊が房水産生の抑制に深く関係していると考えられている．

3）適応

　すでに視機能が失われており，高眼圧による疼痛管理が難しい症例や，濾過手術などの他の観血的手術を繰り返し施行していても，十分な眼圧下降が得られない症例などが適応としてあげられる．患者側の背景としては，観血的手術後の管理が困難な症例，全身状態のために観血的手術が施行困難な例があげられる．毛様体を破壊し過ぎると，眼圧低下により眼球癆に至る場合や，逆に，破壊が不十分であると眼圧下降

効果が得られない場合がある安全域の低い手術であることを認識し，眼圧下降の最終手段とするべき術式である．

　経強膜的毛様体レーザー光凝固術では，散瞳不良で毛様体突起を直接観察不可能な症例や角膜混濁や水晶体混濁などの経瞳孔的レーザーによる光凝固が不能な例でも施行可能で，レーザー毛様体光凝固のなかでは主流となっている．経瞳孔法は，十分な散瞳が得られ，毛様体突起を直接観察可能な症例が適応である．眼内法は本術式以外にも硝子体手術を必要とするような症例が適応となる．経瞳孔法と眼内法は直視下でのレーザー照射のため，凝固状態が直接確認できることや，確実に照射できていることを確認できる点が利点である．

4）術前処置

　点眼麻酔では，強い疼痛のため，体動や眼球運動がコントロールできない例が多い．疼痛管理のため，2％キシロカインで球後麻酔を行う．眼球運動が抑制され，十分に球後麻酔が効いた後に光凝固を開始する．経瞳孔法では球後麻酔は行わず，4％キシロカイン点眼麻酔下で鎮痛をはかる．これは，毛様体突起の確認の際，患者に眼球を動かしてもらう必要があるからである．

5）手術手技

　第3章-Ｖ.観血的手術-2.術式-10.毛様体破壊術（p.165）を参照されたい．

6）術後管理

　レーザー照射後は炎症が必発であり，毛様体，前房や結膜などの炎症を抑制するため0.1％ベタメサゾンなどのステロイド点眼をする．また，疼痛管理のため消炎鎮痛薬を投与する．

7）合併症

　主な合併症として，虹彩炎，疼痛がある．そ

の他の合併症として結膜浮腫，角膜浮腫，硝子体炎，前房出血，前房蓄膿，硝子体出血，眼圧上昇，網膜剥離，黄斑浮腫，眼球癆，結膜充血，強膜菲薄化，低眼圧などがある．そのなかでも眼球癆を生じさせないことが，最も重要な合併症対策と考えられる．追加照射時の照射数を少なくする，長後毛様動脈の損傷を避けるため角膜輪部3時と9時には照射しない，再照射が必要な際は，間隔を十分にあけるなどの対策を講じる．

8) 術後成績

ダイオードレーザーを用いた経強膜法での報告では，開放隅角緑内障・ぶどう膜炎続発緑内障・血管新生緑内障ではそれぞれ75％以上の成功率を有するのに対し，無水晶体性緑内障や発達緑内障では成功率がやや劣ることが報告されている[12]．また，50歳以下，手術歴のあるものでは成績が低いことが指摘されている．近赤外光である，Nd:YAGレーザーとダイオードレーザーとの比較では眼圧コントロールに差がないことが報告されている[13]．また，Nd:YAGレーザーとインプラント手術の比較によると，眼圧コントロール成績では毛様体光凝固では76.6％，インプラント手術では94.4％で，インプラント手術のほうが優れていることが報告されている[14]．

5 レーザー切糸術

1) 手術原理と適応

線維柱帯切除術後に濾過量を増加させるために行う．線維柱帯切除術にマイトマイシンCなどの代謝拮抗薬を用いることが多い現在では，強膜弁をtightに縫合し術後にレーザー切糸で眼圧調節を図ることも多い．線維柱帯切除術後に強膜弁からの房水濾過量が少ないと判断され，眼圧上昇が認められる場合に施行される．

2) 切糸の時期

術後の眼圧が目標より高いときは，まず眼球マッサージを行う．軽いマッサージを行うだけで，濾過胞がびまん性に拡大し眼圧が低下する場合は切糸せずに経過観察をする．マッサージしても眼圧が下がらない場合や，マッサージ後も眼圧下降が目標眼圧よりも高い場合は切糸を考慮する．限局性に濾過胞が膨らむ時は結膜と強膜の癒着が進みつつあると考え切糸を考慮する．また，血液，フィブリンなどが切開口に付着している場合はそれが消失したときのことも考慮する．切糸をすると決めたら，強膜弁と周囲の癒着が進まない早期に切糸を行うのが望ましいが，マイトマイシンCを併用した場合には，眼球マッサージで濾過胞が拡大する時期であれば有効で，術後7〜21週間後と時期が比較的遅くとも効果があったとされる報告もある[15]．

3) 術前準備

切糸しやすいよう，強膜弁はナイロン糸で縫合しておく．点眼麻酔下で施行する．

4) 手術方法

コンタクトレンズはHoskins suture lysis用レンズ，Mandelkorn suture lysis用レンズ，またはBrumenthal suture lysis用レンズなどのレーザー切糸用コンタクトレンズを用いる．レーザーはアルゴンレーザーを用いてもよいが，ヘモグロビンに吸収されにくく，結膜熱傷を避けやすい赤色レーザーの使用が推奨される．照射条件は，照射時間0.1〜0.2秒，スポットサイズは50μm，パワーは100〜300mWとする．縫合糸の結膜上にコンタクトレンズを軽く当て，上記の条件で照射する（図8）．切糸の順序は施設や術者によって異なるが，輪部基底か，円蓋部基底かで切糸部位を変える．輪部基底の場合強膜弁の根元から，円蓋部基底の場合

は強膜弁の頂点から切糸していく術者が多い．レーザー切糸直後に眼圧が低下していない場合にも翌日には下降している場合がある．術終了時には結膜下の縫合糸が観察可能であったのに，術後結膜浮腫や充血などのために縫合糸の視認ができないことがある．その場合は結膜縫合を外し直視下で切糸することも考慮する．

5）合併症

過剰凝固による，結膜熱傷や穿孔がある．また切糸の張力が強く，糸での眼圧下降効果が強いと考えられる症例では切糸後，過剰濾過が生じる場合がある．レーザー切糸を切っても眼圧下降が得られない場合は，血液により，強膜弁周囲の癒着を生じている場合が多い．その場合は鈍針などを挿入して強膜弁の癒着を解離することも考慮する．

6 その他

a．血管新生緑内障に対するレーザー治療

血管新生緑内障の治療は，網膜虚血に対する治療が優先される．網膜虚血を解除する手段として汎網膜光凝固術が第一選択となっている．凝固数が少ないと，血管新生緑内障が進展するリスクが高く，可及的に3,000発以上の密な汎網膜光凝固術を心がけるべきである．

網膜の血管新生から出血のために硝子体出血をきたし，眼底透見不能例では硝子体手術を施行し，術中にレーザーを用いて，汎網膜光凝固術を完成させる．血管新生緑内障は，網膜虚血病変の治療と眼圧下降のための手術治療を行っても，治療抵抗性を示すことが多い．抗VEGF薬は根本的に網膜虚血を改善するわけではないが，ルベオーシスや眼圧を一時的に低下させる働きがあるため，汎網膜光凝固術までの時間かせぎとして有用である場合がある．

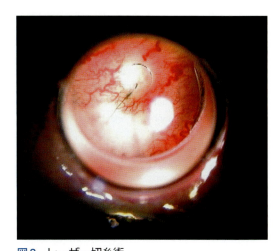

図8 レーザー切糸術
縫合糸の結膜上にコンタクトレンズを軽く当て，照射する．図は切糸終了後．

●文献

1) Meyer-Schwickerath G：Erfahrungen mit der Lichtkoagulation der Netzhaut und der Iris. Doc Ophthalmol 10：91-131, 1956
2) Shimazaki J et al：the Japan Bullous Keratopathy Study Group：National survey on bullous keratopathy in Japan. Cornea 26：274-278, 2007
3) Sawada A et al：Long-term therapeutic outcome of acute primary angle closure in Japanese. Jpn J Ophthalmol 51：353-359, 2007
4) Liebmnen JM et al：Laser iridotomy. Ophthalmic Surg Lasers 27：209-227, 1996
5) Azuara-Blanco A et al：Effectiveness of early lens extraction for the treatment of primary angle-closure glaucoma (EAGLE)：a randomized controlled trial. Lancet 388：1389-1397, 2016
6) Wise JB et al：Argon laser therapy for open angle glaucoma. A pilot study. Arch Ophthalmol 103：319-322, 1979
7) Shingleton BJ et al：Long-term efficacy of argon laser trabeculoplasty. A 10 year follow-up study. Ophthalmology 100：1324-1329, 1993
8) 安達 京ほか：アルゴンレーザートラベクロプラスティー10年の成績．日眼会誌 98：374-378, 1994
9) Hong BK et al：Repeat selective laser trabeculoplasty. J Glaucoma 18：180-183, 2009
10) Ritch R et al：Long-term success of argon laser peripheral iridoplasty in the management of plateau iris syndrome. Ophthalmology 111：104-108, 2004

11) Shahan WE et al : Thermophore studies in glaucoma. Am J Ophthalmol **4** : 109-118, 1921

12) Schlote T et al : Efficacy and safety of contact transscleral diode laser cyclophotocoagulation for advanced glaucoma. J Glaucoma **10** : 294-301, 2001

13) Youn J et al : A clinical comparison of transscleral cyclophotocoagulation with neodymium : YAG and semiconductor diode lasers. Am J Ophthalmol **126** : 640-647, 1998

14) Chalam KV et al : Pars plana modified Baervelt implant versus neodymium : YAG cyclophotocoagulation in the management of neovascular glaucoma. Ophthalmic Surg Lasers **33** : 383-393, 2002

15) Rappa KS et al : Late argon laser suture lysis after mitomycin C trabeculectomy. Ophthalmology **100** : 1268-1271, 1993

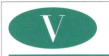

観血的手術

岩﨑健太郎, 稲谷 大

1 適応

　緑内障眼圧下降治療においては, 目標眼圧が達成される治療法のなかで最も安全性の高い治療が選択される必要がある. 薬物治療, レーザー治療, 手術治療のなかでは, 視機能を脅かす合併症の少ない薬物治療やレーザー治療が第一選択となることが多い. したがって, 観血手術は, 薬物治療やレーザー治療など他の治療法によっても十分な眼圧下降が得られない症例, 副作用やアドヒアランス不良などによって他の治療法が適切に行えない症例, 他の治療では十分な眼圧下降が得られないと考えられる症例が適応となる (表1). 手術の適応は, それぞれの患者について, 病型, 病期, 病識, アドヒアランス, 年齢, 全身状態, 患者の社会的背景などから総合的に判断し決定しなければならない. 現在行われている緑内障手術の術式は, 大きく流出路再建術, 濾過手術, 毛様体破壊術の3つに分けられる. それぞれに特徴はあるが, 一般的に安全性が高い術式は眼圧下降効果が弱く, 眼圧下降効果が強い術式ほど視機能を脅かす合併症が多い傾向にある. したがって, それぞれの患者の状態に応じて, 目標眼圧を達成できる最も安全性が高い術式を選択しなければならない. また, 緑内障再手術の場合には, 初回手術と同等かより眼圧下降効果が強く, 病型選択の幅が広い術式を選択する必要がある.

2 術式

1) トラベクレクトミー

a. はじめに

　トラベクレクトミーは, わが国も含め世界で最も多く行われている緑内障手術であり, 優れた眼圧下降効果が得られるゴールデンスタンダードな手術療法となっている. トラベクレクトミーは代表的な濾過手術であり, 強膜弁下から前房内へ房水流出路を作成し前房内から眼外へ房水を排出させることで眼圧下降効果が得られる手術である. 現在, 様々な新しい緑内障手術が考案され施行されているにもかかわらず, トラベクレクトミーほどの優れた眼圧下降効果が得られる術式は存在しない. そのため, より低い眼圧を目指す症例に関してはトラベクレクトミーが最適な手術である.

表1　緑内障手術適応例

- 薬物治療（多剤併用療法），レーザー治療でも目標眼圧未達成
- 薬物治療継続困難
  点眼アレルギー，認知症などによるアドヒアランス低下，寝たきりにて点眼不能など．
- 病態により，薬物治療，レーザー治療では効果が得られない
  全周虹彩前癒着のある緑内障，水晶体起因の眼圧上昇など．

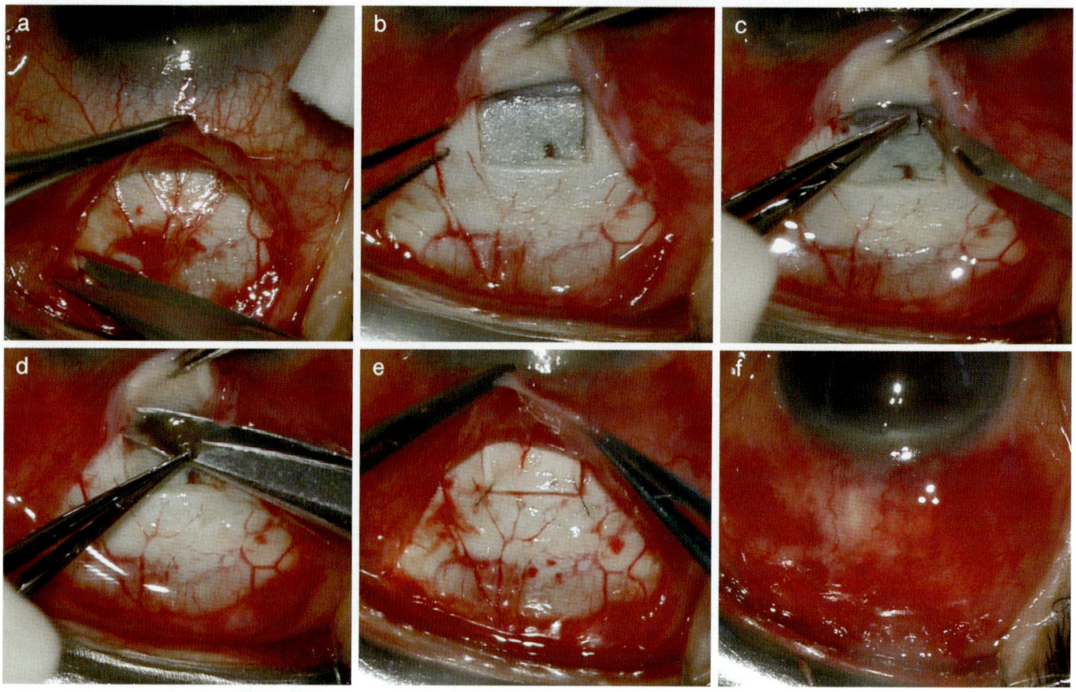

第3章 緑内障の治療

図1 トラベクレクトミー手術手技
a：約10 mm幅の輪部基底結膜切開
b：4 mm×4 mmの四角強膜弁作成
c：2 mm×1 mmの強角膜ブロック切除
d：周辺虹彩切除
e：強膜弁縫合後
f：結膜縫合後，手術終了時

b. 適応

　トラベクレクトミーは，緑内障の病型を選ばず施行可能な手術であるということも世界的に第一選択として施行される理由のひとつである．しかし，トラベクレクトミーは合併症が多く，視機能維持に影響を与えうる重篤な合併症も他の緑内障手術と比べると頻度が高いという欠点がある．また，病型によってはトラベクレクトミーの効果が弱いと考えられるものもあるため，しっかりと症例を選んで施行しなければならない．

c. 基本術式（図1）

　テノン囊下麻酔にて行う．制御糸は，意図した方向への注視を保つのが困難な症例に対してはかけたほうが手術操作は容易になる．場所

は，透明角膜あるいは経結膜的に上直筋にかける．手術部位は，下方象限であると術後感染症の発症リスクが高く行うべきではないため，上方象限に施行する．結膜切開には円蓋部基底結膜切開と輪部基底結膜切開の2とおりがある．円蓋部基底結膜切開は，円蓋部から角膜輪部に向かい8 mm程度の幅で縦切開をして，角膜輪部に沿って8 mm程度切開をする．輪部基底結膜切開は，角膜輪部から8 mm程度離れた位置で輪部に沿って結膜を10 mm程度切開する．露出した強膜をしっかり凝固止血する．強膜弁は，3〜4 mm程度の四角形あるいは三角形の形状で，1/2層程度の厚さで均一の厚みになるように作成する．強膜弁周囲ならびに結膜下に0.04％マイトマイシンCを4〜5分間塗布し，

塗布後に洗浄する．角膜から前房穿刺をして，強膜弁下にて強角膜窓を作成する．大きさが2×1mm程度の横長の強角膜ブロックを切除する．強角膜窓から虹彩を全幅が脱出しないように静かに引き出して周辺虹彩を切除する．強膜弁を10-0ナイロンにて後方の位置から順に縫合していく．房水の漏出程度を確認しながら，縫合本数を調整する．結膜を縫合した後に，サイドポートから灌流液を注入して濾過胞の状態と漏出がないことを確認して終了する．

d. 術後成績

① トラベクレクトミーの効果が期待しにくい例

トラベクレクトミーには，効果が期待しにくい病型や症例が存在する．それぞれについて過去の報告を踏まえて述べていきたい．

（1）血管新生緑内障

血管新生緑内障は，トラベクレクトミーの効果が期待しにくい代表的な病型として広く知られている．血管新生緑内障は，虹彩や隅角部からの新生血管により前房出血をきたしやすく，術後早期から濾過経路を閉塞し濾過不全を起こしてしまうことが多いため効果が得られにくいと考えられる．Takiharaらは血管新生緑内障101眼に対してマイトマイシンC併用トラベクレクトミーを施行し，後ろ向きに術後成績を報告している[1]．不成功の定義を術後眼圧22mmHg以上・光覚弁消失・追加緑内障手術とした場合，手術成功率は，術後1年で62.5％，2年で58.2％，5年で51.7％であり，血管新生緑内障に対しては眼圧コントロール不良であることを示している．予後不良因子として，若年者や硝子体手術既往眼があげられた．また，血管新生緑内障は術中・術後の前房出血が眼圧コントロールに問題となると考えられるため，トラベクレクトミーにベバシズマブの硝子体内注入が併用されることがある．Takiharaらは血管新生緑内障に対してトラベクレクトミー単独群（33眼）とベバシズマブ硝子体内注入併用トラベクレクトミー群（24眼）を後ろ向きに成績を報告している[2]．ベバシズマブ併用により前房出血が有意に減少し，術後早期の眼圧も有意に低下した．しかし，術後1年後の成績は差がなかったとされており，長期コントロールには有用ではないと考えられた．

（2）ぶどう膜炎続発緑内障

ぶどう膜炎続発緑内障も，トラベクレクトミーの効果が期待しにくい病型として広く知られている．ぶどう膜炎により眼内に炎症が生じているため，トラベクレクトミーの濾過経路から濾過胞部において炎症により結膜の瘢痕化反応が強く起き，濾過不全となることが多いと考えられるが，詳細な機序は明らかになっていない．Iwaoらはぶどう膜炎続発緑内障101眼，POAG 103眼に対しマイトマイシンC併用トラベクレクトミーを施行した際の術後成績を報告している[3]．不成功の定義を21mmHg以上あるいは追加緑内障手術とした場合，術後3年での成功率はPOAGで89.7％，ぶどう膜炎続発緑内障で71.3％であり，ぶどう膜炎続発緑内障のほうが有意に不良であった．予後不良因子としては，白内障手術既往，肉芽腫性ぶどう膜炎があげられた．

（3）トラベクレクトミー既往眼

トラベクレクトミー手術既往眼に対するトラベクレクトミーは，初回トラベクレクトミーと比較すると効果が期待できない．Lawらはトラベクレクトミー既往眼75眼と対象をマッチさせた初回症例75眼の比較研究を報告している[4]．25％以上の眼圧下降を得られ術後眼圧15mmHg以下に維持できた割合は，術後3年で，トラベクレクトミー既往眼では41.3％，初回症例では61.3％と，既往眼で有意に成績が悪かった．予後不良因子として，若年者があげられた．またAwaiらは，予後不良因子として，短期間でのトラベクレクトミー再手術，過去のトラベクレクトミー施行

数を報告している[5]. トラベクレクトミーが不成功になったことのある眼が不成功になりやすい理由として, 濾過胞形成に必要な結膜の可動性や伸展性が過去のトラベクレクトミーによる結膜手術瘢痕によって損なわれているという理由と, そもそもトラベクレクトミーが効きにくい要素を持っている症例であるということが理由とも考えられる.

（4）眼内手術既往眼

眼内手術既往眼では既往がない症例に比較して, トラベクレクトミーの術後成績が不良とされている. TakiharaらはPOAGあるいは落屑緑内障で有水晶体眼と眼内レンズ挿入眼に対してマイトマイシンC併用トラベクレクトミーを施行した場合の成績を, 後ろ向きと前向きにてそれぞれ報告している[6,7]. 前向き報告では, 有水晶体眼（39眼）と眼内レンズ挿入眼（25眼）で成績比較をすると, 眼圧21 mmHg以上で不成功とした場合, 術後1年生存率は有水晶体眼で95％, 眼内レンズ挿入眼で74％と, 眼内レンズ挿入眼で有意に成績が悪かった. Inoueらは, 硝子体手術既往眼に対するマイトマイシンC併用トラベクレクトミーの成績を報告している[8]. 施行後, 21 mmHgを超える術後眼圧をエンドポイントとした場合に成功率は, 術後1年で55.1％, 2年で45.3％, 3年で43.1％と, 眼圧コントロール不良であった. 先行する白内障手術により結膜の線維芽細胞および炎症細胞の増加・活性化, 手術侵襲による血液房水柵の破綻とそれに伴い生じる線維化を促進するサイトカインの影響などが関連していると考えられる. 硝子体手術に関しても, 旧来の硝子体手術では結膜切開が広く侵襲が大きかったこと, わが国では白内障同時手術が行われることが多いことにより, 白内障手術と同様の機序でトラベクレクトミーの術後眼圧コントロールが不良になると考えられる.

② 白内障との同時手術

トラベクレクトミーと白内障同時手術につい

ては, LochheadらやOgataらが開放隅角緑内障に対しては同時手術のほうがトラベクレクトミー単独手術よりも, 成績が不良であると報告している[9,10]. しかし, 原発閉塞隅角緑内障に対しては, 同時手術は有効とされており, 眼圧下降や成功率もトラベクレクトミー単独手術と同等であるとされている[11]. むしろトラベクレクトミー単独手術は前房形成不全や白内障進行などの合併症が多く見られる. したがって, 原発閉塞隅角緑内障に対しては, 有水晶体眼であれば, 白内障同時手術を選択するべきである. もしくは, 機能的隅角閉塞の解除と隅角の開大による眼圧下降を狙って, まず白内障手術を先行して施行し, 眼圧の推移によってトラベクレクトミーを追加して行うという使い分けがよい（**表2**）.

③ トラベクレクトミー後の白内障手術

有水晶体眼へのトラベクレクトミー施行後では, 白内障の進行・発症のリスクが高いことが報告されている. トラベクレクトミー後の白内障手術では, 濾過胞機能低下や眼圧上昇といった合併症がよく見られるために注意しなければならない. Awaiらは, トラベクレクトミー後1年以内の白内障手術では眼圧コントロールが不良となる例が多いと報告し[12], Husainらは, 眼圧21 mmHgを超える相対リスクは, トラベクレクトミーから白内障手術までの期間が6ヵ月, 1年, 2年で, それぞれ3.00, 1.73, 1.32と報告している[13]. トラベクレクトミー既往眼に白内障手術を施行する際は, 少なくとも1年以上, 理想的には2年以上の期間をあけてから行うのがよいと考える.

④ 両眼トラベクレクトミー

同一患者の両眼にトラベクレクトミーを行わなければならない症例に出会うことがある. 実際の臨床では, 両眼とも成功するというのはなかなか困難であると経験していることである. そこで筆者らは, 両眼トラベクレクトミーを施行された症

V. 観血的手術

表2 トラベクレクトミー＋白内障同時手術，トラベクレクトミー単独，白内障手術単独の特色と適応

	トラベクレクトミー＋白内障同時手術	トラベクレクトミー単独	白内障手術単独
眼圧下降	著効	有効	弱い
緑内障点眼数の軽減	著効	著効	有効
白内障による視力低下	なし	頻発	なし
術後合併症	あり	多い	少ない
術後のトラベクレクトミーの追加	少ない	あり	多い
手術適応	より低い眼圧を目標とすべき症例，緑内障点眼の継続が困難な症例	眼内レンズ挿入眼	機能的隅角閉塞の症例，緑内障視神経症が軽度な症例

例の先行眼と後行眼の成績を多施設にて比較・検討した[14]．術後3年生存率は，先行眼と後行眼に差は認められなかった．先行眼が成功した症例に関しては，後行眼にトラベクレクトミーを行うまでの手術間隔日数が長くなるほど後行眼が不成功になるリスクが上がるという結果であった．

表3 早期合併症の鑑別

		眼圧	
		低い	高い
前房	浅い	濾過胞大 過剰濾過 濾過胞小 濾過胞漏出	悪性緑内障 瞳孔ブロック
	深い	良好	濾過不全

e. 合併症

① 術後早期合併症

早期合併症には，浅前房・前房消失，過剰濾過，脈絡膜剥離，房水漏出，悪性緑内障，低眼圧黄斑症，前房出血などがある．**表3**に眼圧，前房深度，濾過胞から見た鑑別方法を示す．

② 術後晩期合併症

晩期合併症には，白内障進行，中心視野消失，角膜乱視，濾過胞感染などがある．そのなかでも濾過胞感染は重篤な合併症であり，術後5年間で2.2％の頻度と報告されており[15]，リスク因子としては，線維芽細胞増殖阻害薬使用，房水漏出，若年者が特に重要である．感染がステージIIIに至ると視力予後は極めて不良であるため，迅速な対応が必要となる．濾過胞感染のステージ分類と治療方針例を**表4**に示す．

2）トラベクレクトミー（EX-PRESS併用）

a. はじめに

EX-PRESSは，調圧弁を持たないステンレス製の緑内障フィルトレーションデバイスであり，強膜弁下から前房内へ挿入し留置することで前房と結膜下に房水流出路を形成し，眼圧下降を可能にするデバイスである．バルベルト緑内障インプラントやアーメド緑内障インプラントと異なり，EX-PRESSはプレートを持たず，バイパスした房水を結膜下に貯留させ結膜濾過胞を形成させる．わが国にて使用可能なEX-PRESSのモデルはP-50であり，全長が2.6 mm，内腔が50 μmである．眼内迷入や眼外突出を防止するために，前房側にはかえし，強膜側にはツバが付いている．また，先端部が閉塞した場合に

表4 濾過胞感染ステージ別治療方針（日本緑内障学会の濾過胞感染研究調査[16]より）

分類	炎症部位	治療方針
Stage I	濾過胞に限局	・レボフロキサシン点眼とセフメノキシム点眼の頻回点眼（1時間毎） ・オフロキサシン眼軟膏の就寝時塗布 ・バンコマイシン25 mg/0.5 mL＋セフタジジム100 mg/0.5 mLの結膜下注射
Stage II	濾過胞＋前房内　硝子体に及んでいない	・レボフロキサシン点眼とセフメノキシム点眼の頻回点眼（1時間毎） ・オフロキサシン眼軟膏の就寝時塗布 ・バンコマイシン1 mg/0.1 mL＋セフタジジム2.25 mg/0.1 mLの前房内注射 ・前房内注射の効果が不十分なら36時間以上経過後に再試行可 ・抗菌薬全身投与（薬剤選択は担当医の判断）
Stage IIIa	濾過胞＋前房内＋硝子体内（軽度）	・レボフロキサシン点眼とセフメノキシム点眼の頻回点眼（1時間毎） ・オフロキサシン眼軟膏の就寝時塗布 ・バンコマイシン1 mg/0.1 mL＋セフタジジム2.25 mg/0.1 mLの硝子体内注射 ・硝子体内注射の効果が不十分なら36時間以上経過後に再試行可 ・抗菌薬全身投与（薬剤選択は担当医の判断） ・抗菌薬による十分な治療後にステロイド薬の全身投与や局所投与可
Stage IIIb	濾過胞＋前房内＋硝子体内（高度）	・バンコマイシン100 mg/500 mL＋セフタジジム200 mg/500 mLの眼灌流液を使用しながら迅速な硝子体手術 ・レボフロキサシン点眼とセフメノキシム点眼の頻回点眼（1時間毎） ・オフロキサシン眼軟膏の就寝時塗布 ・抗菌薬全身投与（薬剤選択は担当医の判断） ・抗菌薬による十分な治療後にステロイド薬の全身投与や局所投与可

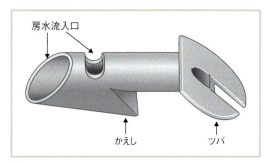

図2　EX-PRESS
眼内脱落や眼外突出の防止目的で前房側にかえし，強膜側にツバが付いている．閉塞防止目的で房水流入口が2つある．

備えて，上側面にも房水の流入口が付けられている（図2）．EX-PRESSの利点は，挿入が比較的容易なこと，一定の房水流出量が期待できること，周辺虹彩切除や線維柱帯切除が不要になることである．虹彩切除や線維柱帯切除を行わないため，術中の出血や炎症が少なくなり，出血による流出路の閉塞や炎症による濾過胞の瘢痕化が少なくなる可能性がある．

b．適応

適応は，通常のトラベクレクトミーは施行可能であるが，前房開放時間の短縮，虹彩切除の回避，術後合併症の軽減など明らかにEX-PRESSの使用が従来のトラベクレクトミーより勝ると考えられる症例に限定すべきである．添付文書では，ぶどう膜炎，眼感染症，重度のドライアイ，重度の眼瞼炎，閉塞隅角緑内障，金属アレルギーの既往歴のある患者は禁忌とされている．さらに狭隅角症例，角膜内皮障害，強膜脆弱・菲薄症例，小児には慎重適用とされている．長期間では角膜内皮が減少する可能性が否定できないため，角膜内皮減少例での使用

V. 観血的手術

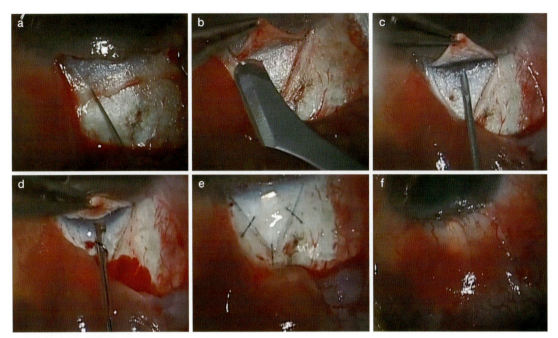

図3 EX-PRESS手術手技
a：円蓋部基底結膜切開後
b：4 mm三角強膜弁作成
c：25 G針による事前切開
d：EX-PRESS挿入．事前切開口からデリバリーシステムに装着されたEX-PRESSを90°の角度で前房内へ挿入する．
e：強膜弁縫合後
f：結膜縫合後，手術終了時

に際し注意が必要である．また，早発型発達緑内障に対しては，使用報告も少なく，EX-PRESSの位置ずれなどの可能性もあることから，使用は慎重に決定するべきである．無硝子体眼，近視眼，片眼のトラベクレクトミーの際に低眼圧をきたした症例など前房開放時間の短縮が必要とされる場合，血管新生緑内障や抗凝固薬内服中など出血のリスクが高く虹彩切除を回避したい場合にはよい適応と考えられる．

c. 基本術式（図3）

基本的には，トラベクレクトミーに準ずる．
テノン囊下麻酔にて行う．上方象限に円蓋部基底結膜切開を行い，強膜弁を3〜4 mm程度の三角フラップもしくは四角フラップにて作成する．厚さは1/2層程度が適当である．0.04％マイトマイシンCを4〜5分間塗布し，塗布後に洗浄する．角膜から前房穿刺を行い，強膜弁下のグレーゾーン下端の強膜岬直上に相当する位置から25 G針で虹彩に平行に事前切開を行う．事前切開口からデリバリーシステムに装着されたEX-PRESSをはじめは90°の角度で前房内へ挿入し，かえしの部分までが完全に挿入されたらデリバリーシステムを直立位置に戻しボタンを押して本体をリリースする．房水流量を確認しながら，強膜弁を10-0ナイロンにて縫合する．結膜縫合して終了する．

d. 術後成績

EX-PRESSはトラベクレクトミーと手技が似ているため，両群で比較されることが多く，いくつかの成績が報告されている．

Netland らは，トラベクレクトミーとEX-PRESSの無作為前向き多施設比較試験を報告している．緑内障点眼薬の有無を問わず眼圧18 mmHg以下で維持できる割合は，EX-PRESS群は術後1年で90％，2年で83％，トラベクレクトミー群は術後1年で87％，2年で79％であり両群間で差はなかった[17]．Gonzalez-Rodriguezらは，緑内障点眼薬の有無を問わずに，20％以上の眼圧下降かつ眼圧18 mmHg以下に維持できる割合は，EX-PRESS群は術後2年で59％，3年で52％，トラベクレクトミー群は術後2年で76％，3年で61％であり両群間で差はなかったと報告している[18]．WangらとChenらのメタ解析においても，眼圧下降効果はEX-PRESS群とトラベクレクトミー群では同等の効果であったと報告している[19,20]．以上の報告から，長期的な眼圧下降効果が両手術間に差はないと考えられる．また，術後早期合併症についてArimuraらは，術後の前房炎症と前房出血がEX-PRESS群にて有意に少なかったとされており，術中前房開放時間についてもEX-PRESS群のほうが有意に短かったと報告している[21]．これはEX-PRESSを併用することにおいて期待されていた効果がしっかりと表れた結果であった．術後合併症の全体の頻度についても，EX-PRESS群で有意に低く，特に低眼圧や前房出血の頻度が低いことが報告されている[17,19,20]．

e. 合併症

トラベクレクトミーと類似し，ほぼ同様の合併症が見られる．

EX-PRESS特有の合併症については，本体先端部への虹彩嵌頓，本体のフィブリンや凝血塊による閉塞，本体の露出，前房内脱落などがある．先端部への虹彩嵌頓や凝血塊付着の場合には，YAGレーザーなどで解除することが可能である．また，トラベクレクトミーと比較して，1回のLSLの効果が強く房水流出量が多くなる場合が多いため，過剰濾過に注意しなければならない．

3) トラベクロトミー

a. はじめに

トラベクロトミーは，線維柱帯房水流出路のなかでも，房水流出抵抗が高いとされている，傍Schlemm管内皮組織を切開し，Schlemm管と前房内が直接交通することで眼圧下降効果を得る流出路再建術の代表的術式である．トラベクレクトミーを代表とする濾過手術に比べて，低眼圧による合併症や感染などの合併症が少ないことが利点であるが，眼圧下降が劣るため，患者の病型を吟味し，トラベクロトミーを適応とする必要がある．

b. 適応

適応を**表5**に示す．

c. 基本術式（図4）

術前に，単独手術の場合は縮瞳させておき，白内障との同時手術の際は散瞳させておく．まず，手術部位の決定であるが，トラベクロトミーは術後感染がまれであるため，上方象限でも下方象限でも施行可能である．将来的なトラベクレクトミーを見据えるのであれば，下方象限にてトラベクロトミーを行うのがよい．部位が決まれば，結膜切開を円蓋部基底結膜切開にて1/4象限程度の範囲を切開する．強膜を凝固止血したあとに，強膜弁作成を行う．強膜弁の形状は4 mm×4 mm程度の四角形とする．深さは強膜3/5〜4/5層程度に到達する必要があるため，1枚弁または2枚弁にて作成する．強膜弁作成を，毛様体が透けて見える深さまで輪部側に進めていくと，輪部に平行に黒ずんだSchlemm管が同定される．Schlemm管が同定できたら，永田剪刀などの細い剪刀にてSchlemm管外壁を切除する．トラベクロトームの先端をSchlemm管に沿わせ，少しづつSch-

V. 観血的手術

表5 トラベクロトミーの適応

<適応>	<適応外>
・小児緑内障 ・ステロイド緑内障 ・落屑緑内障 ・初期の原発開放隅角緑内障(目標眼圧の高い) ・若年者の初回手術 ・白内障による視力低下を伴う緑内障(白内障同時手術) ・原発閉塞隅角緑内障(白内障同時手術) ・高齢者(術後通院,余命)	・血管新生緑内障 ・炎症眼 ・上強膜静脈圧上昇による緑内障 ・目標眼圧の低い原発開放隅角緑内障 ・前房内硝子体脱出,無水晶体眼 ・残存視野が術後スパイクに耐えられない緑内障

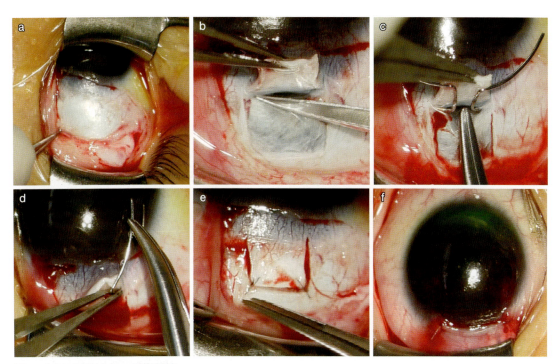

図4 トラベクロトミー手術手技
a：円蓋部基底結膜切開後
b：強膜弁作成後,Schlemm管外壁切除
c：トラベクロトーム挿入
d：トラベクロトーム回転(2手法)
e：強膜弁縫合後
f：結膜縫合後,手術終了時.このころには,前房出血が出始めている.

lemm管内に挿入していく.挿入できたら,トラベクロトームを2手法にて回転しSchlemm管内壁と線維柱帯を切開する.回転は,てこの原理にてトラベクロトームの先端部分でまず線維柱帯を穿破するように行う.その後,強膜弁を10-0ナイロン糸にて縫合し,結紮部位を回転埋没する.結膜を縫合して終了する.

d. 術後成績

① トラベクロトミー単独

POAG 357眼に対しトラベクロトミー単独手術を施行し後ろ向きに5年間経過観察した1993年のTaniharaらの報告によると，術後の緑内障点眼薬の併用を含めて術後眼圧20 mmHg未満に維持できた割合は術後1年で76.4％，3年で62.7％，5年で58.0％であった[22]．同時期に報告されたChiharaらの前向き研究では，POAG 44眼においてトラベクロトミー術後1年間で21 mmHg以下に維持できる割合は86.4％であった[23]．また，線維柱帯組織に細胞外マトリックスの沈着が増加することで房水流出抵抗が増大するステロイド緑内障に関しては，その主原因である線維柱帯を切開するトラベクロトミーが効果を示すと考えられる．2011年にIwaoらが，ステロイド緑内障121眼，POAG 108眼に対しトラベクロトミーを施行した多施設後ろ向き調査を報告した[24]．術後眼圧を21 mmHg未満に維持できた割合は，ステロイド緑内障がそれぞれ1年で86.5％，3年で78.1％，5年で73.5％であった．一方，POAGは1年で73.2％，3年で55.8％，5年で55.2％の維持率であり，POAGよりもステロイド緑内障のほうが有意に術後眼圧下降効果が高かった．一方，ステロイド緑内障42眼において術後の目標眼圧を18 mmHgに設定し，マイトマイシン併用トラベクレクトミーとトラベクロトミーを比較すると，トラベクレクトミーは術後1年で94.5％，3年で71.6％，5年で71.6％であるのに対し，トラベクロトミーが術後1年で74.6％，3年で56.4％，5年で51.7％の維持率であり，トラベクロトミーの術後成績が劣るという結果であった．

② 白内障同時手術

トラベクロトミー単独と比較して白内障同時手術は，術後の眼圧下降効果が良好であるという報告が多い．白内障手術では，大量の還流液で前房内を洗浄することにより，線維柱帯組織の細胞間隙へのウォッシュアウト効果があることと，隅角が開大することによる房水流出効率の改善効果があると考えられる．1997年のTaniharaらの後ろ向き多施設報告によれば，POAG 96眼に対してトラベクロトミーと白内障の同時手術を施行したところ，術前平均眼圧25.6 mmHgから術後1年で15.6 mmHg，術後3年で17.0 mmHgであった．術後眼圧を20 mmHg以下に維持できた割合は，術後1年で93.3％，術後3年で90.8％と良好な結果であった[25]．しかし，2008年のLükeらの前向き報告によると，OAG（POAG，落屑緑内障，色素緑内障）に深層強膜弁切除を加えたトラベクロトミーと白内障の同時手術では，術後眼圧を21 mmHg以下に維持できた割合が術後1年で89.5％であったが，18 mmHg未満に維持できた割合は50.0％であった[26]．また2001年のTanitoらの前向き報告によると，POAG 105眼に対してトラベクロトミーと白内障の同時手術を施行したところ，術前平均眼圧21.1 mmHgから術後1年で16.1 mmHgであった．術後1年で，眼圧を21 mmHg未満に維持できた割合が95.8％であったのに対し，17 mmHg未満だと58.7％，15 mmHg未満だと30.0％であった[27]．これらの報告から，トラベクロトミー単独手術と同様に白内障との同時手術も術後眼圧を21 mmHg前後に維持する効果は高いが，18 mmHg未満に維持することは困難であることがわかる．

③ 小児緑内障

小児緑内障に関しては，対象が新生児や乳幼児となることが多く，生理的流出路の解剖学的異常を基盤として発症するため術後管理の難しい濾過手術ではなく流出路再建術が選択される．小児緑内障に対するトラベクロトミーの術後成績として，1994年にAkimotoらが小児緑内障116眼の成績を報告している[28]．全身麻酔下にて眼圧が16 mmHg未満，または覚醒時の眼圧が21 mmHg未満に維持できている場合を成功

として，初回のトラベクロトミーに限ると術後
5年で62.9％，術後10年で51.5％の維持率であ
り，複数回トラベクロトミーを施行した場合も
含めると，術後5年で92.5％，術後10年で
76.5％であった．また，2004年にIkedaらは，
小児緑内障149眼に対してトラベクロトミーを施
行した成績を報告している[29]．複数回トラベク
ロトミーを施行し，術後眼圧が21 mmHg未満
に維持できた割合は術後5年で94.3％であった
が，Sturge-Weber症候群，Axenfeld-Rieger
症候群，無虹彩症，先天白内障などの他の眼奇
形を伴う症例では，術後5年で82.2％であり，
他の眼奇形を伴う小児緑内障ではトラベクロト
ミーの成績がより不良であるという結果となっ
た．

e. 合併症

Descemet膜剥離，Descemet膜下血腫，前
房出血，一過性高眼圧（眼圧スパイク），虹彩前
癒着，白内障進行，慢性低眼圧，眼内炎などが
見られる．なかでも前房出血は頻度が高く，ほ
ぼ必発と考えてもよい．前房出血は，眼圧が下
がったために，房水静脈からの血液が逆流し，
集合管からSchlemm管を経由して，前房へ流
入することで生じる．ほとんどの前房出血は自
然に吸収され消退するが，大量の前房出血が生
じると，眼圧上昇をきたすことがある．大量の
前房出血が遷延する症例は，トラベクロトミー
単独手術に多く，白内障との同時手術では少な
い．白内障手術では，大量の灌流液で前房洗浄
することで前房出血が除去されることと，前房
内に灌流液を注入して高眼圧にして手術を終了
することから，房水静脈からの血液が逆流しに
くいと考えられる．また，トラベクロトミーで
は，手技が完遂できていても30 mmHg以上の
高眼圧が術後数日目から見られ，長いと術後
3ヵ月くらいまで持続することがある．このよ
うな一過性眼圧上昇を眼圧スパイクという．緑

内障点眼薬を処方して，経過観察を行っている
と次第に眼圧が下降してくることが多い．

4）トラベクトーム（Trabectome）

a. はじめに

トラベクロトミーの利点は，術後の合併症が
少ないことである．しかし，より低い目標眼圧
設定で眼圧管理を行うと，高率に，再手術（ト
ラベクレクトミーなどの濾過手術）が必要にな
る症例が出てくることとなる．トラベクレクト
ミーを再手術として施行するうえでは，上方結
膜の手術瘢痕の有無が重要なファクターとな
る．したがって，これまではトラベクロトミー
を下方の象限で行うなどの対策が行われてき
た．近年では，結膜に手術瘢痕を残さないため
に，角膜小切開で，前房側からトラベクロト
ミーを行うトラベクロトミー*ab interno*手技が
多数行われている．代表的なものはトラベク
トーム（Trabectome）を用いた手術で，わが国
でも普及している．トラベクトームは，灌流・
吸引装置，高周波電力発生装置，灌流液をつる
しておくためのポールからなる本体と，そこに
接続されたディスポーザブルのハンドピース
（図5），フットペダルからなる．ハンドピース
の先端は19.5ゲージであり，1.7 mm切開創か
ら挿入することができる．先端部は絶縁されて
いて，集合管を傷つけたり，強膜まで切開が及
ばないようになっている．先端で線維柱帯を電
気焼灼することで，幅広く切開し，眼圧下降が
得られる．また，灌流装置もあるため，前房消
失の心配もなく視認性も良好な状態で手術が可
能である．

b. 適応

適応は，トラベクロトミーと同様であるが，
隅角鏡による隅角の観察が可能な症例に限ら
れ，角膜透明性の低下などにより隅角観察不可
能な症例には手術は不可能である．

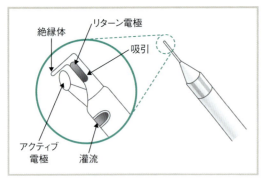

図5 トラベクトームハンドピース

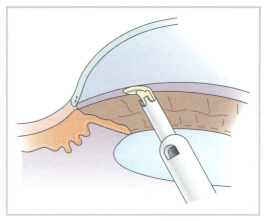

図6 トラベクトームによる線維柱帯切開のイメージ

c. 基本術式

　術前に，単独手術の場合は縮瞳させておき，白内障との同時手術の際は散瞳させておく．点眼麻酔またはテノン囊下麻酔をして，耳側角膜切開（1.7 mm 以上あればハンドピース挿入可能）を行う．前房内に粘弾性物質を注入し，角膜切開部位からハンドピースを挿入する．隅角鏡を見ながら，Schlemm 管内壁と線維柱帯組織をハンドピース先端の電極で電気焼灼しつつ約 90°〜120°切開する（図6）．前房内粘弾性物質の洗浄をし，創口閉鎖し濾出がないことを確認し終了する．

d. 術後成績

　トラベクトーム単独手術に関しては，Mizoguchi らが 2015 年に報告している[30]．OAG（POAG，落屑緑内障）82 眼に対してトラベクトームを施行し，術前平均眼圧 22.3±6.8 mmHg から術後 1 年で 15.1±3.2 mmHg であり，術後 2 年で 21 mmHg 以下かつ 20％以上の眼圧下降を維持できた割合は約 50％であった．トラベクトームと白内障同時手術に関しては，Minckler らが 2008 年に報告している[31]．OAG 738 眼に対しトラベクトーム単独，OAG 366 眼に対しトラベクトームと白内障同時手術をそれぞれ施行した．単独群は，術前平均眼圧 25.7±7.7 mmHg から術後 1 年で 16.1±3.0 mmHg，同時群では術前平均眼圧 20.0±6.2 mmHg から術後 1 年で 15.9±3.3 mmHg へ下降し，良好な眼圧下降が得られた．術後 1 年で 21 mmHg かつ 20％以上の眼圧下降を維持できた割合は，単独群で約 70％であったのに対し，同時群では約 90％と同時群のほうが眼圧維持効果がより高かった．Ting らの 2012 年の報告によると，POAG 450 眼にトラベクトーム単独を施行し，術前平均眼圧 25.5±7.9 mmHg から術後 1 年で 16.8±3.9 mmHg であり，落屑緑内障 67 眼では 29.0±7.5 mmHg から 16.1±4.0 mmHg であった．術後 1 年で 21 mmHg かつ 20％以上の眼圧下降を維持できた割合は，POAG で 62.9％，落屑緑内障では 79.1％であった．この報告においては，トラベクトームと白内障同時手術の検討も行われており，POAG 263 眼では術前平均眼圧 19.9±5.4 mmHg から術後 1 年で 15.6±3.2 mmHg，落屑緑内障 45 眼では 21.7±8.4 mmHg から 14.2±3.1 mmHg であった．術後 1 年で 21 mmHg かつ 20％以上の眼圧下降を維持できた割合は，POAG で 91.0％，落屑緑内障では 86.7％であり，同時群のほうがより効果が高かった[32]．Parikh らの 2016 年の報告によると，OAG 255 眼に対しトラベクトーム単独，OAG 498 眼に対しトラ

ベクトームと白内障同時手術をそれぞれ施行し，単独群は，術前平均眼圧21.7±7.0 mmHgから術後1年で15.9±3.5 mmHg，同時群では19.7±5.8 mmHgから15.5±3.6 mmHgへ下降し，両群とも眼圧下降は良好であるが，両群間に差はなかったと報告している[33]．

e. 合併症

トラベクロトミーと類似し，同様の合併症が見られる（ただし，Descemet膜剥離，Descemet膜下血腫は見られない）．

5) バルベルト緑内障インプラント（Baerveldt Glaucoma Implant）

a. はじめに

バルベルト緑内障インプラントは，シリコン製のチューブとプレートからなるフィルトレーションデバイスであり，ロングチューブシャント手術のひとつである．房水を眼内からチューブに通してプレートに流出させ，プレート周囲に形成される結合織の被膜を通して周囲組織に房水吸収させることで眼圧下降を得る仕組みとなっている．現在，3種類の製品（BG101-350，BG103-250，Pars Plana BG102-350）が使用でき，BG101-350およびBG103-250はチューブを角膜輪部から前房内に挿入して使用するモデルであり，プレートの表面積がそれぞれ350 mm^2，250 mm^{2}と異なっている．Pars Plana BG102-350は，プレートの表面積は350 mm^{2}であり，硝子体切除術後もしくは硝子体切除同時手術の症例に対して毛様体扁平部からチューブを硝子体腔内に挿入して使用するモデルである．

b. 適応

本手術は，トラベクレクトミーが不成功に終わった症例，結膜瘢痕化が強くトラベクレクトミーの濾過胞形成が期待できない症例，トラベ

表6 ロングチューブシャント手術の適応（トラベクレクトミーが奏効しない症例）

- ・トラベクレクトミー既往眼
- ・複数回の緑内障手術既往眼
- ・硝子体手術既往眼
- ・白内障手術既往眼（ECCE，上方結膜切開が行われたもの）
- ・広い結膜切開を要した手術既往眼
- ・ぶどう膜炎続発緑内障
- ・血管新生緑内障
- ・先天異常合併発達緑内障
- ・外傷性緑内障

クレクトミーの濾過胞の長期生存が期待できない難治性緑内障が適応となる（表6）．基本的には，前房内挿入タイプが使用されることが多いが，浅前房，高度の虹彩前癒着眼，角膜内皮減少例，硝子体手術既往眼，硝子体手術が必要な網膜硝子体疾患合併眼では毛様体扁平部挿入タイプを使用する．

c. 基本術式

① 前房内チューブ挿入法

まず，設置部位であるが，基本的には上耳側を第一選択とし，既存の手術創などにより設置不可能な場合は鼻側や下方の設置を検討する．ただし，下方は感染のリスクが高く，鼻側は眼球運動障害が生じやすいため，できる限り避けるべきである．テノン嚢下麻酔もしくは球後麻酔にて行う．円蓋部基底結膜切開を，隣り合う2直筋が露出できる程度の範囲で行い，切開範囲の結膜と結膜下組織をできるだけ後方まできれいに剝離する．プレート両端を隣り合う2直筋下に挿入し，プレートを輪部から8～10 mmの位置に設置し，ナイロン糸でプレート縫合穴に通糸して強膜上に縫着する．術直後の低眼圧予防のため，プレートの2～4 mm前でチューブを吸収糸にて完全結紮するが，さらにチュー

第3章 緑内障の治療

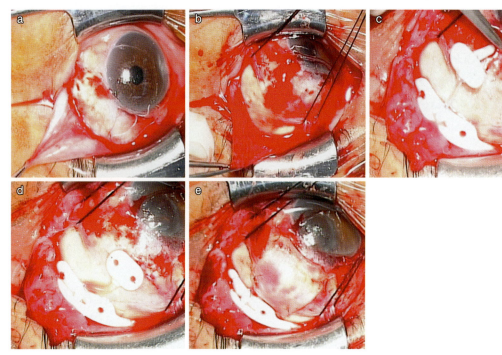

図7　バルベルト緑内障インプラント手術手技（硝子体腔内チューブ挿入法）
a：円蓋部基底結膜切開
b：直筋同定後
c：直筋下プレート挿入
d：プレート固定後（BG102-350）
e：保存強膜にてチューブ被覆

ブ内にリップコート（ナイロン系）を通しておく方法もある．また術直後の高眼圧予防のため，針やメスにてチューブに一時的な漏出孔（Sherwood slit）を数箇所開けておく．チューブ先端を前房内に2〜3 mm挿入できるような長さにベベルアップでトリミングする．強角膜輪部に23 G針にて虹彩面に平行に孔を開けて，チューブを挿入する．チューブをナイロン糸で強膜上に固定し，チューブ露出防止のために保存強膜などのパッチ材料にてチューブを覆うように固定する．自己強膜弁を作成し，その下にチューブを挿入する方法もある．結膜を吸収糸にて縫合被覆し終了する．

②硝子体腔内チューブ挿入法（図7）

前房内挿入タイプと同様に，プレートを強膜上に縫着し，チューブ結紮およびSherwood slit作成後，角膜輪部より3.5 mmの毛様体扁平部の位置に20 G針あるいは20 G Vランスで穿刺してHoffmann elbowを硝子体腔に挿入する．Hoffmann elbowとチューブをパッチ材料にて被覆し，結膜を縫合被覆し終了する．Hoffmann elbowは分厚く，露出の危険性もあるため，前房タイプを使用し，チューブをそのまま硝子体腔に挿入することもできる．

d. 術後成績

2012年に多施設共同前向き比較試験としてTVT（Tube versus Trabeculectomy）studyが，バルベルト緑内障インプラント（BG101-350）とマイトマイシンC併用トラベクレクトミーの効果と安全性について報告した[34]．血管新生緑内障，ぶどう膜炎続発緑内障，虹彩角

膜内皮症候群，網膜手術例，高度の結膜瘢痕例などの難治症例は対象患者から除外され，白内障手術歴やトラベクレクトミー歴を持つ眼圧コントロール不良例のみを対象とした．バルベルト群では，術直後の低眼圧対策にチューブ結紮がなされ，上耳側に設置された．トラベクレクトミー群では，マイトマイシンC（0.04％を4分間塗布）併用トラベクレクトミーを上方象限に施行された．バルベルト群では，術前眼圧25.1 mmHgから術後5年で14.4 mmHgに下降し，緑内障点眼数も術前3.2から1.4へ減少した．トラベクレクトミー群では，術前眼圧25.6 mmHgから術後5年で12.6 mmHgに下降し，緑内障点眼数も術前3.0から1.2へ減少した．しかし，両群間に有意差は認めなかった．不成功の定義を眼圧22 mmHg以上，または術前眼圧から20％未満の眼圧下降しか得られない場合とすると，術後5年の累積手術成功率はバルベルト群で70.2％，トラベクレクトミー群で53.1％であった．眼圧の定義を18 mmHg以上とすると，累積手術成功率はバルベルト群で68.2％，トラベクレクトミーは群で46.4％であり，眼圧の定義を15 mmHg以上とすると，累積手術成功率はバルベルト群で47.7％，トラベクレクトミー群で28.5％であった．すべての基準において，バルベルト群で成功率が有意に高かった．術後1ヵ月以内の早期合併症は，バルベルト群（21％）と比較しトラベクレクトミー群（37％）のほうが有意に多かった．術後1ヵ月目以降の合併症は，バルベルト群で（34％）とトラベクレクトミー群（36％）で有意差は認めなかったが，バルベルト群ではチューブ特有の重篤な合併症が存在した．この報告から，比較的予後がよい緑内障症例に対しては，バルベルトの成績はトラベクレクトミーより優れており，早期合併症も少ないということがわかった．これにより，初回トラベクレクトミーが不成功に終わった症例に対する再手術やトラベ

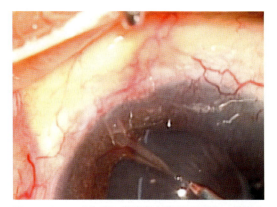

図8　チューブ先端に硝子体が嵌頓し閉塞，前房内にて鑷子を使用し閉塞解除した例

レクトミーが効きにくい水晶体再建術後の症例などに，バルベルトを施行する適応が広がったと考えられる．

また，PTVT（primary tube versus trabeculectomy）studyが緑内障点眼治療ではコントロール不良の緑内障（TVT studyと同様に難治症例は除外）に対しての初回手術として，トラベクレクトミーとバルベルトを比較し報告した[35]．バルベルト群では，術前眼圧23.3 mmHgから術後1年で13.8 mmHgに下降し，緑内障点眼数も術前3.1から2.1へ減少した．トラベクレクトミー群では，術前眼圧23.9 mmHgから術後1年で12.4 mmHgに下降し，緑内障点眼数も術前3.2から0.9へ減少した．眼圧，緑内障点眼ともに，トラベクレクトミー群のほうが有意に成績が良好であった．不成功の定義を眼圧22 mmHg以上，または術前眼圧から20％未満の眼圧下降しか得られない場合とすると，術後1年の累積手術成功率はバルベルト群で82.7％，トラベクレクトミー群で92.1％であり，トラベクレクトミー群で成功率が有意に高かった．術後の重篤な合併症（再手術が必要な合併症，視力低下）は，トラベクレクトミー群で有意に多かった．この報告から，初回手術としては，トラベクレクトミーのほうが成績は優れているが，重篤な合併

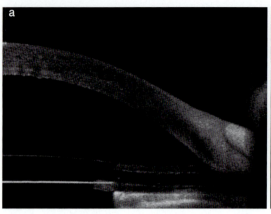 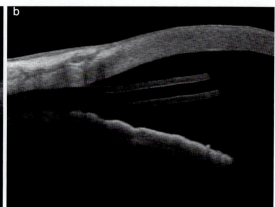

図9 チューブ前房内挿入後の前眼部OCT
a：チューブ位置良好例
b：チューブ位置が角膜に近く，角膜内皮移植に至った例

症にはより注意しなければならないということがわかった．今後の長期成績報告が待たれる．

e. 合併症

前房出血，高眼圧，過剰濾過，前房消失，チューブ閉塞，脈絡膜剥離，慢性低眼圧，眼内炎，チューブ露出，プレート露出，プレート脱出，複視，眼球運動障害，脈絡膜出血，網膜剥離，角膜内皮障害などがある．以下に，チューブシャント手術特有の合併症について解説する．

①チューブ閉塞

チューブの先端が，フィブリン，虹彩，出血，硝子体などで閉塞することがある．前房内チューブ挿入の場合は，程度が軽ければYAGレーザーで解除することが可能である．解除できない場合は，前房内の手術操作が必要となる（図8）．硝子体腔内チューブ挿入の場合は，硝子体手術にて解除しなければならない．

②チューブ・プレート露出，プレート脱出

チューブの露出は，パッチ材料にて被覆をしても生じる場合があるため注意して経過観察しなければならない．特に，結膜下にチューブが透けて見えるようになってきたら要注意である．露出した場合はもちろんであるが，透けている場合でも感染の危険性が高いため，再被覆なども考慮すべきである．プレート露出は，結膜切開線がプレートをまたぐ位置にくると高確率で生じてしまうため，手術時の慎重な切開が必要である．

③複視，眼球運動障害

原因としては，プレートの上鼻側挿入によって上斜筋運動制限が起こること，プレート上に生じる背の高い濾過胞が外眼筋の運動障害を引き起こすこと，手術による直筋の損傷，などがある．以上より，上鼻側へのプレート挿入は避けること，術中に直筋になるべく損傷を与えないことが望ましい．過去の報告では5％に複視が生じたとされているため，中心視野が残存していて両眼視機能のある症例では注意が必要である．複視が生じた場合は，6ヵ月程度は経過観察を行い，治癒傾向がなければ，プリズム眼鏡や手術などを検討していく．

④角膜内皮障害

前房挿入の場合で，チューブの挿入角度が悪く，先端が角膜に接触してしまうと内皮障害が生じる．また，角膜との距離が近くても内皮障害が生じてしまう（図9）．過去には，チューブと角膜の距離が近いほど内皮減少が著しいとの

報告もある[36]．また，筆者らの研究では，チューブと角膜のなす角度が浅いほど内皮減少をきたし，さらに落屑緑内障であると減少しやすいということがわかっている[37]．このことからチューブ挿入の際は角膜から遠い位置になるように慎重に行う必要がある．また，有水晶体眼の場合は，前房が浅いことと水晶体への接触を懸念することから，チューブ挿入が角膜寄りになってしまうため，高齢者では白内障同時手術を施行すべきである．

6) アーメド緑内障バルブ（Ahmed Glaucoma Valve）

a. はじめに

　アーメド緑内障バルブはシリコン製のチューブと調圧弁を持つプレートからなるフィルトレーションデバイスである．房水を眼内からチューブに通してプレートに流出させ，プレート周囲に形成される結合織の被膜を通して周囲組織に房水吸収させることで眼圧下降を得る仕組みとなっている．調圧弁は，理論上眼圧が6〜8 mmHg以下では弁が閉じて房水が流れなくなっているため術直後の低眼圧が起こりにくいという特徴を持つ．現在，2種類の製品（FP7，FP8）が使用でき，FP7はプレート表面積が184 mm^{2}で，FP8は小児や眼窩部の狭い症例に適応となる表面積96 mm^{2}である．両モデルとも直線チューブタイプであり，基本的には前房内挿入となる．

b. 適応

　本手術は，前述のバルベルト緑内障インプラントと同様に，難治性緑内障に適応となる（**表6**）．

c. 基本術式（前房内チューブ挿入法）（図10）

　設置部位は，バルベルト緑内障インプラントと同様に上耳側を第一選択とする．調圧弁の動作確認のため，チューブ先端から灌流液を注入

して弁が開くことを確認（プライミング）しなければならない．テノン嚢下麻酔もしくは球後麻酔にて行う．円蓋部基底結膜切開を，約90°〜120°程度の範囲で行い，切開範囲の結膜と結膜下組織をできるだけ後方まできれいに剝離する．プレートを隣り合う2直筋間に挿入し，プレートを輪部から8〜9 mmの位置に設置し，ナイロン糸でプレート縫合穴に通糸して強膜上に縫着する．チューブ先端を前房内に2〜3 mm挿入できるような長さにベベルアップでトリミングする．強角膜輪部に23 G針にて虹彩面に平行に孔を開けて，チューブを挿入する．チューブをナイロン糸で強膜上に固定し，チューブ露出防止のために保存強膜などのパッチ材料にてチューブを覆うように固定する．自己強膜弁を作成し，その下にチューブを挿入する方法もある．結膜を吸収糸にて縫合被覆し終了する．アーメド緑内障インプラントには調圧弁が存在するため，術直後の低眼圧対策のためのチューブ結紮や，術直後の眼圧調整のための漏出孔作成は必要ない．

d. 術後成績

　2015年にアーメド緑内障バルブとバルベルト緑内障インプラントの5年手術成績を比較したAhmed Baerveldt Comparison（ABC）studyが報告されている[38]．バルベルト群では，術前眼圧31.8 mmHgから術後5年で12.7 mmHgに下降し，緑内障点眼数も術前3.5から1.8へ減少した．アーメド群では，術前眼圧31.2 mmHgから術後5年で14.7 mmHgに下降し，緑内障点眼数も術前3.4から2.2へ減少した．バルベルト群で眼圧が有意に低くなり，点眼数には有意差は認めなかった．不成功の定義を眼圧22 mmHg以上，または術前眼圧から20％未満の眼圧下降しか得られない場合とすると，術後5年の累積手術成功率はバルベルト群で60.6％，アーメド群で55.3％であり有意差は認めなかった．ただし，

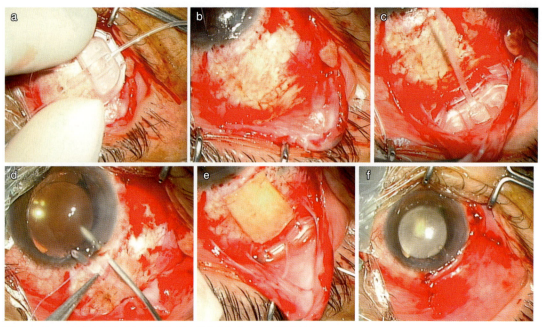

図10 アーメド緑内障バルブ手術手技（前房内チューブ挿入法）
a：灌流液をチューブに注入し，開通することを確認する．
b：円蓋部基底結膜切開
c：直筋間にプレート固定後（FP7）
d：23 G 針にて前房内に事前穿刺
e：保存強膜にてチューブ被覆
f：結膜縫合後，手術終了時

アーメド群では眼圧上昇により不成功となった症例が全不成功例の80％，バルベルト群では全不成功例の53％であり，有意差を認めた．一方，低眼圧や術後合併症により不成功となった症例が，アーメド群では全不成功例の20％，バルベルト群では全不成功例の47％となった．この報告から，両群にて5年成績は同等であるが，バルベルト群のほうがより低い眼圧維持ができ，再緑内障手術は少なくなるが，合併症により不成功となる例がアーメド群より2倍多いということがわかった．また，2016年に両群の5年手術成績を比較した Ahmed versus Baerveldt （AVB）study も報告されている[39]．不成功の定義を眼圧18 mmHg以上，または術前眼圧から20％未満の眼圧下降しか得られない場合とすると，術後5年の累積手術成功率はバルベルト群で60％，アーメド群で47％であり，バルベルト群のほうが有意に成功率は高かった．術後平均眼圧もバルベルト群で13.6 mmHg（57％下降），アーメド群で16.6 mmHg（47％下降）とバルベルト群のほうが有意に低くなり，術後緑内障点眼数もバルベルト群で1.2（61％減少），アーメド群で1.8（44％減少）とバルベルト群のほうが有意に少なくなった．術後合併症数は両群で同等であったが，低眼圧により不成功となった例がバルベルト群で4％あり，アーメド群では1例も認めなかった．また，ABC study と AVB study の症例を合算して解析した結果も報告された[40]．不成功の定義を眼圧18 mmHg以上，または術前眼圧から20％未満の眼圧下降しか得られない場合とすると，術後5年の手術成功率はバルベルト群で63％，アーメド群で51％であり，

バルベルト群のほうが有意に成功率は高かった．術後平均眼圧もバルベルト群で 13.2 mmHg，アーメド群で 15.8 mmHg とバルベルト群のほうが有意に低くなり，術後緑内障点眼数もバルベルト群のほうが有意に少なかった．不成功の比較をすると，バルベルト群は低眼圧での不成功が多く，アーメド群は高眼圧での不成功が多かった．

以上の報告より，合併症のリスクを加味しても，より眼圧を低く目指したい症例ではバルベルトを適応とし，眼圧がやや高めとなっても，術直後から眼圧を下げたい症例や術後低眼圧が危険な症例（房水産生低下が疑われる増殖糖尿病網膜症や毛様体破壊後など）にはアーメドを適応とするのが無難と考える．

また，現在は，バルベルトやアーメド手術を施行しても眼圧が上昇して不成功となった症例に対しては，毛様体破壊術を施行するか 2 度目のチューブシャント手術を施行するかの選択肢しかないと考えられるが，どちらがよいかの結論は出ていない．2 度目のチューブシャント手術については，良好な眼圧下降が得られるが，インプラントの種類による差は認めないと報告されている[41]．

e. 合併症

バルベルト緑内障インプラントに類似し，ほぼ同様の合併症が見られる．しかし，調圧弁の存在により術直後の低眼圧や高眼圧の頻度は低い．

7）MIGS（iStent）

a. はじめに

これまで，緑内障手術といえば，トラベクレクトミーやチューブシャント手術などの濾過手術が代表的な手術となっている．濾過手術は，眼圧下降効果はかなり優れているが，比較的手術による侵襲が大きく，術後合併症も多いた

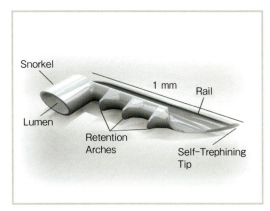

図 11　iStent 本体
（GLAUKOS 社より提供）

め，ハイリスクハイリターンな手術とみなされていた．近年，眼圧下降効果は弱めでも低侵襲で合併症の少ない安全性の高い緑内障手術が考案され，それらが総称して極低侵襲緑内障手術（minimally invasive glaucoma surgery：MIGS）と呼ばれる．前述したトラベクトームも MIGS に含まれ，他にも Kahook dual blade，360°suture trabeculotomy（*ab interno*），microhook，iStent が日本国内で使用可能であり，広く普及してきている．本項では，2016 年に国内承認を得た iStent について解説する．

iStent はチタン製の眼内ステントで，表面はヘパリンでコーティングされており，長さ 1 mm，内径 120 μm，Schlemm 管内に留置される本体と線維柱帯を貫通し前房に開放する snorkel 部とで構成される（図 11）．Schlemm 管内に留置することで前房内と Schlemm 管のバイパスを形成することができ，房水が流出抵抗の強い線維柱帯経由ではなく，ステント経由で Schlemm 管へ流入するため眼圧下降が得られる．

b. 適応

iStent は，わが国での使用要件では，白内障手術との同時手術が前提となっているため，手

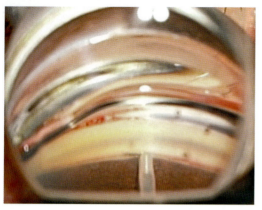

図12 術野
隅角鏡にて線維柱帯を同定し、iStentを挿入していく。

術適応のある白内障が存在することが必須である。適応となる緑内障病型は、原発開放隅角緑内障と落屑緑内障のみであり、ステロイド緑内障やぶどう膜炎続発緑内障、血管新生緑内障などの続発緑内障は適応に含まれていない。したがって、従来のトラベクロトミーと白内障同時手術を行う際の適応よりも狭く、わが国で最初のMIGSで使用するインプラントであるため、適応はかなり慎重に設定されている。トラベクロトミーと同じように、強い眼圧下降は見込めないので、初期から中期の緑内障で、眼圧下降を少し強化したい症例、もしくは緑内障点眼薬の本数を減らしたい症例などを適応とすべきである。使用にあたっては、白内障手術併用眼内ドレーン使用要件等基準を遵守していただきたい(日本眼科学会：白内障手術併用眼内ドレーン会議：白内障手術併用眼内ドレーン使用要件等基準．日眼会誌 120：494-497, 2016)。

c. 基本術式

術前は、白内障手術と同様の処置を行う。まず白内障手術を行い、眼内レンズ挿入後に、iStentを挿入する。有水晶体のままでの狭い前房内での手技は困難であり、角膜接触などの合併症のリスクも高い。眼内レンズ挿入後に、アセチルコリン(オビソート)にて縮瞳させてからのほうが隅角が広がり操作はしやすいので、操作に慣れるまでの数例はオビソートを使用したほうがよいかもしれない。前房内を粘弾性物質で満たしたあとに、顕微鏡を術者のほうに倒れるように傾け、患者の頭部を反対側に30°程度傾け、隅角を観察しやすい位置をとる。角膜表面に粘弾性物質をのせて、隅角手術用の柄付きプリズムレンズを角膜に軽くのせ、隅角を観察する。角膜切開創からiStentが装着されたインサーターを挿入する。隅角鏡を見ながら、iStent先端を線維柱帯に対し15°の角度で当てて線維柱帯を穿破する(図12)。Schlemm管内に到達したらステントを平行にして、しっかり固定されるところまで挿入する。インサーターのリリースボタンを押してiStentをSchlemm管内に留置する。隅角鏡にてiStentの留置位置を確認する。前房内の粘弾性物質を洗浄したのち、創口閉鎖し漏出がないことを確認し終了する。

d. 術後成績

2011年にSamuelsonらは、白内障単独手術とiStent挿入・白内障同時手術についての無作為比較試験を報告している。白内障手術が必要な初期～中期の原発開放隅角緑内障240眼に対して、単独手術と併用手術を行った。術後1年で無点眼での眼圧21 mmHg以下の維持率は、iStent併用群で72％、白内障手術単独群で50％と、iStent併用群のほうが有意に目標眼圧維持率が高かった。20％以上眼圧下降の達成率についても、iStent併用群で66％、白内障手術単独群で48％と、iStent併用群のほうが有意に眼圧下降の達成率が高かった。合併症についても差は認められず、iStent併用群のほうが良好な結果が得られたと報告している[42]。2010年にFernán-dez-Barrientosらは白内障単独手術とiStent 2本挿入・白内障同時手術についての無作為比較

試験を報告している。白内障手術が必要な原発開放隅角緑内障33眼に対して，単独手術と併用手術を行った。術後1年での眼圧下降幅は白内障単独群で3.9 mmHgであったのに対しiStent併用群では6.6 mmHgと，iStent併用群で有意に眼圧下降効果があった。緑内障点眼薬についても，iStent併用群のほうが有意に点眼使用が少なく，点眼薬0.7剤分を減らせる効果があったと報告している[43]。2015年にMalvanker-Mehtaらはi Stentに関する37本の臨床研究のメタ解析を報告している。白内障手術単独で4％の眼圧下降と1.01剤の緑内障点眼薬の減少，iStent 1本挿入・白内障同時手術で9％の眼圧下降と1.33剤の緑内障点眼薬の減少，iStent 2本挿入・白内障同時手術で27％の眼圧下降と1.1剤の緑内障点眼薬の減少という結果であった。白内障単独手術と比較し，iStent挿入・白内障同時手術のほうが，眼圧下降効果と緑内障点眼数減少効果に優れていると報告している[44]。以上の報告から，白内障単独手術と比較し，iStent挿入・白内障同時手術のほうが，眼圧下降効果と緑内障点眼数減少効果に優れており，iStent 2本挿入のほうが1本挿入よりも眼圧下降効果が優れていると考えられる。しかし，現在，国内ではiStentの2本挿入は認められていない。複数個挿入を前提とした第二世代のiStent（iStent inject）が開発されており，ヨーロッパではすでに使用されている。

e. 合併症

iStent本体の前房内脱落・閉塞，前房出血，慢性低眼圧，虹彩炎，眼内炎，白内障手術関連の合併症など，起こりうる合併症は多岐にわたる。しかし，いずれも頻度はかなり少なく，自験例においても経験したことはない。現在，使用成績調査が進行しており，国内での安全性についてのデータが公表される予定である。

8）隅角癒着解離術

a. はじめに

隅角癒着解離術（goniosynechialysis：GSL）は，周辺虹彩前癒着（peripheral anterior synechia：PAS）が形成され器質的隅角閉塞となった眼に対して，隅角癒着を解離して生理的な房水流出路からの房水流出を促進することで眼圧下降を目指す術式である。実際にGSL前後のトノグラフィによる房水流出率の変化を調査した研究では，GSLが房水流出を低下，改善させることで眼圧下降をもたらすことが報告されている[45]。

b. 適応

PASの程度が180°を超えると，眼圧が上昇するとされるため，180°を超える原発閉塞隅角緑内障症例に適応となることが多い。有水晶体眼では，GSLを施行しても機能的隅角閉塞機序の主因となる水晶体の残存により，隅角再癒着のリスクが高いが，偽水晶体眼では再癒着のリスクはより低くなると考えられる。したがって，有水晶体眼では，機能的隅角閉塞機序の根本的治療という意味も込めて白内障手術を同時に行ってもよいと考える。また，器質的閉塞隅角が進行すると線維柱帯以降の房水流出機能も低下するため，その場合は隅角癒着解離を行っても十分な眼圧下降は期待できず，追加手術が必要となる。しかし，実際には房水流出機能がどれだけ残存しているかを術前に予測することは困難である。GSLは結膜が温存できる手術となるため，追加の濾過手術の際の利点にもなる。

c. 基本術式

術前に，単独手術の場合は縮瞳させておき，白内障との同時手術の際は散瞳させておく。点眼麻酔またはテノン嚢下麻酔を行う。隅角鏡に

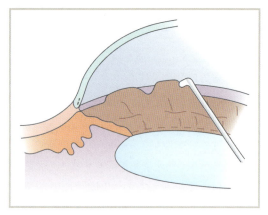

図13　隅角癒着解離術のイメージ

て癒着解離する部位を確認し，サイドポート作成部位を決める．ポート1箇所から解離できるのは約120°であるため，3箇所あれば全周の解離が可能である．サイドポートより粘弾性物質を注入し，前房内を置換する．隅角癒着解離針または隅角癒着解離用スパーテルを挿入し，隅角鏡にて観察しながら解離針先端をPASに当ててゆっくりと虹彩根部を軽く押し下げて解離させる（図13）．この操作を部位を変えて繰り返し行う．前房内粘弾性物質の洗浄をして，角膜創からの濾出がないことを確認して終了する．

d. 術後成績

原発閉塞隅角緑内障（PACG）に対するGSLの有効性は，1984年にCampbellら，1985年に永田らによって報告されている．その後，白内障手術を同時に行うことで，虹彩再癒着が減少することにより成績が良くなることが報告され，1992年のTaniharaらの報告によると，無水晶体眼・眼内レンズ挿入眼では術後5年間の眼圧コントロール率は82.6％とコントロール良好であった[45]．1999年のTeekhasaeneeらの報告によれば，超音波乳化吸引術を併用することで，術後緑内障点眼併用せずに眼圧20 mmHg未満に維持できた割合は90.4％であった[46]．GSL・白内障同時手術についての2005年の安藤らの報告によると，術後平均眼圧は1年で14.9 mmHg，3年で15.2 mmHg，5年で14.6 mmHgとコントロール良好で，緑内障点眼併用にて眼圧20 mmHg以下に維持できる割合は92.2％と高く，その後も同様な割合で維持できるとの結果であった．2013年にKamedaらは，GSL・白内障同時手術について多施設後ろ向き研究にて報告している．術後5年で眼圧21 mmHg未満に維持できた割合は85.9％とコントロール良好であったが，眼圧18 mmHg未満に維持できた割合は59.0％であった[47]．

e. 合併症

前房出血，虹彩離断，毛様体解離，高度炎症，隅角再癒着，慢性低眼圧などがある．特に，術中の虹彩癒着解離の操作にて前房出血が多く，視認性が悪くなるため，術中の角膜接触などに注意が必要である．

9）隅角切開術

a. はじめに

隅角切開術は，流出路再建術のなかで，最も古く考案された術式である．当初は成人の開放隅角緑内障に対して行われていたが，1947年にBarkanにより小児緑内障に対する最初の手術として報告された[48]．それ以降，その優れた効果と合併症の少なさが知られることとなり，近年では小児緑内障に対する標準的な術式として普及している．

b. 適応

原発先天緑内障に対しては，トラベクロトミーと並び，第一選択になる術式である．本術式は，結膜切開を行わないため，結膜温存の利点がある．また，角膜の透明性が高ければ施行可能であるが，角膜混濁やDescemet膜破裂などにより透明性が悪いような症例では線維柱帯

の視認性が悪いため，実施が困難である．成人に対しては，比較的安全に施行できる手術であるが，実際には浅前房や創の自己閉鎖困難など乳幼児手術における特有の注意が必要となる．

c. 基本術式

術前に，単独手術の場合は縮瞳させておく．小児に施行されることがほとんどであり，その場合は全身麻酔となる（成人の場合は，点眼麻酔またはテノン囊下麻酔にて行う）．まず，角膜切開をして粘弾性物質を注入して前房内を置換する．角膜切開部位から隅角切開刀を挿入し，隅角鏡を見ながら隅角を削ぎ落とすように切開（90°～120°）していく（図14）．前房内粘弾性物質の洗浄をして，角膜創からの濾出がないことを確認して終了する．小児の場合は，切開創をナイロンやバイクリルでwater tightに縫合しておく．一度の切開で90°～120°の切開が可能であり，3回まで手術可能である．

d. 術後成績

隅角切開術の小児緑内障に対する術後成績として，100例以上の症例を対象とした報告によると，複数回手術を施行した例も含めて，眼圧がコントロールされた割合は約78～94％と報告されている[49, 50]．手術回数が術後眼圧との正の相関を示しており，繰り返し施行することが手術成績を向上させるとされている．また，病型によって手術成績が異なり，原発先天緑内障はその他の小児緑内障に比べて術後成績がよいとされている．

e. 合併症

トラベクロトミーと類似し，同様の合併症が見られる（ただし，Descemet膜剝離，Descemet膜下血腫は見られない）．

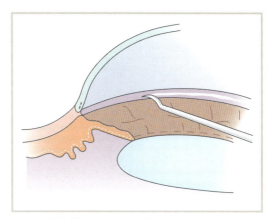

図14　隅角切開のイメージ

10）毛様体破壊術

a. はじめに

緑内障に対する手術は，眼圧下降機序として房水流出を改善する方法と房水産生を抑制する方法がある．これまでにあげた術式は前者であり，後者としては毛様体破壊術が唯一の術式であるが，破壊の程度が弱ければ眼圧下降が得られず，破壊が過度に及ぶと前眼部虚血や眼球癆に陥る可能性があり，極めて定量性が少ない術式である．毛様体破壊には，冷凍凝固術とレーザー破壊術がある．レーザー破壊術には，経強膜法，経瞳孔法，眼内法があり，使用するレーザーは，ダイオードレーザー，Nd:YAGレーザー，アルゴンレーザーなどである．

b. 適応

適応は，眼圧下降薬，複数回の緑内障手術を行っても眼圧下降が得られない症例で，すでに視機能が不良な症例や，視機能喪失例において高眼圧による疼痛緩和を目的として行う．緑内障の病型は選ばず，眼圧下降治療の最終手段となる．しかし，レーザー破壊術は白皮症の患者に対して禁忌とされている．白皮症は無色素であり，レーザーエネルギーが毛様体色素に吸収

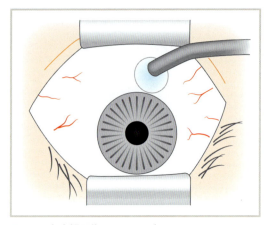

図15 冷凍凝固術のイメージ
アイスボールの端が角膜輪部に一致する位置が目安になる．

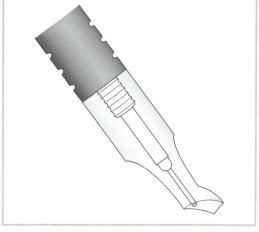

図16 Gプローブ
短軸側からファイバー先端が角膜輪部より1.2 mmの位置になるように設計されている．

されず，網膜を障害するおそれがあるためである．

c．基本術式

①冷凍凝固術

テノン嚢下麻酔または球後麻酔を行い，結膜面の水分をふきとる．プローブ中心を角膜輪部から約2.5 mmの位置に当てて凝固する．アイスボールの断端が角膜輪部にほぼ一致するのが理想的な位置となる（図15）．凝固時間は約60秒間で，凝固後，自然融解を待ち，次の場所へ移る．凝固範囲は，初回では下方半周に計6箇所程度とするが，術前の状態を考慮し適宜増減する．

②レーザー破壊術（経強膜法）

テノン嚢下麻酔または球後麻酔を行う．冷凍凝固術とは異なり，結膜面をある程度湿らせておく．使用するレーザー機器によりプローブが異なる．Gプローブを用いる場合は，視軸と並行な照射になるため，角膜輪部から1.2 mmの部位に照射する．Gプローブは，先端が弯曲し，眼球形状に沿うようになっており，プローブの短軸側を角膜輪部に当てて視軸と平行になるように立てると，ファイバー先端が角膜輪部より1.2 mmの位置になるように設計されている（図16）．ペン型のプローブを用いる場合は，2通りの方法がある．視軸に対して平行に照射を行う場合は，Gプローブと同様に角膜輪部から1.2 mmの位置に照射する．強膜に対して垂直に照射を行う場合は，角膜輪部から2.0〜2.5 mmの部位にプローブを強膜面に垂直に当てて照射する．照射条件は，エネルギー1,500〜2,000 mW，照射時間は2秒で，100〜200 mWずつパワーを上げていく．毛様体が蒸散する時に発生するポップ音が生じると過凝固であるため，ポップ音がする直前のパワーで照射する．長後毛様動脈の凝固を避けるため，3時，9時を除いて270°の範囲で合計約20発を照射する．

③レーザー破壊術（経瞳孔法）

非観血的な治療であるため，外来で施行可能であるが，角膜透明性がありかつ極大散瞳が可能な症例や，無虹彩症や周辺虹彩切除術後などの毛様体が観察できるような症例に限定される．球後麻酔では眼球運動が制限され凝固範囲が限定される場合があるため，点眼麻酔にて行う．照射はアルゴンレーザーを用い，スポット

サイズ100〜300μm，エネルギー200〜600mW，照射時間は0.1〜0.2秒とし，毛様体突起が白濁し凝固収縮するのを目安とする．照射範囲は半周程度，つまり毛様体突起は通常約70突起あるので，20〜40突起の凝固までとする．

④ レーザー破壊術（眼内法）

眼内法は，硝子体手術中に眼内レーザーを用いて行われるので，適応は限定される．

照射は，ダイオードレーザーまたはアルゴンレーザーを使用し，硝子体手術中に，毛様体部を内陥させて瞳孔から観察しながら照射する方法と，眼内内視鏡を併用し直視下に照射する方法がある．条件は，エネルギー300〜1,000mW，照射時間は1〜2秒とし，毛様体突起が白濁し凝固収縮するのを目安として半周程度に照射する．

d. 術後成績

冷凍凝固術では，術後1年以上での眼圧21mmHg以下の維持率は，無水晶体眼における開放隅角緑内障，閉塞隅角緑内障，血管新生緑内障でそれぞれ76％，68％，55％と報告されている．また，難治性緑内障20眼に対して冷凍凝固術を施行したところ，術前眼圧50.9mmHgから術後14.1mmHgに下降し，1例が眼球癆に至ったとの報告もある[51]．ダイオードレーザーによる経強膜法での眼圧下降率は，12.3〜66.0％で，術後眼圧が21mmHg以下に維持できた症例は経過観察が1〜2年の報告では54.0〜92.7％であるが，再治療率も0〜59％とされ，合併症として眼球癆は0〜9.9％であると報告されている．内視鏡によるダイオードレーザー治療では，術後眼圧が21mmHg以下に維持できた症例は成人では術後1年で94％，2年で82％と高く報告されているが，一般に経強膜法よりも重症度が低い症例が適応となっている[52]．冷凍凝固術とダイオー

ドレーザーを比較した報告によれば，ともに眼圧下降は良好であり効果的であるが，ダイオードレーザーのほうは照射数と眼圧下降率に相関があり，各患者において調整することも可能であるとしている[53]．また，近年では内視鏡による治療は，白内障手術と併用する術式として欧米では広く普及しており，緑内障に対する初期治療としてもスタンダードになりつつある．

e. 合併症

術後疼痛，結膜浮腫，角膜浮腫，ぶどう膜炎，前房出血，白内障，硝子体出血，低眼圧，脈絡膜剥離，眼球癆などが見られる．眼球癆になった場合は，眼瞼下垂，眼球陥凹など永続的な外見上の支障が出るので，眼球癆を避けるよう慎重に手術を施行すべきである．

◉文献

1) Takihara Y et al：Trabeculectomy with mitomycin C for neovascular glaucoma: prognostic factors for surgical failure. Am J Ophthalmol **147**：912-918, 2009

2) Takihara Y et al：Combined intravitreal bevacizumab and trabeculectomy with mitomycin C versus trabeculectomy with mitomycin C alone for neovascular glaucoma. J Glaucoma **20**：196-201, 2011

3) Iwao K et al：Long-term outcomes and prognostic factors for trabeculectomy with mitomycin C in eyes with uveitic glaucoma：a retrospective cohort study. J Glaucoma **23**：88-94, 2014

4) Law SK et al：Long-term outcomes of repeat vs initial trabeculectomy in open-angle glaucoma. Am J Ophthalmol **148**：685-695, 2009

5) Awai-Kasaoka N et al：Prognostic factors in trabeculectomy with mitomycin C having history of previous glaucoma surgery. Jpn J Ophthalmol **57**：514-519, 2013

6) Takihara Y et al：Trabeculectomy with mitomycin for open-angle glaucoma in phakic vs pseudophakic eyes after phacoemulsification. Arch Ophthalmol(Chicago, Ill：1960) **129**：152-157, 2011

7) Takihara Y et al：Trabeculectomy for open-angle glaucoma in phakic eyes vs in pseudophakic eyes after phacoemulsification：a prospective clinical

cohort study. JAMA Ophthalmol **132**：69-76, 2014

8) Inoue T et al：Prognostic risk factors for failure of trabeculectomy with mitomycin C after vitrectomy. Jpn J Ophthalmol **56**：464-469, 2012

9) Lochhead J et al：Long term effect on intraocular pressure of phacotrabeculectomy compared to trabeculectomy. Br J Ophthalmol **87**：850-852, 2003

10) Ogata-Iwao M et al：A prospective comparison between trabeculectomy with mitomycin C and phacotrabeculectomy with mitomycin C. Acta Ophthalmologica **91**：e500-e501, 2013

11) Tsai H-Y et al：Combined trabeculectomy and cataract extraction versus trabeculectomy alone in primary angle-closure glaucoma. Br J Ophthalmol **93**：943-948, 2009

12) Awai-Kasaoka N et al：Impact of phacoemulsification on failure of trabeculectomy with mitomycin-C. J Cataract Refract Surg **38**：419-424, 2012

13) Husain R et al：Cataract surgery after trabeculectomy: the effect on trabeculectomy function. Arch Ophthalmol(Chicago, Ill：1960) **130**：165-170, 2012

14) Iwasaki K et al：Comparing trabeculectomy outcomes between first and second operated eyes：a multicenter study. PloS one **11**：e0162569, 2016

15) Yamamoto T et al：The 5-year incidence of bleb-related infection and its risk factors after filtering surgeries with adjunctive mitomycin C：collaborative bleb-related infection incidence and treatment study 2. Ophthalmology **121**：1001-1006, 2014

16) Yamamoto T, Kuwayama Y：Interim clinical outcomes in the collaborative bleb-related infection incidence and treatment study. Ophthalmology **118**：453-458, 2011

17) Netland PA et al：Randomized, prospective, comparative trial of EX-PRESS glaucoma filtration device versus trabeculectomy(XVT study). Am J Ophthalmol **157**：433-440, 2014

18) Gonzalez-Rodriguez JM et al：Comparison of trabeculectomy versus Ex-PRESS：3-year follow-up. Br J Ophthalmol **100**：1269-1273, 2016

19) Wang W, Zhang X：Meta-analysis of randomized controlled trials comparing EX-PRESS implantation with trabeculectomy for open-angle glaucoma. PloS one **9**：e100578, 2014

20) Chen G et al：Ex-PRESS implantation versus trabeculectomy in open-angle glaucoma：a meta-analysis of randomized controlled clinical trials. PloS one **9**：e86045, 2014

21) Arimura S et al：Randomized clinical trial for early postoperative complications of Ex-PRESS implantation versus trabeculectomy：complications

Postoperatively of Ex-PRESS versus Trabeculectomy Study(CPETS). Sci Rep **6**：26080, 2016

22) Tanihara H et al：Surgical effects of trabeculotomy ab externo on adult eyes with primary open angle glaucoma and pseudoexfoliation syndrome. Arch Ophthalmol(Chicago, Ill：1960) **111**：1653-1661, 1993

23) Chihara E et al：Trabeculotomy ab externo：an alternative treatment in adult patients with primary open-angle glaucoma. Ophthalmic Surg **24**：735-739, 1993

24) Iwao K et al：Success rates of trabeculotomy for steroid-induced glaucoma: a comparative, multicenter, retrospective cohort study. Am J Ophthalmol **151**：1047-1056, e1, 2011

25) Tanihara H et al：Trabeculotomy combined with phacoemulsification and implantation of an intraocular lens for the treatment of primary open-angle glaucoma and coexisting cataract. Ophthalmic Surg Lasers **28**：810-817, 1997

26) Lüke C et al：A prospective trial of phaco-trabeculotomy combined with deep sclerectomy versus phaco-trabeculectomy. Graefes Arch Clic Exp Ophthalmol **246**：1163-1168, 2008

27) Tanito M et al：Surgical outcome of combined trabeculotomy and cataract surgery. J Glaucoma **10**：302-308, 2001

28) Akimoto M et al：Surgical results of trabeculotomy ab externo for developmental glaucoma. Arch Ophthalmol(Chicago, Ill：1960) **112**：1540-1544, 1994

29) Ikeda H et al：Long-term outcome of trabeculotomy for the treatment of developmental glaucoma. Arch Ophthalmol(Chicago, Ill：1960) **122**：1122-1128, 2004

30) Mizoguchi T et al：Clinical results of Trabectome surgery for open-angle glaucoma. Clin Ophthalmol(Auckland, NZ) **9**：1889-1894, 2015

31) Minckler D et al：Trabectome(trabeculectomy-internal approach)：additional experience and extended follow-up. Transactions Am Ophthalmol Soc **106**：149-59-60, 2008

32) Ting JLM et al：Ab interno trabeculectomy：outcomes in exfoliation versus primary open-angle glaucoma. J Cataract Refract Surg **38**：315-323, 2012

33) Parikh HA et al：Coarsened exact matching of phaco-trabectome to trabectome in phakic patients：lack of additional pressure reduction from phacoemulsification. PloS one **11**：e0149384, 2016

34) Gedde SJ et al：Treatment outcomes in the Tube

Versus Trabeculectomy（TVT）study after five years of follow-up. Am J Ophthalmol **153**：789-803, e2, 2012

35）Gedde SJ et al：Treatment outcomes in the Primary Tube Versus Trabeculectomy Study after 1 year of follow-up. Ophthalmology **125**：650-663, 2018

36）Tan AN et al：Corneal endothelial cell loss after Baerveldt glaucoma drainage device implantation in the anterior chamber. Acta Ophthalmologica **95**：91-96, 2017

37）Iwasaki K et al：Prospective cohort study of corneal endothelial cell loss after Baerveldt glaucoma implantation. PLOS ONE **13**：e0201342, 2018

38）Budenz DL et al：Five-year treatment outcomes in the Ahmed Baerveldt comparison study. Ophthalmology **122**：308-316, 2015

39）Christakis PG et al：The Ahmed Versus Baerveldt Study：five-year treatment outcomes. Ophthalmology **123**：2093-2102, 2016

40）Christakis PG et al：Five-year pooled data analysis of the Ahmed Baerveldt Comparison Study and the Ahmed Versus Baerveldt Study. Am J Ophthalmol **176**：118-126, 2017

41）Hu WD et al：Outcomes of sequential glaucoma drainage implants in refractory glaucoma. J Glaucoma **25**：e340-e345, 2016

42）Samuelson TW et al：Randomized evaluation of the trabecular micro-bypass stent with phacoemulsification in patients with glaucoma and cataract. Ophthalmology **118**：459-467, 2011

43）Fernández-Barrientos Y et al：Fluorophotometric study of the effect of the glaukos trabecular microbypass stent on aqueous humor dynamics. Invest Ophthalmol Visual Sci **51**：3327-3332, 2010

44）Malvankar-Mehta MS et al：iStent with phacoemulsification versus phacoemulsification alone for patients with glaucoma and cataract：a meta-analysis. PloS one **10**：e0131770, 2015

45）Tanihara H et al：Surgical results and complications of goniosynechialysis. Graefes Arch Clin Exp Ophthalmol **230**：309-313, 1992

46）Teekhasaenee C, Ritch R：Combined phacoemulsification and goniosynechialysis for uncontrolled chronic angle-closure glaucoma after acute angle-closure glaucoma. Ophthalmology **106**：669-74-5, 1999

47）Kameda T et al：Long-term efficacy of goniosynechialysis combined with phacoemulsification for primary angle closure. Graefes Arch Clin Exp Ophthalmol **251**：825-830, 2013

48）Barkan O：Goniotomy for congenital glaucoma；urgent need for early diagnosis and operation. J Am Med Assoc **133**：526-533, 1947

49）Russell-Eggitt IM et al：Relapse following goniotomy for congenital glaucoma due to trabecular dysgenesis. Eye **6**：197-200, 1992

50）Scheie HG：The management of infantile glaucoma. AMA Arch Ophthalmol **62**：35-54, 1959

51）Kim BS et al：Long-term results from cyclocryotherapy applied to the 3o'clock and 9o'clockpositions in blind refractory glaucoma patients. Korean J Ophthalmol **29**：47, 2015

52）Ishida K：Update on results and complications of cyclophotocoagulation. Curr Opin Ophthalmol **24**：102-110, 2013

53）Tzamalis A et al：Diode laser cyclophotocoagulation versus cyclocryotherapy in the treatment of refractory glaucoma. Euro J Ophthalmol **21**：589-596

第**4**章

緑内障の病型別治療

I 原発緑内障

A 原発開放隅角緑内障

中村　誠

　このたび5年ぶりに『緑内障診療ガイドライン』が改訂され，第4版が刊行された（以下，本項でガイドラインと記載する場合，『緑内障診療ガイドライン（第4版）』を指す）[1]．ガイドラインによれば，原発開放隅角緑内障（primary open angle glaucoma：POAG）は，「慢性進行性の視神経症であり，視神経乳頭と網膜神経線維層に形態的特徴（乳頭陥凹の拡大と辺縁部の菲薄化，網膜神経線維層欠損）を有し，他の疾患や先天異常を欠く」緑内障病型である．これまでは，眼圧が高いPOAGを「狭義」のPOAG，眼圧が正常範囲のものを正常眼圧緑内障に細分する向きもあった．しかし新しいガイドラインでは，「広義」POAGと断らない限り，高眼圧のものだけをPOAGと呼ぶことになっている．本項でもそれにならい，眼圧高値のPOAGの治療戦略について述べ，正常眼圧緑内障については他項に譲ることとする．

　なお，従来は21 mmHgが眼圧の正常上限とされていた．しかし多治見スタディにより，日本人の平均眼圧は14.5ないし14.6±2.7 mmHgであることがわかり[2]，標準偏差の2倍を上限とするならば，日本人の眼圧の正常上限は20 mmHgと考えられるようになったことがガイドラインに付記されている．

1 POAG治療目標

　POAGは視神経がおかされる疾患である．包括的には，患者のquality of life（QOL）が決定的に損なわれることを防ぐのが大目標である[3]．しかし，障害されてしまった視神経を再生することは現時点では不可能であるので，視神経障害を増悪させる要因を削減し，進行を停止ないし遅延させることがPOAGの治療戦略の基本であるといえよう．

　緑内障は多因子疾患でもあり，眼圧（絶対値や変動），視神経の循環障害，遺伝的に規定される視神経の脆弱性（神経細胞の易変性性，グリア細胞の異常応答性，ないしは篩状板や視神経周辺強膜の生物物理特性），これらの要因を修飾する全身・代謝疾患（加齢，糖尿病など），脳脊髄液圧（ないしは篩状板を挟んだ眼圧と脳脊髄液の圧較差）あるいは循環動態などの要因が複雑に絡み合って視神経障害を誘発・増悪させる[4]．このうち糖尿病などの全身修飾因子を除けば介入が可能で，しかも介入によって視神経障害が停止ないし遅延することが実証されている要因は「眼圧」だけである．したがって，より具体的なPOAGの治療戦略は「安全で，適切な」方法により，眼圧をコントロールし，視機能の低下を可能な限り遅らせることといえる．

図1 目標眼圧の設定の概念図

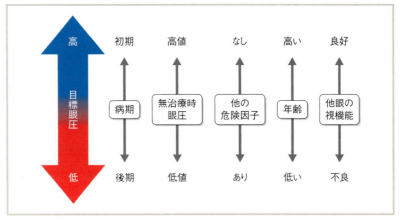

2 目標眼圧の設定

上記の治療戦略でキーワードとなるのが，目標眼圧という概念である．目標眼圧とは「生涯にわたり，患者のQOLを明らかに損なう視野障害が生じにくい眼圧範囲の上限」と便宜的に定義される[5,6]．

疫学研究からは，治療前眼圧から20～30％眼圧を下降させると視野進行を抑制できる可能性が高いことが知られている[7,8]．しかし，特定の数値をすべての患者に割り当てることには意味はない．治療前の眼圧が30 mmHgと20 mmHgでは，20％の眼圧下降を行うと，それぞれ24 mmHgと16 mmHgとなる．これらの値が適正なのか，まだ高いのかは，これだけでは判断できない．中心角膜厚が600μmと分厚く，視野障害が非常に軽微で，反対眼に何も問題がない80歳の男性患者であれば，24 mmHgであったとしても，十分な下降効果とみなすことができるかもしれない（そもそも30 mmHgの眼圧でさえ，積極的に治療する必要はないかもしれない）．逆に，視野が平均偏差（MD）で－15dBで，僚眼の視野も同程度以上おかされている50歳の女性であれば，その余命の長さを考えるならば，16 mmHgでもま

だ高いと判断するほうが妥当であろう．Advanced Glaucoma Intervention Study（AGIS）では，進行期の緑内障では12 mmHg以下の眼圧が理想であることを示しており[8]，上の2つ目のケースにおいても，おそらくその程度にまで眼圧を下げる必要があるであろう．となると，治療前眼圧の40％以上の眼圧下降を目指さなければいけないことになる．

このような簡単な思考実験からもわかるように，目標眼圧は個々の患者における社会的・医学的背景を勘案して設定しなければいけない．そのような背景因子には，患者の年齢，病期（通常は視野で判断されるが，当然ながら視神経の構造的変化の程度も考慮しなければいけない），無治療時眼圧，家族歴，他の疾患の既往歴や現病歴（糖尿病，睡眠時無呼吸症候群，片頭痛など），乳頭出血の有無や頻度，中心角膜厚，その他の危険因子，反対眼の視機能などがある（図1）[1,4]．これまでの進行速度も勘案すべきではあろうが，初診時に正確な進行速度はわからない．また，無治療時眼圧といっても，眼圧そのものが変動するわけであるから，複数回の測定を踏まえて判断しなければいけない．日時を変えた3回のベースラインの眼圧を基準にすることもあるが，この「3回」という回数も統計学的には根拠は薄いので，固執すべき基準では

第4章 緑内障の病型別治療

図2 原発開放隅角緑内障（前視野緑内障も含む）の治療戦略の概略

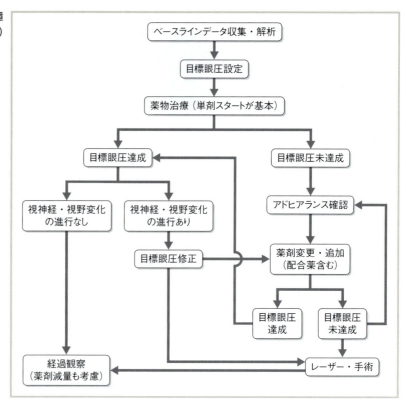

ない．いずれにせよ，こうした因子を踏まえて最初の目標眼圧を設定するわけであるが，その設定値は，いわば相対評価で決めた値であり，絶対的に正しい値であるという保証はない．その後の視機能や構造変化の推移，治療による副作用や合併症の有無と程度，患者のアドヒアランスなどを観察・勘案して，下方ないし上方修正する必要がある（図2）．

3 薬物治療

目標眼圧が設定されたあとは，治療方法を決定することになる．

すでに述べたように，介入可能で視野障害の進行抑制効果にエビデンスのある治療法は眼圧下降である．眼圧下降を行うために，薬物，レーザー，手術のそれぞれのリスクと便益を個々の患者で十分検証することになるが，たいていの場合，薬物治療がPOAGに対する最も一般的な初期介入方法である．

ガイドラインの第3版と第4版の間の緑内障治療学の分野における大きな進歩のひとつに，緑内障点眼薬の視野維持効果に関する質の高いエビデンスが報告されたことがあげられる．第3版の時点では，緑内障点眼薬に眼圧下降作用があることに関しては，多数のエビデンスがあったものの，本当に視野維持効果があるのかどうかについては確固たる証拠がほとんどなかった．とりわけ，最も強い眼圧下降作用のあるプロスタグランジン（PG）関連薬については何の証拠もなかったのである．ところが，United Kingdom Glaucoma Treatment Study（UKGTS）により，ラタノプロスト点眼が眼圧下降効果のみならず，有意に視野進行を抑制することがはじめて明らかになった（図3）[9]．

そして，この科学的裏づけ，ならびに全身的

な安全性，1日1回点眼でありアドヒアランスの向上にも有利であること，長期使用における耐性のないことなどの長所により，ガイドラインではPG関連薬を第一選択薬とすべきであることを明記することとなった[1,10]．ただし，若年女性で，眼瞼色素沈着や上眼瞼溝深化などによる局所副作用を患者が好まなかったり，妊娠などで使用できないような場合は他の薬剤を第一選択薬として使用せざるを得ない．

まず片眼投与で僚眼との眼圧を比較することで薬剤の有用性を検討することが勧められる[11]．しかしながら，この片眼トライアルも，同じ薬物であるにかかわらず左右眼で反応が同じであるとは限らないこと，非対称な生理的眼圧変動が見られたりすること，片眼投与にもかかわらず僚眼の眼圧にも影響が現れることがあること（一種のプラセボ効果），などの理由から，必ずしも強く推奨されているわけではない[12～14]．

点眼を開始する場合，有効性を最大化し，副作用を最小化するために，点眼指導を行わなければならない．1滴の点眼薬は25～50μLであるのに対して，結膜嚢に保持できる涙液量は概ね30μL程度に過ぎず，2滴以上点してもあふれてしまうため，1滴だけで十分であることを説明する．瞬目により涙液は急速に涙道へ排泄されてしまうため，点眼後は涙嚢部を5分程度圧迫するよう指導する．また高齢者では座位での頭部の後屈が困難なことがあるので，仰臥位で点眼することが望ましい．なお，最近発売されたカルテオロール塩酸塩とラタノプロストの配合薬（ミケルナ配合点眼薬®）はカルテオロール塩酸塩の滞留性の向上のためにアレギン酸を含有している．他の薬剤との点眼間隔が短いと他の薬剤もトラップされて相互作用をきたすおそれがあるので，本剤を最後に点眼し，かつ前の点眼から10分以上の間隔をあけるように添付文書に記載されている．

さて，こうした配合薬の登場も第3版と第4版

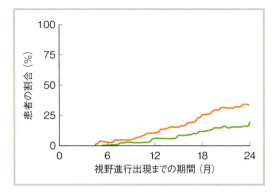

図3 United Kingdom Glaucoma Treatment Studyによるラタノプロストとプラセボ群における視野障害出現期間と患者の割合
緑：ラタノプロスト，赤：プラセボ．ハザード比は0.44．
(Garway-Heath DF et al：Lancet 385：1295-1304, 2015[9])を参考に作成)

の間で起こったPOAG治療の進歩であろう．元来，一剤の点眼から開始し，眼圧下降効果を見極め，不十分であれば，他の薬剤に変更し，それでも不十分な場合には薬効の異なる点眼薬を追加するというのがPOAGの薬物治療の原則とされてきた．しかしながら，先発品・後発品合わせると非常に多くの点眼薬が普及するようになった現在，こうした原理・原則に固執することは現実的とは言い難い．適切な眼圧下降効果を発揮する薬剤ないし薬剤の組み合わせを見つけるまでにあまりにも多くの試行錯誤が必要となるうえ，3薬以上の点眼薬を個別に使用すると，副作用が増えるだけでなく，患者のアドヒアランスも悪くなるからである[15]．複数の薬理効果を持ち，総点眼回数が少なくて済む配合薬は，こうした問題を解決するために非常に有用である[16]（図2）．

ただし，当初設定した目標眼圧に到達していない場合，直ちに治療を強化するのではなく，まず，その治療そのものの効果が本当に弱いのか，あるいは患者のアドヒアランスが悪いのか，把握しなければならない．アドヒアランスが悪い理由は，点眼薬の副作用のためかもしれないし，点し心地が悪いためかもしれない．そ

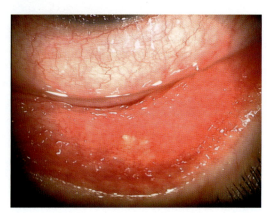

図4 交感神経α₂作動薬点眼半年後に生じた濾胞性結膜炎

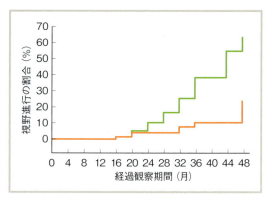

図5 Low-Pressure Glaucoma Treatment Studyによる0.5％チモロールと0.2％ブリモニジン群における視野障害出現の累積割合
緑：0.5％チモロール，赤：0.2％ブリモニジン
（Krupin T et al：Am J Ophthalmol 151：671-681，2011[17]を参考に作成）

うした場合は，点眼薬を単に変更したり，増やしたとしても，問題は解決されない．むしろ，不良な眼圧コントロール状態を遷延させるだけになる可能性がある．また，投与当初には生じなかった副作用が，長期使用により顕在化することもある（図4）．こうした場合，薬物治療に固執せず，手術やレーザー治療を考慮したほうがよいかもしれない．

また，眼圧下降以外の点眼薬の作用も永らく期待されてきた．Low-Pressure Glaucoma Treatment Study（LoGTS）は，0.5％チモロールと0.2％ブリモニジンを眼圧21 mmHg以下の緑内障患者に対して使用して比較した多施設ランダム化臨床試験である．それによれば点眼後の平均眼圧は両群間で差はなかったにもかかわらず，視野進行の割合はチモロール群のほうが12.4倍多かった（図5）[17]．基礎研究ではブリモニジンは神経保護効果があることが知られていたので，ブリモニジンの優れた視野維持効果は神経保護効果による可能性が謳われた．ただし，チモロール群の進行する割合が多過ぎること，ブリモニジン群の脱落例が多過ぎること，ブリモニジン群のほうが副作用が5.3倍多いことなどから，神経保護効果と断定するにはエビデンス

レベルが低いという批判を受けている[18]．引き続きの検証が待たれるところである．

4 レーザー線維柱帯形成術（laser trabeculoplasty：LTP）

薬物治療で目標眼圧を達成できない場合，あるいは薬剤の副作用が強かったり，患者のアドヒアランスが悪い場合，基本的には手術治療を考える（図2）．しかし，患者の社会的・医学的背景で直ちに手術を行えない場合にはレーザー線維柱帯形成術（laser trabeculoplasty：LTP）を考える[19]．たとえば，産前産後や育児中の女性，仕事を休めない働き盛り世代では入院ができない．家族の協力が得られず，周術期の管理が満足に行えない認知機能低下のある高齢者では，感染のリスクが懸念され，濾過手術は躊躇される．医療過疎地に在住して術後管理のため定期的な眼科受診が困難な患者ではレーザー切糸やニードリングなどの術後処置をタイミングよく行うことができない．こうした患者にはLTPはよい適応であろう．

LTPは，以前は488 mmに最大吸収波長を持つアルゴンレーザー線維柱帯形成術（argon la-

I. 原発緑内障／A. 原発開放隅角緑内障

表1 POAGの手術術式の多様化．括弧つきの術式は国内未承認．

	留置デバイスなし	留置デバイスあり		眼内法
		眼外法		
		Plate なし	Plate あり	
結膜下ドレナージ	線維柱帯切除術	EX-PRESS (InnFocus Microshunt) (XEN)	バルベルト アーメド (モルテノ)	(AqueSys)
経Schlemm管ドレナージ	線維柱帯切開術 限局型 眼外法 眼内法 トラベクトーム Microhook Kahook 360° suture lotomy 眼外法 眼内法	(Stegmann Canal Expander)		iStent (Hydrus)
脈絡膜上腔ドレナージ		(Aquashunt) (STARflo) (SOLX Gold Shunt)		(iStent Supra)

ser trabeculoplasty：ALT）のみが行われていた[20]．ALTは手術未既往眼の初回治療として75％以上の患者で眼圧下降を示したが，長期成績ではALT 5年以内に30～50％以上の例で手術加療を要する[21]．ALT再施行例では，その90％近くにおいて2年後の眼圧下降は不十分であった[22]．また，ALT再施行後の眼圧スパイク上昇の起こる確率は初回のレーザーより高い．こうした理由から，いったんLTPは治療選択肢として下火になった．その後，532 nmのNd:YAGレーザーを用いる選択的レーザー線維柱帯形成術（selective laser trabeculoplasty：SLT）が開発された[19]．SLTはエネルギー量が少なく，線維柱帯の色素細胞へ選択的に吸収されるのでALTに比べて線維柱帯の損傷が少ないとされ，脚光を浴びた．しかし，360°照射した場合でも，眼圧下降効果はPG点眼薬と同等程度である[21]．当初ALTよりも再照射の有効性が高いことが期待されたが，実際にこれを証明する臨床研究はない．また，照射後の眼圧スパイクの発生頻度は4.5～27％で，ALTの頻度とほぼ同等であった[19]．以上のことから，LTP

の治療効果はせいぜい点眼一剤分の代替効果にとどまること，また，時に照射後に眼圧スパイクをきたし，可及的速やかに追加手術を考慮せざるを得ないケースもあることを勘案して，注意深く適応を決定する必要がある．

5 手術治療

ガイドラインの第3版から第4版の間で大きな変化があった緑内障診療の領域は手術方法の広がりであろう．第3版の時点では濾過手術である線維柱帯切除術か，生理的流出路再建術である線維柱帯切開術眼外法の2つがPOAGに対する主たる手術方法であった．その後，結膜・強膜を触らず，隅角を視認しながら直接線維柱帯構造に改変を加える低侵襲緑内障手術（minimally invasive glaucoma surgery：MIGS）の普及ならびに濾過手術の早期合併症の防止または濾過手術奏効不良例への対応を目的としてインプラント手術が導入された．この2つの大きな流れにより，幅広い病期を有するPOAGに対する手術選択肢が広まった（**表1**）．

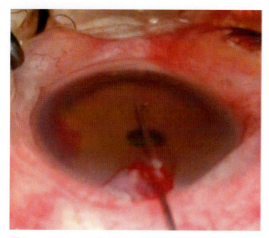

図6　microhookを用いた線維柱帯切開術眼内法

通常の視野検査では異常が検出されない前視野緑内障や初期のPOAGにおいて，著しい高眼圧の患者，副作用で薬剤が使用できない患者，アドヒアランス不良な患者などに対しては，生理的流出路再建術を選択する．経Schlemm管ドレナージともいえる．これまでは結膜・強膜切開を行う線維柱帯切開術眼外法が一般的であった．これに対して，2010年に厚生労働省の認可を受けたTrabectome® system (Neomedix Inc.,米国)は，隅角プリズムを用いて直視下で眼内(ab interno)から線維柱帯を同定し，特殊なハンドピースと灌流装置を用いて，熱凝固により線維柱帯組織を部分的に除去する流出路再建術である．メタ解析によれば，眼圧値21 mmHg以下および眼圧下降率20％以上を達成し，かつ追加緑内障手術が不要であることを成功の定義とした場合，トラベクトーム手術の生命表解析による術1年後の生存率は61％であり，白内障手術併置で85％であった[23]．Shojiらによる日本人POAG患者を対象とした同様のトラベクトームの成績は54％であり，白内障手術併置の有無で効果に差はなかった[24]．従来の線維柱帯切開術眼外法については，Taniharaらの POAG 357眼を対象とした解析で生存率は76％であった[25]．眼外法とトラベクトームの成績を直接比較した臨床研究は存在しないため，眼圧下降の優越性ないし同等性についてのエビデンスはない．しかし，トラベクトームは，結膜や強膜を一切傷つけることがないため，古典的な線維柱帯切開術に比べて非侵襲的であるのは疑いがない．POAG眼では再手術も少なくないが，結膜に瘢痕がないことは，将来の線維柱帯切除術にとって有利であろう．また，線維柱帯の切除も直視下操作であるため，線維柱帯切開術眼外法のトラベクロトーム回転時に生じるDescemet膜剥離やDescemet膜血腫をきたすリスクがないのも安全である．こうした長所からトラベクトームはMIGSの嚆矢として，その後の様々な流出路再建術の開発を加速させることになった．

現在認可されているMIGSに含まれる手術術式としては，ナイロン糸やmicrohookを用いた眼内法の線維柱帯切開術(図6)，Kahookのdual bladeを用いた眼内法の線維柱帯切除術，そして白内障手術併用の眼内ドレーンとしてiStent線維柱帯マイクロバイパスシステムがある[26, 27]．どの手術を用いるかは，医師の裁量に任されるのが現状である．ただし，iStentについては，白内障が併存し，MDが－12 dBより軽度であり固視点近傍10°以内に絶対暗点がなく，緑内障点眼薬を一剤以上使用しているもののみが対象となる．また白内障手術を100例以上と観血的緑内障手術を10例以上施行した経験のある術者であり，講習会を受講するなどの実施医基準要件がある．

中期以降のPOAG眼では目標眼圧が15 mmHg以下であることが多いので，濾過手術を選択せざるを得ない．ゴールドスタンダードは現在でも線維柱帯切除術である．最大の理由は，低い目標眼圧(たとえば10 mmHg程度)は線維柱帯切除術しか達成できないからである．プレートのあるチューブシャント手術(バ

ルベルト緑内障インプラントやアーメド緑内障バルブ)やプレートのないチューブシャント手術(EX-PRESS®緑内障フィルトレーションデバイス)ではそこまで低い術後眼圧を得ることができない．その意味では，病期の進行したPOAG眼においては，理論的には線維柱帯切除術を選択するのが妥当といえる．しかしながら線維柱帯切除術では，中心視機能の喪失，濾過胞関連感染症，低眼圧黄斑症などの合併症で重篤な視機能障害を生じる可能性がある[28]（図7)．機能的唯一眼で線維柱帯切除術を選択する際には，リスクと便益について患者ならびに家族と十分に相談しなければいけない．

機能的唯一眼で病期が進行している高齢者など，浅前房や過剰濾過といった早期合併症を可能な限り抑えることを優先したい場合にはEX-PRESS®緑内障フィルトレーションデバイスの使用を考える．メタ解析では術後2年の眼圧下降効果に線維柱帯切除術とEX-PRESS®に差はなかった[29]．前房出血は後者のほうが有意に発生頻度は少なかった．ただし，EX-PRESS®は，その磁性のため，3テスラ以上のMRI検査を行う可能性がある場合には使用できない．わが国では諸外国に比べて最新のMRIが普及していることを考えると，若年者にEX-PRESS®を安易に使用することは勧められない．

結膜瘢痕を伴う内眼手術(白内障手術や線維柱帯切除術)の既往歴のあるPOAG眼ではプレートのあるチューブシャント手術も選択肢となる．バルベルト緑内障インプラントは前房留置用のストレートタイプのチューブまたは毛様体扁平部挿入用の屈曲型のチューブが大($350 mm^2$)ないし小($250 mm^2$)のプレートに連結した構造を有するインプラントデバイスである(図8)．チューブに弁構造がないため濾過量の調節はできないため，眼圧下降効果は強いが極端な低眼圧となる場合がある．アーメド緑内

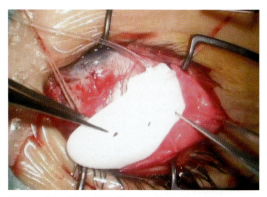

図7 バルベルト緑内障インプラントの挿入

障バルブはチューブに弁構造を有し，一定の眼圧以上にならないと弁が開かないため，濾過量が調整され，眼圧下降効果はやや劣るが極端な低眼圧にはならない．線維柱帯切除術とバルベルト緑内障インプラントを比較したTVT studyによれば，眼圧を22 mmHg未満にコントロールできる5年生存率は線維柱帯切除術が53.1％であったのに対してバルベルト緑内障インプラントでは70.2％であった[30]．バルベルト緑内障インプラントとアーメド緑内障バルブを比較したABC studyによれば同様の生存率は前者が60.6％，後者が53.3％であった[31]．このように，低い目標眼圧には届かないが，濾過手術の奏効が期待しがたいPOAG眼には，プレートのあるチューブシャント手術はよい適応と考えられる．ただし，TVT studyによれば，角膜浮腫は線維柱帯切除術では9％であったのに対し，バルベルト緑内障インプラントでは16％に見られた．また，ABC studyにおいても，どちらのチューブシャント手術でも概ね20％の角膜浮腫が認められたとされる．したがって，チューブシャント手術では長期経過の間に角膜障害が生じる可能性があることに留意すべきである．

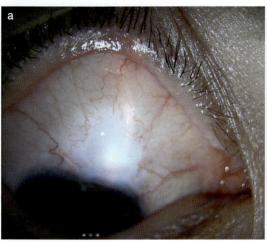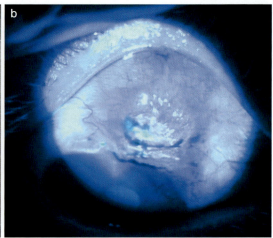

図8　線維柱帯切除術後
a：虚血性濾過胞
b：濾過胞からの房水漏出．フルオレセイン染色によるSeidel試験．

6 前視野緑内障

　preperimetric glaucoma（PPG）は，緑内障に特徴的な視神経乳頭と神経線維の障害はあるものの，"通常の"静的視野上，視野欠損を呈さない状態を指す便宜的名称であり，ガイドラインでは「前視野緑内障」という訳語を当てることになった（図9）[1]．現時点での定義では，PPGは，Humphreyの6°間隔の刺激視標配置を用いた，24-2ないし30-2プログラムを用いた場合に異常を検出できない状態に過ぎない．同じHumphrey視野計でも2°間隔の刺激配置の10-2プログラムやオクトパス視野計のような異なる刺激点配置においては視野異常を検出できる場合もある．さらにこうした一般的なwhite-on-white視野計では検出ができなくても，特殊条件の視野検査や電気生理学的検査では，構造障害に見合った機能異常を示す例が存在することはよく知られた事実であり，PPGを「機能正常な緑内障前段階」といった概念にひとくくりすることは学問的にも臨床的にも適切とはいいがたい．「治療」を念頭に置く場合はな

おさらである．なぜなら，緑内障はいったん治療を開始すれば生涯にわたり，患者に年余に及ぶ経済的負担を強いる一方，様々な全身的ないし局所的副作用で患者を苦しめるおそれもあるため，リスクと便益の比較考慮のうえで，加療の是非を判断すべきであるからである．
　顕性緑内障においては，上述したように，病期，無治療時眼圧，他の危険因子の存在，患者の余命，他眼の視機能などを勘案して目標眼圧を設定するわけであるが，PPGで緑内障発症の明確な眼局所危険因子としてコンセンサスの得られている因子は，患者の余命，乳頭出血と近視である[32,33]．高齢者の正視眼で乳頭出血も見られないような例では，OCTなどで神経線維層厚の菲薄化が検出されたとしても，視機能に異常がない場合，いたずらに治療を開始すべきではない．患者の経済的負担やQOLのみならず，医療経済学的観点からもPPGに対する盲目的な薬物使用は慎むべきである．そしてその一方で，乳頭出血を繰り返すような若年で近視を有するPPG症例においては，視野検査を工夫することも含めて（10-2での評価や特殊視野検査の活用など）経過観察を密にし，患者

I. 原発緑内障／A. 原発開放隅角緑内障

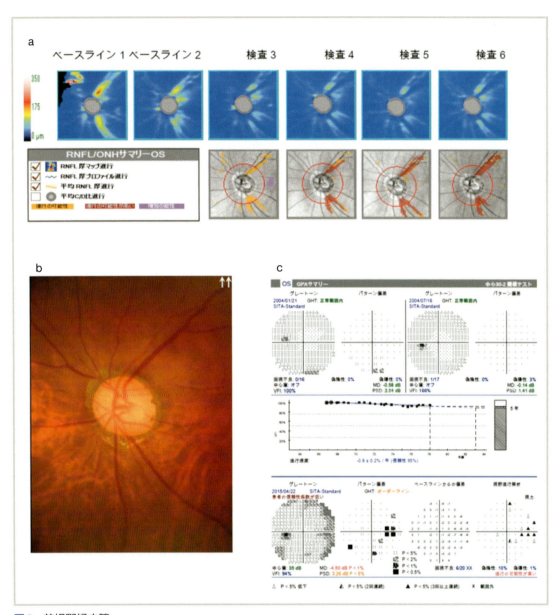

図9　前視野緑内障
a：Cirrus 光干渉断層計による視神経乳頭周囲網膜神経線維層厚の経時的菲薄化.
b：眼底写真.
c：Humphrey 視野検査におけるイベント判定.

に十分な説明を行ったうえで，進行速度に応じて目標眼圧を設定して，必要十分な加療を行うよう努めなければならない．

7　おわりに

　ガイドラインが第3版から第4版に改訂されるまでの間に，緑内障診断・治療・管理，それぞれの分野において変革があった．診断面では

spectral domain（またはswept source）光干渉断層計の普及により，視神経や網膜の緑内障性構造変化が客観的に評価できるようになった．これは診断におけるスクリーニングと定量化・モニタリングを容易にした．薬物療法においては新規点眼薬と配合薬が開発される一方，視野維持効果に対するエビデンスがもたらされた．薬物の選択肢が多様化したことは，使用方法に幾分の混乱を産むが，より多くの患者の治療を可能にするとともに，患者のアドヒアランス向上にもつながっている．手術においてもMIGSとチューブシャント手術の導入は個別化治療の道を広げた．POAG治療は，個々の患者の社会的・医学的背景を総合的に考慮した，まさに個別化医療そのものである．診断・治療学の進歩は，逆にいえば，医師の「匙加減」が試される時代の到来を意味する．本項ではこうした流れを意識して，ガイドラインの改訂点を中心に解説した．読者オリジナルの匙加減の下地になれば幸いである．

● 文献

1) 日本緑内障学会緑内障診療ガイドライン作成委員会：緑内障診療ガイドライン第4版．日眼会誌 **122**：5-53，2018

2) Iwase A et al：Tajimi Study Group, Japan Glaucoma Society. The prevalence of primary open-angle glaucoma in Japanese: the Tajimi Study. Ophthalmology **111**：1641-1648, 2004

3) Quaranta L et al：Quality of Life in Glaucoma：A Review of the Literature. Adv Ther **33**：959-981, 2016

4) Weinreb RN et al：The pathophysiology and treatment of glaucoma：a review. JAMA **311**：1901-1911, 2014

5) Jampel HD：Target pressure in glaucoma therapy. J Glaucoma **6**：133-138, 1997

6) Clement CI et al：New perspectives on target intraocular pressure. Surv Ophthalmol **59**：615-626, 2014

7) Heijl A et al：Early Manifest Glaucoma Trial Group. Reduction of intraocular pressure and glaucoma progression：results from the Early Manifest Glaucoma Trial. Arch Ophthalmol 2002：**120**：1268-1279

8) The Advanced Glaucoma Intervention Study（AGIS）：7. The relationship between control of intraocular pressure and visual field deterioration. The AGIS Investigators. Am J Ophthalmol **130**：429-440, 2000

9) Garway-Heath DF et al：Latanoprost for open-angle glaucoma（UKGTS）：a randomised, multicentre, placebo-controlled trial. Lancet **385**：1295-1304, 2015

10) Li T et al：Comparative Effectiveness of First-Line Medications for Primary Open-Angle Glaucoma：A Systematic Review and Network Meta-analysis. Ophthalmology **123**：129-140, 2016

11) Dayanir V et al：The one-eye trial and fellow eye response to prostaglandin analogues. Clin Exp Ophthalmol **36**：136-141, 2008

12) Shuba LM et al Diurnal fluctuation and concordance of intraocular pressure in glaucoma suspects and normal tension glaucoma patients. J Glaucoma **16**：307-312, 2007

13) Pitz J et al：Contralateral effect of topical beta-adrenergic antagonists in initial one-eyed trials in the ocular hypertension treatment study. Am J Ophthalmol **130**：441-453, 2000

14) Realini T et al：The uniocular drug trial and second-eye response to glaucoma medications. Ophthalmology **111**：421-426, 2004

15) Nordstrom BL et al：Persistence and adherence with topical glaucoma therapy. Am J Ophthalmol **140**：598-606, 2005

16) Hollo G et al：Fixed-combination intraocular pressure-lowering therapy for glaucoma and ocular hypertension：advantages in clinical practice. Expert Opin Pharmacother **15**：1737-1747, 2014

17) Krupin T et al：Low-Pressure Glaucoma Study Group：A randomized trial of brimonidine versus timolol in preserving visual function：results from the Low-Pressure Glaucoma Treatment Study. Am J Ophthalmol **151**：671-681, 2011

18) Sena & Lindsley Cochrane Database Sys Rev 1：CD006539, 2017

19) Katz LJ et al：SLT/Med Study Group：Selective laser trabeculoplasty versus medical therapy as initial treatment of glaucoma：a prospective, randomized trial. J Glaucoma **21**：460-468, 2012

20) The Glaucoma Laser Trial（GLT）and glaucoma laser trial follow-up study：7.Results. Glaucoma Laser Trial Research Group. Am J Ophthalmol **120**：718-731, 1995

21) Shingleton BJ et al : Long-term efficacy of argon laser trabeculoplasty. A 10-year follow-up study. Ophthalmology **100** : 1324-1329, 1993

22) Strarita RJ et al : The effect of repeating full-circumference argon laser trabeculoplasty. Ophthalmic Surg **15** : 41-43, 1984

23) Kaplowitz K et al : Review and meta-analysis of ab-interno trabeculectomy outcomes. Br J Ophthalmol **100** : 594-600, 2016

24) Shoji N et al : Short-term evaluation of Trabectome surgery performed on Japanese patients with open-angle glaucoma. Jpn J Ophthalmol **60** : 156-165, 2016

25) Tanihara H et al : Surgical effects of trabeculotomy ab externo on adult eyes with primary open angle glaucoma and pseudoexfoliation syndrome. Arch Ophthalmol **111** : 1635-1661, 1993

26) Tanito M et al : Short-term results of microhook ab interno trabeculotomy, a novel minimally invasive glaucoma surgery in Japanese eyes : initial : case series. Acta Ophthalmol **95** : e354-e360, 2017

27) 白内障手術併用眼内ドレーン会議：白内障手術併用眼内ドレーン使用要件等基準. 日眼会誌 **120** : 494-497, 2016

28) Yamamoto T et al : Collaborative Bleb-Related Infection Incidence and Treatment Study Group. The 5-year incidence of bleb-related infection and its risk factors after filtering surgeries with adjunctive mitomycin C : collaborative bleb-related infection incidence and treatment study 2. Ophthalmology **121** : 1001-1006, 2014

29) Netland PA et al : Randomized, prospective, comparative trial of EX-PRESS glaucoma filtration device versus trabeculectomy（XVT study）. Am J Ophthalmol **157** : 433-440, 2014

30) Gedde SJ et al : Treatment outcomes in the Tube Versus Trabeculectomy（TVT）study after five years of follow-up. Am J Ophthalmol **153** : 789-803 e2, 2012

31) Christakis PG et al : The Ahmed Versus Baerveldt Study : Five-Year Treatment Outcomes. Ophthalmology **123** : 2093-2102, 2016

32) Kim KE et al : Long-term follow-up in preperimetric open-angle glaucoma : Progression rates and associated factors. Am J Ophthalmol **159** : 160-168, 2015

33) Jeong JH et al : Preperimetric normal tension glaucoma study : long-term clinical course and effect of therapeutic lowering of intraocular pressure. Acta Ophthalmol **92** : e185-e193, 2014

I 原発緑内障

B 正常眼圧緑内障

芥子結香子, 中村　誠

1 正常眼圧緑内障とは

　元来，緑内障は眼圧が高い疾患と考えられていたが，1857年に，von Gräfeが，眼圧の上昇は認めないにもかかわらず，当時から緑内障の特徴的所見とされていた視神経乳頭陥凹を認める症例があることを報告しており，これが正常眼圧緑内障の世界で最初の報告であるとされている[1].

　『緑内障診療ガイドライン（第4版）』によれば，正常眼圧緑内障とは，原発開放隅角緑内障（広義）のうち，眼圧が常に統計学的に正常といわれる範囲におさまっているタイプの緑内障と定義されている[2].

　正常眼圧緑内障は，緑内障のなかでも特殊なものであるという位置づけをされてきた時期もあったが，日本人における代表的な緑内障の疫学調査である多治見スタディによると，40歳以上の日本人における緑内障全体の有病率は5.0％，正常眼圧緑内障の有病率は3.6％とされている[3,4]. すなわち，正常眼圧緑内障は日本人の緑内障のうち，実に72％と高い割合を占めていることになり，特殊どころか実はむしろメジャーな緑内障の病型のひとつであったということが，現在では明らかになっている.

2 正常眼圧とは

　先に述べた多治見スタディによると，正常眼圧を眼圧の平均値±標準偏差×2で定義した場合，日本人の正常眼圧の上限は19〜20 mmHg

と算出される[3].

　これをもとに，『緑内障ガイドライン（第4版）』では，眼圧20 mmHgを正常眼圧の上限と定義し，広義の原発開放隅角緑内障を，狭義の原発開放隅角緑内障（primary open angle glaucoma：POAG）と正常眼圧緑内障（normal tension glaucoma：NTG）の2つの病型に分類している.

　これにならって，前項と同じく本項においても，原発開放隅角緑内障（広義）のうち眼圧が正常範囲内にあるものを正常眼圧緑内障（NTG），高眼圧のものを原発開放隅角緑内障（POAG）として記載する.

　なお，過去の文献においては正常眼圧を21 mmHgと定義しているものが多いため，文献を読む際にはその点に留意する必要がある.

3 正常眼圧緑内障の診断

　正常眼圧緑内障と診断するためには，日内変動も含めて，常に眼圧が正常範囲内におさまっていることを確認する必要がある. そのためには，無治療の状態で，複数回にわたって眼圧を測定することが必要となる.

　厳密には，同日のなかでの違う時間帯，あるいは日にちを変えて眼圧を測定し，いずれの時点においても眼圧が常に正常範囲内にとどまっていることを確認することが必要とされる. しかし，実際の医療現場においては，現実的にはなかなか難しい場合も多いため，外来受診の際に測定した無治療時の眼圧が正常範囲内に入っていれば，正常眼圧緑内障と診断されることが

Ⅰ. 原発緑内障／B. 正常眼圧緑内障

多い.

　原発開放隅角緑内障では，眼圧が高過ぎる場合には，治療を開始するにあたって時間的な猶予が少なく，このベースライン眼圧をしっかり調べることが現実的に困難な場合もあるが，正常眼圧緑内障ではそこまで差し迫っていないことが多いため，理想的には，単回ではなく複数回の受診においてベースライン眼圧を測定し，それらが常に正常範囲内にとどまっていることを確認することが望ましい.

4　正常眼圧緑内障の特徴

1）視野進行における特徴

　Collaborative Normal-Tension Glaucoma Study（CNTGS）においては，無治療で観察された160眼において，Humphrey視野検査（30-2）を施行したところ，平均でMD値にして年−0.41 dBの進行を認めたとされている[5].

　視野障害のパターンとしては，正常眼圧緑内障は原発開放隅角緑内障に比べ，固視点近傍の視野障害をきたしやすく，より局所的で深い感度低下を示す傾向にあることが知られている[6,7].

　また，一般に正常眼圧緑内障の進行はゆっくりであるとされるが，進行の速さには広い幅があるとされ，CNTGSでは，3年以上の経過でみると，MD slopeの予測値は−0.2 〜 −2 dBであると報告されている[8].

　構造変化のパターンも正常眼圧緑内障と原発開放隅角緑内障では異なることが知られており，原発開放隅角緑内障に比べ，正常眼圧緑内障では，特に耳下側の菲薄化が見られることが多く，視神経乳頭陥凹の面積は広く，リムはより薄い傾向があり，ノッチの形成や，より限局した網膜神経線維層欠損，視神経乳頭ピットが見られる頻度が高いとされる[9].

2）リスクファクター

a. 眼圧レベル

　他の病型の緑内障と同じく，正常眼圧緑内障においても眼圧は最大のリスクファクターと考えられている.

　CNTGSでは，正常眼圧緑内障を対象に，薬剤や手術による介入によってベースライン眼圧から眼圧を30％下げる治療をした治療群と，治療を行わなかった無治療群に分けて比較している．これによると，治療群では視野の進行を抑制できたと報告されており，正常眼圧緑内障においても，やはり眼圧がリスクファクターとなっていると考えられる[10].

b. 眼圧変動

　眼圧には，日内変動，日々変動や季節による変動，体位変動があることが知られており，これらの変動幅が大きいこともリスクファクターのひとつであると考えられている[11,12].

　外来受診時に眼圧を測定するといつも低いのに，視野が進行していく症例では，眼圧変動が大きい可能性も考慮する必要がある.

　外来で簡便にできる検査法としては，受診の時間帯をずらして異なる時間帯の眼圧を測定したり，体位を変動（座位，仰臥位，右側臥位，左側臥位など）させて眼圧測定し，体位による変動を調べるなどといった方法がある.

　眼圧の日内変動の測定については，従来は，入院のうえ，医師が時間ごとに測定するという方法が一般にはとられてきたが，最近では，自己測定が可能な手持ちの眼圧計や，コンタクトレンズ型の眼圧計も開発されており，実際の臨床の場での活用が試みられている.

c. 視神経乳頭出血

　正常眼圧緑内障では視神経乳頭出血（図1a）が原発開放隅角緑内障の4倍の確率で見られる

第4章 緑内障の病型別治療

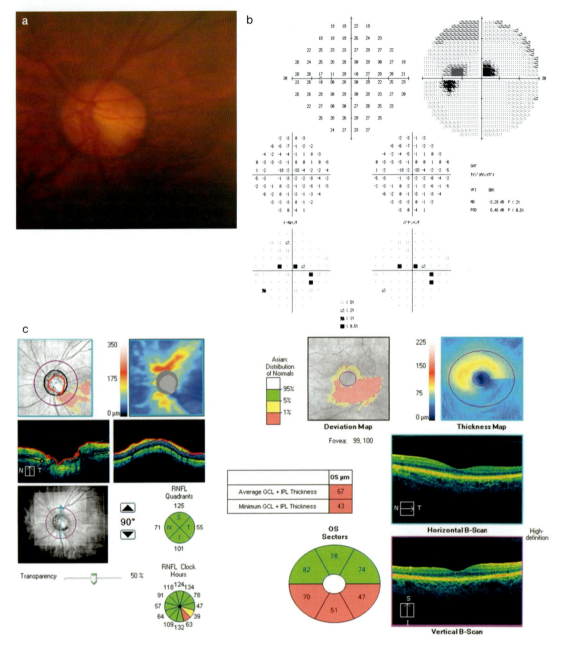

図1 乳頭出血を生じた症例
a：視神経乳頭拡大写真
b：同症例のHumphrey視野検査結果
c：Cirrus光干渉断層計による視神経乳頭周囲網膜神経線維層厚と黄斑部網膜神経線維層の解析結果．乳頭出血部位と一致する網膜神経線維層の菲薄化およびそれに対応する視野の変化が認められる．

といわれている[13]．
　乳頭出血の機序はいまだはっきりとはわかってはいないが，視神経乳頭〜網膜表層の毛細血管網が破綻することにより生じるといわれており，以前から視野進行の因子として指摘されている[14]．Collaborative Normal Tension Glau-

coma Studyにおいて，乳頭出血の見られない群では眼圧を下げる治療をした群は治療をしていない群に比べて有意に視野障害進行が抑制されたが，乳頭出血のあった群では両者に有意差がなかったと報告されており，乳頭出血のある症例では眼圧以外の因子が視野の進行にかかわっている可能性が示唆されている[15]．

また，乳頭出血がある症例では視野進行のリスクが2.72倍[10]，正常眼圧緑内障における視野の累積5年生存率は，乳頭出血がある群とない群では，各々40%，89%であり，乳頭出血がある群では有意に視野の生存率が低く，2回以上乳頭出血をきたした症例ではすべて視野障害の進行が認められ，乳頭出血を伴う進行症例の約2/3で，乳頭出血の出現部位と視野障害進行部位が関連（**図1b, c**）していると報告されている[16]．

乳頭出血は視野進行のひとつの指標であるといえ，これが認められた際には，注意して経過を見ていく必要がある．

d. 眼灌流圧

眼灌流圧は，血圧から眼圧を引いたもので，眼循環の指標のひとつと考えられている．

血圧や眼圧とは別に，眼灌流圧も日内変動を示すが，眼灌流圧の日内変動幅が大きいほど視野が進行しやすいと報告されており[17]，特に夜間の眼灌流圧の低下は正常眼圧緑内障進行のリスクファクターであると報告されている[18, 19]．

また，眼灌流圧が低いこと自体，正常眼圧緑内障のリスクファクターになると考えられており，全身に対する降圧薬の使用もリスクファクターになるとの報告もある[20]．一方で，高血圧が緑内障のリスクファクターになるとの報告もあり[21]，血圧が上がり過ぎても下がり過ぎても，正常眼圧緑内障の管理の面からみるとあまり好ましくない可能性が考えられる．

e. その他

近視，加齢，片頭痛，女性などが正常眼圧緑内障のリスクファクターとして知られている[22]．

5 正常眼圧緑内障の治療

a. 眼圧下降

① 薬物治療

正常眼圧緑内障の発症および進行には眼圧以外の要素がかかわっていると考えられてはいるものの，治療の基本はやはり眼圧を下げることにある．

眼圧下降による治療効果を知るためには，まずはベースラインの眼圧を把握することが重要である．先に述べたように，理想的には無治療の状態で複数回眼圧測定を行い，ベースラインの眼圧を調べたうえで，治療を開始することが望ましい．

前述のように，Collaborative Normal Tension Glaucoma Studyでは，ベースライン眼圧から眼圧を30%下げる治療をすると，視野の進行が抑制されると報告されている[10]．

また，正常眼圧緑内障の発症や進行にかかわる因子についての多変量解析を行った報告では，20%以上の眼圧下降効果が見られなかった症例では，網膜神経線維層の菲薄化および視野障害が進行しやすいとされている[23]．

これらの報告をもとに，正常眼圧緑内障での眼圧下降率は，ベースライン眼圧から理想的には30%以上の下降とされ，20%以上を目標に眼圧下降を図るのがよいとされる．

② 手術

眼圧下降効果が不十分で視野が進行していると考えられる症例に対しては，手術加療を行う．目標眼圧としては，10 mmHg前後，場合によっては1桁の眼圧を目指すこととなる．

もともと低い眼圧をさらに下げる必要があるため，必然的に術式は流出路再建術よりも濾過

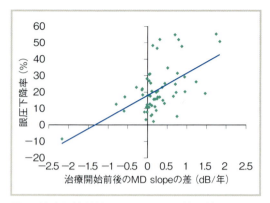

図2 治療開始前後でのMD slope値の差と眼圧下降率の関係

MD slope値の差は治療開始後のMD slopeから治療開始前のMD slope値を差し引いた値を示している．MD slope値の差と眼圧下降率は有意な相関（$r=0.559$, $p<0.001$）が認められており，眼圧下降率が高い例ほど視野の進行が抑えられていることが示されている．

（Shinya Oie et al：Jpn J Ophthalmol 61：314-323, 2017[24]）を参考に作成）

手術を選択することが多くなる．

線維柱帯切除術により眼圧下降を図った群と，プロスタグランジン関連薬にて眼圧下降を図った群を比較した報告[24]では，線維柱帯切除術施行群では，術前平均眼圧14.7 mmHgから術後9.1 mmHgと有意に低下しており，MD slopeも年−0.86 dBから，術後は−0.19 dBと有意に改善したと報告されている．一方，プロスタグランジン関連薬投与群では，15％以上眼圧が下降した群（投与前眼圧14.7 mmHg，投与開始後眼圧11.7 mmHg）では，MD slopeは有意に改善（投与前−0.52dB/年，投与開始後0.31 dB/年）したが，眼圧下降率15％未満の群（投与前眼圧14.4 mmHg，投与開始後眼圧13.2 mmHg）ではMD slopeは有意な改善を認めなかったとされている（投与前−0.40 dB/年，投与開始後−0.50 dB/年）（図2）．すなわち，点眼加療で15％以上の眼圧下降効果が得られなかった例では，手術により眼圧下降を図ったほうが，視野の進行を抑えられる可能性が高いといえる．

また，線維柱帯切除術により，体位による眼圧の変動も抑えられる[25]と報告されており，眼圧の変動による視野の進行を抑える効果があると考えられる．

線維柱帯切除術の術後合併症として，術後の低眼圧に伴い視力低下を引き起こす，低眼圧黄斑症が知られている（図3, 図4）．術後に低眼圧黄斑症を起こした群と起こさなかった群を比較したわれわれの報告[26]では，低眼圧黄斑症を引き起こした群では有意に年齢が低く（低眼圧黄斑症発症群で平均47.7歳，非発症群63.3歳），眼軸長の減少率が有意に大きかった（低眼圧黄斑症発症群で平均5.91 mm，非発症群1.51 mm）．年齢，性別，緑内障の病型，レンズの状態，術前眼軸長，術前眼圧，角膜厚を含めた多変量解析においても，年齢のみ低眼圧黄斑症の発症との関連性が認められた．

すなわち，正常眼圧緑内障と低眼圧黄斑症発症との関連性は低いと考えられ，年齢が若いことがリスクになると考えられる．

b. 眼圧下降以外の治療

眼圧が十分に低くコントロールできていると考えられる場合でも視野の進行を認める例もあり，正常眼圧緑内障の進行に関して，近年，眼圧以外の要因，特に眼血流が注目されている．

正常眼圧緑内障では，眼局所でみても全身的にみても血流の調節障害が見られる傾向があり[27]，視神経乳頭部の血流量は正常人に比べて低下していると報告されている[28]．

これに対し，カルシウム拮抗薬であるニルバジピンを投与することにより，血流が増加，視野の進行が抑えられる[29]などの報告もある．

The Low-Pressure Glaucoma Treatment Study（LoGTS）[30,31]では，正常眼圧緑内障患者をブリモニジン点眼群99例と，チモロール点眼群79例にランダムに振り分けて比較したところ，平均30ヵ月の観察期間中，眼圧レベル

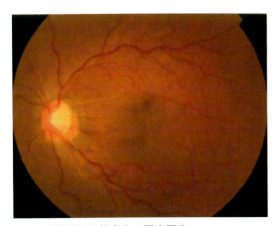

図3 術後低眼圧黄斑症．眼底写真

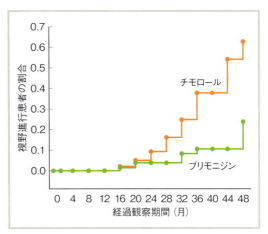

図5 視野進行の累積確率
Kaplan-Meierプロットにより示された，各群において視野進行を認めた患者の割合．チモロール群に比べ，ブリモニジン群では視野進行が認められた割合が低くなっている．
(Krupin T et al：Am J Ophthalmol 151：671-681, 2011[31]を参考に作成)

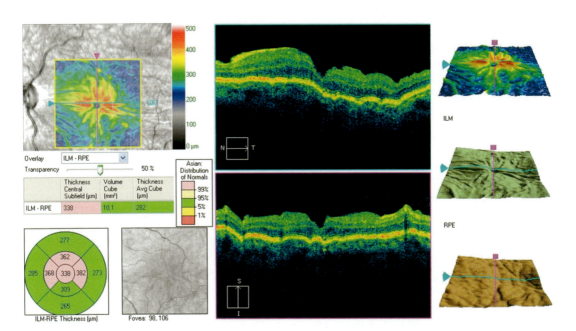

図4 術後低眼圧黄斑症
Cirrus光干渉断層計による黄斑部解析画像（図3とは別の症例）．

は両群で同等であったが，ブリモニジン群ではチモロール群に比べ，視野進行は有意に少なかったとされている（図5）．また，ブリモニジン群のほうが，眼局所のアレルギーにより薬剤の使用を中止した例が有意に多かったと報告されている．これらのことから，点眼続行が可能であれば，チモロールよりもブリモニジンのほうが視野進行を抑えることができる可能性が高

いと考えられるが，眼圧レベルに差がないにもかかわらず，両者の効果に違いが出た理由については，チモロールに比べ，ブリモニジンでは体位による眼圧の変動や，眼圧の平均値，ピーク値，夜間の値が低くなっている可能性や，眼圧以外の薬理効果による可能性が考えられている．

このように，いくつか有効とされる治療法は報告されてはいるものの，現時点では確立された治療法はなく，今後，眼圧下降以外の有効な治療法の確立が期待されている．

6 おわりに

正常眼圧緑内障は眼圧測定のみのチェックでは発見されづらく，初期では自覚症状も乏しいため，気づいたときには末期になってしまっている例も多く，病気の発見および治療において，眼科医の手腕が問われる疾患のひとつであるといえる．

一方で，眼圧下降以外の有効な治療法はいまだ確立されておらず，治療において，眼圧下降のみでは限界があるのも事実であり，今後，革新的な治療の開発が望まれる分野でもある．今後の発展に期待したい．

● 文献

1) von Gräfe A：Uber die Iridectomie bei Glaucom und über den glaucomatösen Process. Albrecht von Gräfes Arch Ophthalmol **3**：456-555, 1857
2) 日本緑内障学会緑内障診療ガイドライン作成委員会．緑内障診療ガイドライン第4版．日眼会誌 **122**：5-53, 2018
3) Iwase A et al：The Prevalence of Primary Open-Angle Glaucoma in Japanese. Ophthalmology **111**：1641-1648, 2004
4) Yamamoto T et al：Prevalence of primary angle closure and secondary glaucoma in a Japanese population. Ophthalmology **112**：1661-1669, 2005
5) Anderson DR et al：Natural history of normal-tension glaucoma. Ophthalmology **108**：247-253, 2001

6) Araie M et al：Visual field defects in normal-tension and high-tension glaucoma. Ophthalmology **100**：1808-1814, 1993
7) Thonginnetra O et al：Normal versus high tension glaucoma：a comparison of functional and structural defects. J Glaucoma **19**：151-157, 2010
8) Anderson DR et al：Natural history of normal-tension glaucoma. Ophthalmology **108**：247-253, 2001
9) Thonginnetra O et al：Normal versus high tension glaucoma: a comparison of functional and structural defects. J Glaucoma **19**：151-157, 2010
10) Collaborative Normal-Tension Glaucoma Study Group：Comparison of glaucomatous progression between untreated patients with normal-tension glaucoma and patients with therapeutically reduced intraocular pressures. Am J Ophthalmol **126**：487-497, 1998
11) Asrani S et al：Large diurnal fluctuations in intraocular pressure are an independent risk factor in patients with glaucoma. J Glaucoma **9**：34-142, 2000
12) Kiuchi T et al：Relationship of progression of visual field damage to postural changes in intraocular pressure in patients with normal tension glaucoma. Ophthalmology **113**：2150-2155, 2006
13) Kitazawa Y et al：Optic disc hemorrhage in low-tension glaucoma. Ophthalmology **93**：853-857, 1986
14) Ishida K et al：Clinical factors associated with progression of normal-tension glaucoma. J Glaucoma **7**：372-377, 1998
15) Anderson DR et al：Factors that predict the benefit of lowering intraocular pressure in normal tension glaucoma. Am J Ophthalmol **136**：820-829, 2003
16) Ishida K et al：Disk hemorrhage is a significantly negative prognostic factor in normal-tension glaucoma. Am J Ophthalmol **129**：707-714, 2000
17) Choi J et al：Circadian fluctuation of mean ocular perfusion pressure is a consistent risk factor for normal-tension glaucoma. Invest Ophthalmol Vis Sci **48**：104-111, 2007
18) Werne A et al：The circadian variations in systemic blood pressure, ocular perfusion pressure, and ocular blood flow：risk factors for glaucoma? Surv Ophthalmol **53**：559-567, 2008
19) Quaranta L et al：24-hour intraocular pressure and ocular perfusion pressure in glaucoma. Surv Ophthalmol **58**：26-41, 2013
20) De Moraes CG et al：Low-pressure Glaucoma Treatment Study Group：Risk factors for visual

field progression in the low-pressure glaucoma treatment study. Am J Ophthalmol **154**：702-711, 2012

21）Shiose Y et al：A new approach to stratified normal intraocular pressure in a general population. Am J Ophthalmol **101**：714-721, 1986

22）Drance S et al：Collaborative Normal-Tension Glaucoma Study Group：Risk factors for progression of visual field abnormalities in normal-tension glaucoma. Am J Ophthalmol **131**：699-708, 2001

23）Jeong JII et al：Preperimetric normal tension glaucoma study：long-term clinical course and effect of therapeutic lowering of intraocular pressure. Acta Ophthalmol **92**：e185-e193, 2014

24）Shinya Oie et al：Impact of intraocular pressure reduction on visual field progression in normal-tension glaucoma followed up over 15 years. Jpn J Ophthalmol **61**：314-323, 2017

25）Sawada A et al：Effects of trabeculectomy on posture-induced intraocular pressure changes over time. Graefes Arch Clin Exp Ophthalmol **250**：1361-1366, 2012

26）Matsumoto Y et al：Effect of axial length reduc-

tion after trabeculectomy on the development of hypotony maculopathy. Jpn J Ophthalmol **58**：267-275, 2014

27）Emre M et al：Ocular blood flow alteration in glaucoma is related to systemic vascular dysregulation. Br J Ophthalmol **88**：662-666, 2004

28）Shiga Y et al：Waveform analysis of ocular blood flow and the early detection of normal tension glaucoma. Invest Ophthalmol Vis Sci **54**：7699-7706, 2013

29）Koseki N et al：A placebo-controlled 3-year study of a calcium blocker on visual field and ocular circulation in glaucoma with low-normal pressure. Ophthalmology **115**：2049-205, 2008

30）Krupin T et al：The Low-Pressure Glaucoma Treatment Study（LoGTS）study design and baseline characteristics of enrolled patients. Ophthalmology **112**：376-385, 2005

31）Krupin T et al：A randomized trial of brimonidine versus timolol in preserving visual function: results from the Low-Pressure Glaucoma Treatment Study. Am J Ophthalmol **151**：671-681, 2011

I 原発緑内障

C 原発閉塞隅角緑内障(PACG),原発閉塞隅角症(PAC)

横山 悠,中澤 徹

1 ガイドライン第4版における原発閉塞隅角症,原発閉塞隅角緑内障

緑内障診療ガイドラインは初版が2003年11月に発行され,2006年11月に第2版,2012年5月に第3版が発行された.そして第3版から5年の歳月を経て最新版である第4版が2018年1月に発行された.ガイドライン第4版では原発閉塞隅角緑内障の治療法に関してエビデンスおよび推奨の強さが明記されるようになった.

原発閉塞隅角緑内障(primary angle closure glaucoma)は隅角閉塞機転を解除することで予防,治療が可能な疾患である.それには隅角閉塞に至った機序をしっかりと理解する必要がある.そこで本項では,まず原発閉塞隅角症(primary angle closure)(緑内障)の分類と病態について解説し,次に病態に基づいて治療方針を述べる.

2 疾患の分類

1) 隅角閉塞と緑内障性視神経症の有無に基づく分類

虹彩周辺部が隅角線維柱帯に接触する,または癒着し,房水流出を阻害することを隅角閉塞という.隅角閉塞は,静的隅角鏡検査(第1眼位,暗室,自然散瞳状態,圧迫をできるだけしない)において虹彩線維柱帯間の接触(iridotrabecular contact:ITC)が疑われる範囲,すなわち線維柱帯色素帯が観察されない範囲に基づいて定義される.これまではFosterらの隅角閉塞の診断基準に基づきITCが隅角隅角全周の3象限以上(270°以上)と規定されていた.しかし,器質的な周辺虹彩前癒着(peripheral anterior synechia:PAS)を引き起こす多数の症例が除外されてしまうこともあり,3象限という基準は厳し過ぎるという意見があった.それに対しEuropean Glaucoma Society(EGS)やAssociation of International Glaucoma Societies(AIGS,現在のWorld Glaucoma Association: WGA)のガイドラインでは隅角閉塞は2象限以上(180°以上)を採用している.

隅角閉塞をきたした眼は隅角閉塞の形態,眼圧上昇の有無,緑内障性視神経症の有無により,①隅角閉塞があるが,PASも眼圧上昇もない原発閉塞隅角症疑い(primary angle closure suspect:PACS),②PASまたは眼圧上昇を伴う原発閉塞隅角症(primary angle closure:PAC),③および緑内障性視神経症を伴う原発閉塞隅角緑内障(primary angle closure glaucoma:PACG)(表1)と分類される.

原発閉塞隅角症疑いは原発性の隅角閉塞を認めるが眼圧上昇やPASを認めない状態である.原発閉塞隅角症は隅角閉塞と眼圧上昇または周辺虹彩前癒着を認めるが緑内障視神経症を認めない.原発閉塞隅角緑内障は遺伝的背景や加齢による前眼部形態の変化などで惹起される(原発)隅角閉塞により眼圧上昇をきたし,緑内障視神経症を呈した状態とされる.すなわち,原発閉塞隅角症による眼圧上昇から緑内障性視神経症に至った状態と解釈できる.

表1 閉塞隅角緑内障の分類

	隅角閉塞	眼圧上昇または周辺虹彩前癒着	緑内障性視神経症
原発閉塞隅角症疑い（PACS）	あり	なし	なし
原発閉塞隅角症（PAC）	あり	あり	なし
原発閉塞隅角緑内（PACG）	あり	ありまたはなし	あり

2）発症速度に基づく疾患分類

原発閉塞隅角症，原発閉塞隅角緑内障は発症速度により，急性型と慢性型に分類される．生来の目の構造，加齢の変化，瞳孔の状態や水晶体の位置など，様々な要素が組み合わさって隅角閉塞は生じるが，急激な眼圧上昇をきたすのが急性型，眼圧上昇の軽い発作と寛解を繰り返すことにより慢性的に隅角閉塞が進行するのが慢性型である．

急性型では，隅角の閉塞により，40～80 mmHgほどの急激な眼圧が見られる．急性型において視神経障害を伴わないものを急性緑内障発作もしくは急性原発閉塞隅角症（acute primary angle closure：acute PAC），視神経障害を伴うものを急性原発閉塞隅角緑内障（acute primary angle closure glaucoma：acute PACG）と呼ぶ．瞳孔ブロック（後述）を誘発する散瞳や水晶体の前方移動が発症の契機となりうるため，暗所やうつむき姿勢，ストレスや精神的に興奮したりするような状況下で生じやすい．また，睡眠導入薬などの抗コリン作用を持つ散瞳する作用のある薬剤の投与が契機となることもある．自覚症状としては，眼圧上昇に伴い，視力低下，霧視，眼痛，激しい頭痛や嘔吐が起こる．頭痛や悪心が強く，救急外来では脳や消化器の疾患と間違われ，眼科の治療開始が遅れることがある．このような症状の際には急性緑内障発作を鑑別に入れることが重要

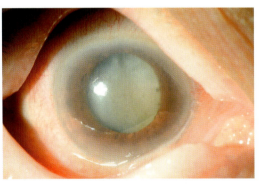

図1 急性緑内障発作（急性原発閉塞隅角症：acute PAC）
充血と毛様充血が見られる．角膜は高眼圧により角膜上皮の浮腫をきたしている．

で，特に非眼科医の救急外来担当医師や眼科初期研修医などには教育が必要である．他覚所見としては結膜充血，毛様充血，角膜上皮浮腫・混濁，中等度散瞳，対光反射の減弱ないし消失が観察される（図1）．眼底は，角膜混濁のため透見が難しいことが多いが，視神経乳頭は発赤・腫脹を呈する．眼圧が下降したのちも，網膜血管の蛇行や乳頭の発赤・腫脹は数日残存する．急性緑内障発作は著しい高眼圧により重篤な眼循環障害を起こし，一晩放置すると重篤で不可逆的な視機能障害を残すため緊急の処置を要する（図2）．

一方，慢性型も急性型と同様に緑内障性視神経症の有無により，緑内障性視神経症を認めない慢性原発閉塞隅角症（chronic primary angle closure：chronic PAC），緑内障性視神経症を

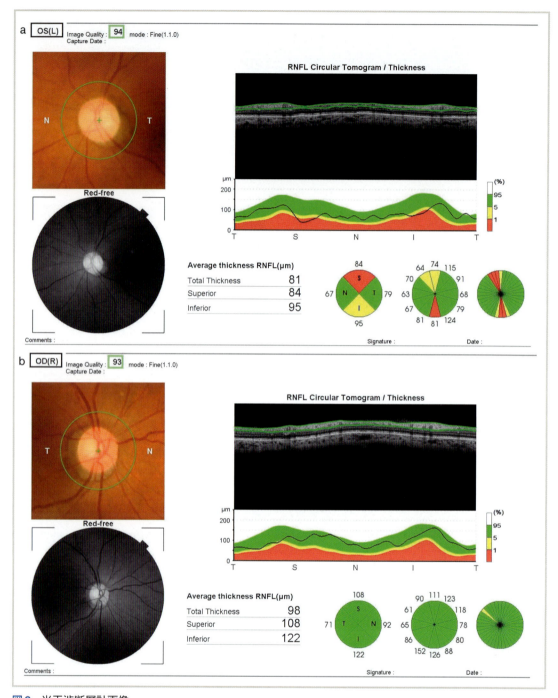

図2 光干渉断層計画像
a：急性緑内障発作後，萎縮した視神経の光干渉断層計画像．視神経は蒼白となり萎縮している（左眼）．
b：非発作眼（右眼）

伴う慢性原発閉塞隅角緑内障（chronic primary angle closure glaucoma：chronic PACG）に分けられる．慢性的な経過をとり隅角閉塞は徐々に拡大し広範囲に及び，眼圧上昇が遷延すると，視神経乳頭萎縮や乳頭陥凹拡大が進行する．急性型で見られるような眼痛・頭痛・嘔吐

Ⅰ．原発緑内障／C．原発閉塞隅角緑内障(PACG)，原発閉塞隅角症(PAC)

表2 閉塞隅角緑内障の世界の疫学

研究，調査	場所	人種	報告年	年齢	参加人数	頻度(%) PACS	PAC	PACG
Kumejima study	日本	日本人	2012	40歳以上	3,762	8.8	4.1	2.2
Chennai glaucoma study	インド	インド人	2008	40歳以上	4,800	7.2	2.8	0.9
Liwan study	中国	中国人	2006	50歳以上	1,504	11.0	2.4	1.5
Tajimi study	日本	日本人	2005	40歳以上	3,021	3.4	1.3	0.6
Study in Rom Klao District	タイ	タイ人	2003	50歳以上	790	10.9	3.1	0.9
The Andhra Pradesh Eye study	インド	インド人	2000	30歳以上	2,552	合わせて2.2	1.1	
Study in Hovsgol Province	モンゴル	モンゴル人	1996	40歳以上	942	6.4	－	1.4
Egna-Neumarkt glaucoma study	北イタリア	イタリア人	2000	40歳以上	4,297	－	－	0.6
Melbourne Visual Impairment Project	オーストラリア	オーストラリア人(主に白人)	1998	40歳以上	3,271	－	－	0.1
Proyecto VER	米国	ヒスパニック系	2001	40歳以上	4,774	－	－	0.1
Study in the west of Ireland	西アイルランド	アイルランド人	1993	50歳以上	2,186	－	－	0.009
The Wroclaw Epidemiological Study	ポーランド	白人	2005	40歳以上79歳未満	4,853			0.06

などの強い自覚症状は見られず，軽度の眼圧上昇発作と寛解を繰り返す．日本の疫学調査である久米島スタディでは，原発閉塞隅角緑内障の78％が無自覚・未受診の潜在患者であったと報告されている．

3 疾患の疫学

原発閉塞隅角緑内障の発症頻度は，高齢者に多く，女性が男性の2～3倍，人種別の有病率は，欧米人で0.1～0.6％，エスキモーで2.7％，日本人を含む東アジア人種では1.4～2.2％と報告されている(**表2**)．また，これまでの臨床研究では眼球構造上の原発閉塞隅角緑内障の危険因子として，遠視，高眼圧，短眼軸，浅前房が指摘されている．

日本における代表的疫学研究のひとつである久米島スタディでは，40歳以上の3,762人の調査対象者のうち原発閉塞隅角緑内障患者は，女性56名(2.9％)，男性26名(1.4％)の計82名であり，有病率は2.2％であった[1]．一方，3,021人を対象とした多治見スタディでは，調査対象者のうち原発閉塞隅角緑内障は女性14名(0.9％)，男性5名(0.3％)の計19名(0.6％)と

第4章 緑内障の病型別治療

久米島スタディと有病率は大きく異なり，日本国内においても地域差が存在することが示された[2]．有病率は加齢とともに増加し，特に60歳以上の高齢者では急速に増加した．また女性が有意に高頻度であることも改めて示された．

また，久米島スタディでは原発閉塞隅角症の有病率を女性7.2％，男性4.8％，全体で6.0％，原発閉塞隅角症疑いの有病率を女性12.9％，男性4.9％，全体で8.8％であった．さらに，このスタディでは少なくとも片眼に急性発作の既往のあった調査対象者は，0.6％にあたる23名と報告している．この23名の内訳は，女性が17名，男性が6名であり，緑内障性視神経症を持つ急性原発閉塞隅角緑内障は13名，急性原発閉塞隅角症は10名であった．急性緑内障発作も女性が男性よりも約3倍多く，性差を認めた．

4 原発閉塞隅角緑内障および原発閉塞隅角症の成因

原発閉塞隅角緑内障の発症には，前眼部の解剖学的特徴が強く関係している．中央部の前房深度が2.0mm以下を呈する浅前房や眼軸長が短い遠視眼に発症しやすい．隅角の閉塞機序には，瞳孔ブロック，プラトー虹彩，水晶体因子，水晶体後方因子（毛様体因子）などがあり，これらが複合的に関連して隅角閉塞を引き起こす．この隅角閉塞の解除が原発閉塞隅角緑内障の治療に重要になってくるためその病態をしっかりと理解する必要がある．

1）相対的瞳孔ブロック

毛様体で産生された房水は，水晶体前面と虹彩裏面の間から瞳孔を通って前房に移動し，主に線維柱帯を通過して眼外に流出する．瞳孔部において虹彩と水晶体の前面の間に最も狭い流路があり，房水の流れに抵抗が生じる．この抵抗が大きくなることにより，後房から前房への

房水の流れが阻害される現象を相対的瞳孔ブロックと呼ぶ．相対的瞳孔ブロックが生じると後房に房水がうっ滞するため後房圧の上昇が生じ，虹彩が前方に弯曲する．前方に弯曲した虹彩により隅角は狭小化し，房水の眼外流出は妨げられ眼圧の上昇をきたす．さらに，後房圧の増加はより閉塞隅角を強め，悪循環に陥る．相対的瞳孔ブロック発症には虹彩裏面と水晶体前面の距離が関与する．虹彩裏面と水晶体前面でつくられる房水流路の抵抗は水晶体が前方に位置するほど強くなるため，小眼球やZinn小帯脆弱などでも瞳孔ブロックは起こしやすい．一般に瞳孔ブロックによる房水流路の抵抗は中等度散瞳時に最も大きくなり，虹彩の前方隆起もその時点が観察しやすくなる．しかし，虹彩の厚みや形状によっては，細隙灯顕微鏡による前眼部の観察だけでは虹彩の前方隆起が瞳孔ブロックによるものか判断が難しいことも多い．そういった場合，瞳孔ブロックを診断するのに虹彩の裏面や水晶体前面を描出できる超音波生体顕微鏡（ultrasound biomicroscopy：UBM）が威力を発揮する．UBMにより，瞳孔ブロックでは後房圧の上昇により虹彩が前房に凸に弯曲し，後房のスペースが拡大していることが確認できる（図3）．前眼部光干渉断層計（optical coherence tomography：OCT）も隅角や虹彩前面の形状を評価するのに優れており瞳孔ブロックの診断に大変有用であるが，後房のスペースや毛様体を評価することには不向きである．

また，瞳孔ブロックをきたしうるか評価するのに，意図的に散瞳薬で瞳孔を散大させ，眼圧上昇の有無を見る負荷試験が用いられることもある（後述）．また暗所うつむき検査も同様に瞳孔ブロックの診断に有用である．暗所では中等度散瞳し，同時に水晶体の前方移動も起こるために，瞳孔ブロックによる眼圧上昇が起こりやすい．しかし，負荷試験は急性緑内障発作に移

行する必要があり，患者への十分な説明と経過観察が必要となる．

瞳孔ブロックを解除するには，前房と後房の圧格差を低下させることが重要であり，レーザー虹彩切開術（laser iridotomy）がよい適応となる．レーザーで虹彩を貫通すると，後房から前房に向かって房水が流出し，破砕された虹彩色素が煙のように噴き出す様子が確認できる．

2）プラトー虹彩

プラトー虹彩（plateau iris）は，虹彩中央部は平坦で毛様体突起の前方回旋により虹彩根部が前方に屈曲する形態異常を呈し，散瞳時により隅角閉塞をきたす原発閉塞隅角症の発症機序のひとつである．狭隅角にもかかわらず，中央の前房深度が比較的に深いために見逃されることも多い．プラトー虹彩という言葉は，その形態を示すプラトー虹彩形態（plateau iris configuration）とプラトー虹彩形態により隅角閉塞きたすプラトー虹彩機序（plateau iris mechanism）の2つの意味を包括している．プラトー虹彩機序により緑内障性視神経症をきたすとプラトー虹彩緑内障（plateau iris glaucoma）もしくはプラトー虹彩症候群（plateau iris syndrome）と呼ばれる．実際には，プラトー虹彩における眼圧上昇の機序は単純ではなく，少なからず瞳孔ブロックなどが関与していることも多い．厳密にプラトー虹彩機序の関与を明らかにするには，レーザー虹彩切開術などにより瞳孔ブロックを解除し，隅角閉塞が継続するか確認する必要がある．

プラトー虹彩の診断には細隙灯顕微鏡検査によるvan Herick法，隅角鏡，UBMが有効である（図4）．特に，毛様体まで観察できるUBMはプラトー虹彩形態を確定診断するのに重要である．細隙灯顕微鏡や隅角鏡を用いた観察では，瞳孔側は平坦で虹彩根部が強く折れ曲がっているプラトー虹彩特有の形態が確認できる．さら

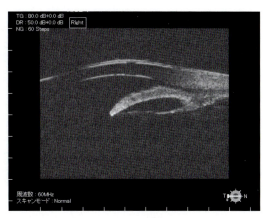

図3　瞳孔ブロック（UBM画像）
水晶体前面と瞳孔縁，虹彩裏面が接触し，機能的な房水流出障害をきたしている．それに伴い虹彩は弓なりに前方に突出し，隅角は閉塞している．

にUBMを用いると，プラトー虹彩の毛様体溝は狭くなっている，もしくは観察できなくなっていることが確認され，虹彩の周辺部が毛様体により後方より押されていることが確認できる（図4a）．KumerらによるUMBを用いた研究では，プラトー虹彩形態を①機能的隅角閉塞，②毛様体突起の前方回旋，③虹彩根部の急峻な立ち上がり，④平坦な中央部虹彩，⑤強膜岬を越える隅角閉塞の以上の所見が2象限以上観察される状態と定義している[3]．

3）水晶体因子

閉塞隅角の病態における水晶体因子は水晶体の膨張や前方偏位によるものである．水晶体が前方に位置し虹彩裏面との距離が小さくなると前房が浅くなるだけでなく，水晶体と虹彩の間の房水流出抵抗の増大を生じ，瞳孔ブロックを引き起こす危険が高まる（図5）．水晶体の膨化は加齢による生理的変化で生じることが知られているが，続発性に外傷，炎症などでも生じる．細隙灯顕微鏡検査では，水晶体が虹彩裏面を押し上げて前房が浅くなっていることで水晶体膨化を疑う．近年の前眼部OCTの進歩により，

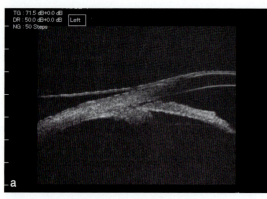 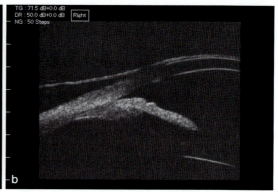

図4 プラトー虹彩
a：UBM画像．虹彩根部が毛様体突起に押されており，毛様体溝は確認できない．虹彩根部が急峻に前方に向かい隅角は狭くなっている．
b：白内障術後：UBM画像．白内障手術により前房は深くなり，隅角も開大している．しかし，毛様体突起により虹彩根部は前方に押される様子は白内障手術後も残存している．

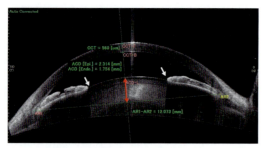

図5 右眼に急性緑内障発作を発症した例（前眼部OCT画像）
急性緑内障発作（右眼）．瞳孔ブロックを生じており虹彩の前方への弯曲が生じ，隅角が閉塞している．水晶体の膨隆が瞳孔ブロックの一因となっていることが考えられる．白矢印：瞳孔ブロック．赤矢印：水晶体膨隆度．

水晶体の膨化が定量可能となり（図5），臨床の場において活用しやすくなってきている．

水晶体の前方偏位はZinn小帯が全体的に脆弱化や，部分的に断裂している場合に多く，偽落屑症候群や外傷後などに見られることが多い．

細隙灯顕微鏡検査において，水晶体動揺を認め，Zinn小帯の部分的な断裂を疑った場合，UBMを用いることで毛様突起と水晶体側面との間隙が増大した画像の描出ができることもある．水晶体因子の関与する隅角閉塞には水晶体再建術が根本的な治療となるが，Zinn小帯の脆弱化や断裂は手術中に水晶体落下をきたす可能性があるため注意を要する．

4）水晶体後方因子（毛様体因子）

緑内障診療ガイドライン第3版から，原発閉塞隅角緑内障の発症機序に毛様体因子が加わった．ガイドライン第4版では水晶体後方因子という名称となり，毛様体だけではなく，硝子体，脈絡膜など，より広い意味を包括した用語を用いられることになった．

原発閉塞隅角眼においてUBMで毛様体脈絡膜剥離が多く観察されることから，毛様体脈絡膜剥離が狭隅角，浅前房化に関与し，原発閉塞隅角緑内障の病態に関与していると考えられている．しかしながら，毛様体脈絡膜剥離は続発性に引き起こされることも多い．原田病などのぶどう膜炎，冷凍凝固術を使用した輪状締結術，汎網膜光凝固術後などに毛様体脈絡膜剥離が生じ，これが続発閉塞隅角緑内障を引き起こすこともあるということはよく知られている．（図6）．炎症性疾患による毛様体脈絡膜剥離は毛様体の浮腫を伴うが，原発閉塞隅角緑内障における毛様体脈絡膜剥離は毛様体筋と強膜の程度の軽い滲出液による間隙としてUBMなどで

確認される[4]．また真性小眼球症に対する内眼手術後にも毛様体脈絡膜剥離が起こりやすく，これにより浅前房化，狭隅角化が生じ，時に隅角閉塞により眼圧上昇をきたすことがある．毛様体脈絡膜剥離が隅角閉塞をきたす機序として，毛様体の前方回旋とそれに伴う水晶体前方移動と考えられている．

また房水動態の異常により浅前房，隅角閉塞異常をきたす病態としてaqueous misdirectionがある．この詳細は続発閉塞隅角緑内障の項に譲るが，端的に述べると，内眼手術などのあとに，毛様体－水晶体・前部硝子体による房水流出抵抗の増大（毛様体ブロック）が生じ，房水が前房に流れず硝子体腔に回る病態である．これにより硝子体を介して水晶体，虹彩根部が前方へ押し出され極端な浅前房と隅角閉塞をきたす．この病態は悪性緑内障とも呼ばれる．原発閉塞隅角緑内障眼の濾過手術後などに多いとされる．

また，脈絡膜の肥厚・膨張（choroidal expansion）により，水晶体の前方移動を伴う現象も，隅角閉塞の機序のひとつと考えられている[5]．脈絡膜の膨張により硝子体圧が上昇し，水晶体を前方に押し出すと考えられる．

5 検査と診断

閉塞隅角緑内障は隅角の閉塞から眼圧上昇と視神経症をきたす疾患である．隅角閉塞を解除することで，良好な眼圧コントロールを得られることも多い．原発隅角閉塞の機序には前述した相対的瞳孔ブロック，プラトー虹彩，水晶体因子，水晶体後方因子などが複合的に関与することが多く，これらは，ほかの要因なく遺伝的背景や加齢に伴う前眼部の解剖学的形態変化から惹起される．治療方針を決めるためには，隅角閉塞の機序を知る必要があり，十分な検査を要する．緑内障の検査法は第2章に詳細が述べ

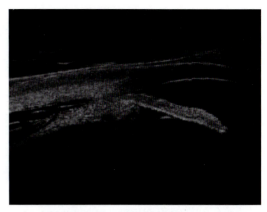

図6 脈絡膜剥離により隅角閉塞をきたした例
上脈絡膜腔に漿液の滲出を認め，毛様突起が前方に回旋している．そのため虹彩根部が前に押し出され隅角閉塞をきたしている．

られており，ここでは原発閉塞隅角症（緑内障）にポイントを絞り，隅角閉塞機序解明のための検査について述べる．

1）細隙灯顕微鏡検査

高眼圧に伴う充血の有無，角膜上皮浮腫などは，急激な眼圧上昇をきたす急性閉塞隅角緑内障でしばしば見られる．角膜上皮浮腫の程度によっては，急性閉塞隅角緑内障の外科的治療法であるレーザー虹彩切開術や水晶体摘出術などが困難になる．

前房深度が浅く隅角閉塞が疑われる場合，相対的瞳孔ブロックの有無，プラトー虹彩形状の有無，水晶体因子の関与がないか，よく見定める必要がある．前房中央部だけで前房の深さを判定するとプラトー虹彩を見落とすおそれがあるため，van Herick法は習慣づけておくとよい．また隅角閉塞をきたしうるほかの疾患の痕跡もよく探すことも忘れてはならない．

2）隅角検査

隅角検査は，緑内障の診断のためには必要不可欠である．閉塞隅角眼では，隅角鏡を用いてもSchwalbe線までしか見えないことがあり，

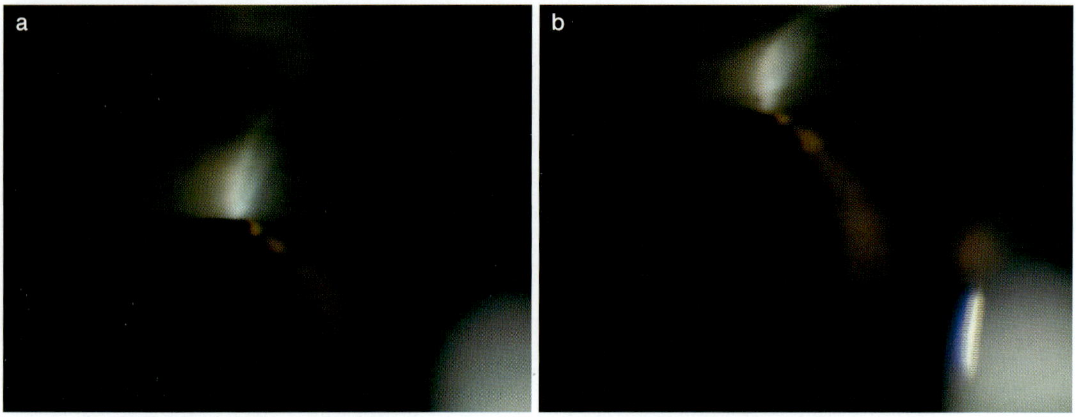

図7 下方隅角観察
a：第1眼位での下方隅角の観察．角膜内外面のスリット光が交わる位置がSchwalbe線に相当する．線維柱帯がわずかに見える．
b：第2眼位での下方隅角の観察．Schwalbe線と線維柱帯が眼位変化でより見やすくなっている．

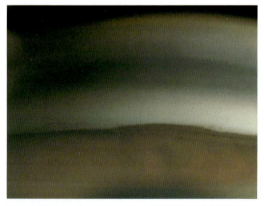

図8 第2眼位（上方視）にて撮影された隅角写真
隅角6時方向（上方ミラー中央）に線維柱帯に達するPASを認める．

まずはSchwalbe線を同定することが重要である．スリット光を細くして隅角を観察すると，角膜内面と角膜外面の2本のスリット反射光が確認できる．角膜外面のスリット反射光は強膜との境界面で角膜内面に向かい折り返して角膜内面のスリット反射光と交わる．この位置がSchwalbe線である（図7）．つまり，隅角がSchwalbe線まで閉塞しているとこの2本の線が交わる位置が観察できない．

隅角は，角膜と虹彩のなす角度によって，広隅角（開放隅角），狭隅角，閉塞隅角に分類される．線維柱帯が虹彩と接触して見えない状態が閉塞隅角である．周辺虹彩が線維柱帯側に癒着している状態を周辺虹彩前癒着（peripheral anterior synechia：PAS）と呼ぶ（図8）．

隅角閉塞が解除できる機能的閉塞（appositional closure）か，解除できない器質的閉塞（synechial closure）かを診断することは，隅角癒着解離術などの手術適応を検討するうえでも重要である．そのため第2章で述べた動的隅角鏡検査は，狭隅角眼，閉塞隅角眼の診察において必須である．これにより静的検査では観察できない隅角閉塞の有無，範囲，PASの有無を診断する．

3）超音波生体顕微鏡検査

超音波生体顕微鏡検査（ultrasound biomicroscopy：UBM）は高周波数のプローブを用いて，軸性解像力が40～50μmと，高解像度の隅角断層画像を得ることができる．

隅角閉塞の機序は隅角鏡による観察だけでは十分にわからないこともしばしばあるが，

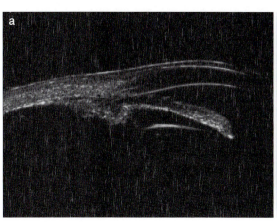 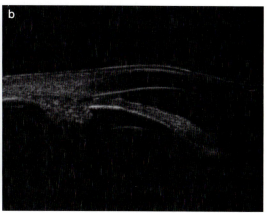

図9 暗所，明所 UBM
a：暗所 UBM．瞳孔は中等度散瞳しており虹彩と角膜内面は接触している．
b：明所 UBM．瞳孔が縮瞳することで隅角が開放したことが確認でき，隅角閉塞は appositional closure であったことがわかる．

UBM は詳細な情報をわれわれに示してくれる．たとえば閉塞隅角に iridocorneal contact と iridotrabecular contact があることが指摘されているが，隅角鏡では，圧迫隅角検査でも，その差を明らかにすることは難しい．しかし UBM を用いることで隅角の角膜裏面と虹彩前面にスペースが確認されるか，根元からすべて接しているのかで判断ができる．瞳孔ブロックでは iridocorneal contact になり，プラトー虹彩や水晶体因子では iridotrabecular contact になる．更に接着が器質的なものなのか一時的に触れているだけなのかも，臨床的には重要な所見となる．明所，暗所で UBM を動的に観察することにより，これらの鑑別が可能である（図9）．

さらに，UBM には細隙灯顕微鏡検査や前眼部 OCT では評価できない虹彩後面から後房，毛様体を静的，動的に描出できるという強みがある．瞳孔ブロックでは毛様体溝は虹彩の前弯により明瞭に描出されやすくなる（図3）．プラトー虹彩形態は，虹彩中央部は平坦で，前房の比較的深く保たれているが，虹彩根部が毛様体突起により後方から押し出され急峻に立ち上っている特徴的虹彩形状が確認できる．

4）前眼部光干渉断層計

前眼部光干渉断層計（anterior segment optical coherence tomography：前眼部 OCT）は近赤外光を観察光に用いた光干渉断層装置で，非接触性に隅角部を観察できる診断機器である．軸性解像力が $10〜20\mu m$ と，UBM をはるかに上回る解像度で隅角を画像化することが可能になった．しかし，虹彩裏面や毛様体など緑内障の病態を探るのに重要な部位が観察できないデメリットもある．近年ではソフトウエアの開発も進み，定量性に優れる機器となった．今後は三次元解析もさらに発展していくことが見込まれ，360°隅角観察や隅角閉塞範囲の自動定量化，虹彩体積の計算など，閉塞隅角緑内障の病態解明や，治療方針の決定や治療効果の判定など，多岐にわたって威力を発揮すると思われる．

5）負荷試験

閉塞隅角緑内障における負荷試験とは，機能的隅角閉塞による眼圧上昇が生じやすい状況を

意図的につくり，一定以上の眼圧上昇が見られるかどうかをみる試験である．散瞳試験，暗室試験，うつむき試験に加えて，暗所うつむき試験などが外来で施行できる一般的な負荷試験となる．

　散瞳試験と暗室試験は，基本的に散瞳による負荷を用いることは同じであるが，散瞳試験では散瞳薬により強制的に散瞳させるのに対し，暗室試験では暗所での生理的散瞳反応により散瞳させる点が異なる．散瞳試験においては散瞳薬としてムスカリン性アセチルコリン受容体阻害薬のひとつであるトロピカミド点眼液が用いられる．このトロピカミド点眼液の作用はピロカルピン塩酸塩点眼液で拮抗可能であるため，ピロカルピン塩酸塩点眼液が検査終了後の縮瞳に用いられる．

　隅角が狭くなる機序としては，瞳孔縁と水晶体前面の流出抵抗増加と虹彩根部の厚みの増加による機能的隅角閉塞による．つまり瞳孔ブロック，プラトー虹彩形態における隅角閉塞機序が増強されることで眼圧上昇が見られる．散瞳試験では中等度散瞳時に瞳孔ブロックによる房水流出抵抗が最大となり眼圧上昇が得られやすい．検査の判定は一般的に8mmHg以上の眼圧上昇を陽性，6～7mmHgを偽陽性，5mmHg以下の眼圧上昇を陰性とされている．

　一方，うつむき試験は，顔を下に向けるうつむき姿勢を維持することにより，眼圧上昇を誘導する負荷試験である．重力の影響で水晶体が前方シフトすることで，隅角が狭くなり，虹彩裏面と水晶体前面の房水流出抵抗が増大する．すなわち水晶体因子と瞳孔ブロックの増強により，機能的隅角閉塞が進行し眼圧が上昇する．水晶体の前方移動は，特にZinn小帯が脆弱な症例に強く見られる．一般的に8mmHg以上の眼圧上昇を陽性，6～7mmHgを偽陽性，5mmHg以下の眼圧上昇を陰性と判定する．

　負荷試験は，外来で行うことができて，特殊な検査機器を必要としない簡便な検査であるが，急性緑内障急性発作を誘発する場合があることを念頭に置いて行うべきである．トロピカミド点眼液を使用した場合は，患者には，検査の意義だけでなく，経過観察の必要性，発作が起こったときの対応なども事前に十分に説明しておく．

6 治療

1）病態別の治療方針

　原発閉塞隅角緑内障の治療は1856年にvon Gräfe博士による急性原発閉塞隅角緑内障患者に対する，周辺虹彩切除術により始まった．その後1980年前後にはレーザー周辺虹彩切開術が登場し，外来で簡便に施行できる虹彩切開として急速に広まった．

　原発閉塞隅角症（緑内障）は瞳孔ブロック，プラトー虹彩，水晶体因子，水晶体後方因子などによる隅角閉塞に伴う疾患であり，治療の目的はこれらを解除することにある．そのため原発閉塞隅角症（緑内障）の治療として，基本的には薬剤治療よりも外科的治療が選択される．しかし，術式の選択には，患者の全身状態や社会的環境も考慮に入れる必要がある．薬剤治療と観血的手術のもたらす効果と合併症とのバランスを考慮しながら，治療を選択する．

　瞳孔ブロックの治療にあたっては急性型，慢性型かを鑑別し，緊急性を考慮しつつ隅角閉塞機序を解消する．急性型は高眼圧を呈しており，角膜上皮浮腫による視認性の低下により外科的治療が難しいことが多い．まず，高眼圧による不可逆的視神経障害を回避するためにも早急に薬物治療で眼圧を下げ，角膜の透明性を回復させる．その後，隅角閉塞の機序に合わせた外科的治療を考慮する．瞳孔ブロックの解除にはレーザー周辺虹彩切開術が有効であるが，薬

Ⅰ．原発緑内障／C．原発閉塞隅角緑内障（PACG），原発閉塞隅角症（PAC）

物治療で眼圧が下降せず，角膜混濁が解消できないときには手術室で周辺虹彩切除術（peripheral iridectomy）を検討する．水晶体摘出術は瞳孔ブロックの根治的治療として強く推奨されるが，急性緑内障発作が解消されていない場合，手技の難易度は高く，経験を積んだ術者が行うべきである．慢性型に対する治療も，原則的に急性型と同様，瞳孔ブロックの解消で，レーザー虹彩切開術，周辺虹彩切除術，水晶体摘出術が有効である．しかし慢性的経過が長く，180°以上のPASを形成しているなら，十分な眼圧下降効果が得られず隅角癒着解離術（goniosynechialysis）など追加手術が必要となることも多い．また，眼圧上昇を起こした僚眼は高率に同様の眼圧上昇をきたしうるので，予防的治療としてレーザー虹彩切開術や水晶体摘出術を考慮する．薬物治療は，外科的治療が選択できないときや，外科的治療を行うまでの姑息的療法として，もしくは外科的治療後の残余緑内障（residual glaucoma）に対して行われる．

プラトー虹彩では，縮瞳薬が周辺部虹彩を中心に向かって牽引することで，隅角を開大し隅角閉塞の進行を予防可能である．手術療法として，プラトー虹彩機序はレーザー虹彩切開や周辺虹彩切除では解消できないため，レーザー隅角形成術が適応となる．しかし，実際にはプラトー虹彩の眼圧上昇には，プラトー虹彩機序以外にも瞳孔ブロックが関与している場合があり，レーザー虹彩切開術や周辺虹彩切開術が有効な例も多い．またプラトー虹彩においても，水晶体再建術は有効で，水晶体摘出により隅角開大が得られる．これらの治療により隅角閉塞が解除されても，眼圧下降が得られないときには，原発開放隅角緑内障の治療に準じて薬物治療，手術治療を追加する．

原発閉塞隅角症疑いに対してレーザー治療を含む瞳孔ブロック解除手術を行うことについては，原発閉塞隅角症疑いが必ずしも原発閉塞隅角緑内障を発症するとは限らないことより意見が分かれる．既報では1年あたり原発閉塞隅角症疑いから原発閉塞隅角症への移行は3〜7％，原発閉塞隅角症から原発閉塞隅角緑内障発症は2〜6％と報告されている．しかしながら各種負荷試験陽性眼や定期検査が困難な例，原発閉塞隅角緑内障の家族歴のある例，眼底疾患で散瞳する機会が多い例は手術を積極的に検討してよいと思われる．

2）薬物治療

急性型では，著しい高眼圧をきたしているため，早急な眼圧下降を要する．眼圧下降目的としてD-マンニトールなどの高張浸透圧薬の点滴が，即効性があるためよく用いられる．房水産生を抑制させる炭酸脱水酵素阻害薬の静注や内服，抗緑内障点眼も有効である．しかし，眼圧下降療法だけでは根本的な治療とならない．急性型の閉塞隅角症は，その閉塞機転となった病態を早急に治療し解除することが重要である．

瞳孔ブロックが関与する場合には，非選択的ムスカリン受容体刺激薬であるピロカルピン塩酸塩の点眼により縮瞳を図る．ピロカルピン塩酸塩は非選択的ムスカリン受容体刺激薬であり，副交感神経を刺激して，虹彩と毛様体筋に作用し縮瞳させる．これにより虹彩の厚みは薄くなり，隅角は開大する．プラトー虹彩においても，散瞳により虹彩周辺の厚みが増加して隅角を閉塞するため，ピロカルピン塩酸塩の縮瞳作用は有効である．

また，水晶体因子や水晶体後方因子が関与する閉塞隅角症では，瞳孔ブロックと異なる隅角閉塞機転が関与していることもあり，その場合は治療法も異なることに注意する．ピロカルピン塩酸塩は水晶体を厚くして前方に移動させるため前房を浅くする作用を持つ．そのため内眼手術後の合併症として見られる悪性緑内障ではピロカルピン塩酸塩の点眼は，逆に前房を浅く

4
緑内障の病型別治療

203

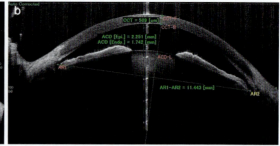

図10　レーザー虹彩切開術による瞳孔ブロックの解除
a：レーザー虹彩切開術前の狭隅角眼．虹彩が前方に向かい弯曲している．
b：レーザー虹彩切開術後の狭隅角眼．弯曲していた虹彩がレーザー虹彩切開術により前房と後房の圧格差が解消され，平坦化している．

して隅角閉塞を増強させるため禁忌となる．特に原発閉塞隅角緑内障は内眼手術後の悪性緑内障発症の危険が高く，原発閉塞隅角緑内障の濾過手術後などは注意しなければならない．この場合，毛様体筋を弛緩させ，水晶体を後方に移動させる必要があり，アトロピン硫酸塩水和物が薬物治療として用いられる．アトロピン硫酸塩水和物はムスカリン性アセチルコリン受容体を競合的に阻害することにより，副交感神経の作用を抑制する．散瞳を引き起こすが前房は深くなり，悪性緑内障による毛様体-水晶体，硝子体ブロックが解除される．

　慢性的経過をとる原発閉塞隅角緑内障も，急性型と同様，その病態を引き起こした病態を治す必要があり，原則的に外科的治療が選択される．しかし，隅角閉塞解除後に眼圧上昇が続く残余緑内障に対しては開放隅角緑内障に準じて眼圧下降療法が行われる．また，外科的治療を行うまで，瞳孔ブロックの発症予防目的でピロカルピン塩酸塩点眼液や，眼圧に応じた眼圧下降薬による治療などが行われることもある．しかし，ピロカルピン塩酸塩の長期使用は，白内障の誘発や虹彩裏面と水晶体の癒着を起こすことがあり，漫然とした使用は避けなければならない．

3）レーザー療法

　レーザー虹彩切開術は相対的瞳孔ブロックの解除を目的としており，その治療効果は高いエビデンスで裏づけられている．ただし水晶体因子や毛様体因子に対しては理論的に改善効果を認めない．また，瞳孔ブロックによる隅角閉塞の予防目的にも，レーザー虹彩切開術はよく行われている（図10）．レーザー虹彩切開術でも隅角が開大しない場合は，得られる眼圧下降効果は限定的である．術後3〜5年で二次手術が必要な症例は15〜60％になるという報告があり，レーザー虹彩切開術施行後も，継続的に隅角検査を行うことが重要である．

　レーザー虹彩切開術は比較的安全な手術であるが，術後に白内障の進行や水疱性角膜症となる症例が報告されている．原因として当初はレーザー凝固のエネルギー総量に関与することから，レーザー照射そのものによる角膜内皮障害と考えられていた．しかしレーザーによる角膜内皮の直接障害だけでは，水疱性角膜症の発症には数年を要することが説明できない．他の仮説として，虹彩に開けた小さな孔からジェット噴流が角膜内皮に向けて吹き付けられることも考えられている．また，閉塞隅角症では，虹彩前面が角膜内皮を物理的に擦るような現象も

見られ，もともと角膜内皮細胞が機械的刺激による減少をきたしていることも原因のひとつと考えられる．そのため閉塞隅角症では，定期的な角膜内皮密度測定を行うべきであり，角膜内皮密度の少ない症例では，レーザー虹彩切開術の適応についてよく検討する必要がある．久米島スタディでは，角膜内皮密度が2,000個/mm^{2}になることは正常眼ではまれで，ひとつの目安になることが示されている[6]．最近ではレーザー虹彩切開術に比して水晶体再建術のほうが眼圧下降に優れるという報告がある[7]．しかし，救急の現場では，手術での対応が難しいことも多く，今後もレーザー虹彩切開術は必要な加療と考えられる．

レーザー隅角形成術はレーザー光線を虹彩根部に照射し，虹彩根部を平坦化して隅角を開大させる方法である．したがって周辺隅角が狭くなっているプラトー虹彩がよい適応である．しかし，最近の研究で，プラトー虹彩と考えられる症例でも，多くの場合，瞳孔ブロックが少なからず関与して眼圧上昇をきたしていることが指摘されている．そのためプラトー虹彩に瞳孔ブロックの関与を疑った場合には，まずレーザー虹彩切開術を行い，プラトー虹彩形態が残存して眼圧上昇が持続したときに，レーザー隅角形成術を施行することも選択肢のひとつとしてありうる．また，隅角癒着解離術後のPAS予防にもレーザー隅角形成術が有効である[8]．水晶体再建術に隅角癒着解離術を併用した場合，術後にレーザー隅角形成術を行わないことが眼圧コントロール不良の危険因子であることが報告されている．水晶体再建術後に行う場合，比較的炎症の落ち着いた数日から1週間以内にレーザー隅角形成術を併用することが望ましい．また，プラトー虹彩に水晶体再建術後を施行し，プラトー虹彩機序が術後も残存している場合にも，レーザー隅角形成術は必要と思われる．

レーザー治療では，炎症や組織破壊を引き起こすために，角膜浮腫や角膜混濁，極端な浅前房，活動性のあるぶどう膜炎や血管新生緑内障は病状を悪化させ，合併症が起こる危険が高いため禁忌と考える．またICE症候群など高度な器質的閉塞隅角には無効である．

4) 手術療法

原発閉塞隅角緑内障の加療において，隅角閉塞を解除する方法として外科的手術は重要である．急性緑内障発作では著しい高眼圧のため，角膜浮腫が強くレーザーによる虹彩切開術が施行できないことがある．薬物治療を行っても眼圧下降が得られず，高眼圧が続く場合には，瞳孔ブロックの解除を目的とした周辺虹彩切除術が行われる．

瞳孔ブロック，プラトー虹彩，水晶体因子の関与する閉塞隅角緑内障の改善には水晶体再建術が最も効果的である[7]．PAS形成の抑制効果もあることから予防的に水晶体再建術を行われることも多いが，白内障を認めていない視力良好な閉塞隅角緑内障患者に水晶体再建術を行うべきか，今のところ定まった見解はない．しかし，極端な浅前房，僚眼の閉塞隅角による眼圧上昇歴，負荷試験で明らかな眼圧上昇が確認され，緑内障性視神経症がはっきりしている場合などは，積極的に水晶体再建術を行う施設が最近増えている．これには，水晶体再建術の安全性が増してきたことも関係していると思われる．

流出路再建術としては本邦では以前より隅角癒着解離術，線維柱帯切開術がよく用いられてきた．最近では低侵襲緑内障手術として，あたらしいデバイスを用いたiStent®や，Trabectome®，microhook，糸を用いた線維柱帯切開術などが登場している．このような低侵襲手術は原発閉塞隅角緑内障に対する治療成績の報告はまだ多くない．

隅角癒着解離術は器質的隅角閉塞（PAS）が

第4章 緑内障の病型別治療

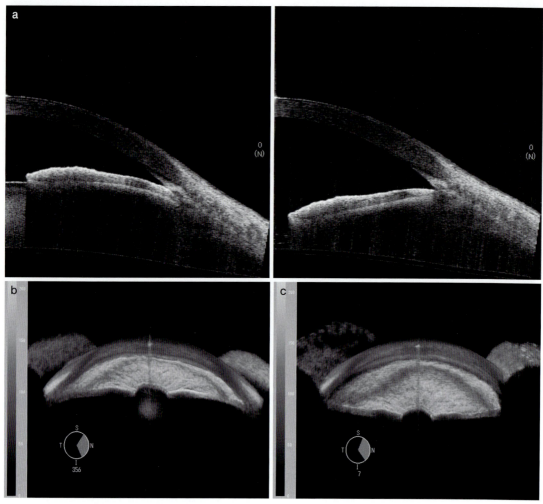

図11 水晶体再建術併用，隅角癒着解離術
a：左図：治療前の鼻側隅角．PASを認める．右図：水晶体再建術により前房は深くなっている．隅角癒着解離術も併用しているためPASが解除されている．
b：術前の前眼部OCT．PASにより鼻側隅角の閉塞を認める．
c：術後の前眼部OCT．毛様体帯まで観察できる．

広範に見られる場合に選択される．隅角癒着解離術単独で行うよりも，水晶体摘出術を併用したほうが，隅角の開大効果は高く良好な眼圧コントロールが得られることが知られている（図11）．また，術後にレーザー隅角形成術を行うことで，再癒着を予防して治療成績を向上させることも報告されている．

線維柱帯切開術は，開放隅角眼でよく用いられる術式であるが，閉塞隅角が解除されたあとの残余緑内障などにも用いられる．これも水晶体再建術と併用すると手術成績がよいことが知られている．基本的にはPASがない部位の線維柱帯を切開する術式であるが，眼圧下降効果とPASを外す目的で用いられることもある．しかしトラベクロトームを用いてPASを外す場合，広範にPASが存在すると虹彩離断などの合併症のリスクもある．その場合は水晶体再建術と隅角癒着解離術などの併用を検討する．

原発閉塞隅角緑内障において，線維柱帯切除術は水晶体摘出術よりも眼圧下降の点でやや優れるかもしれないが，その合併症の多さから最初に選択されることは少ない．ほかの内眼手術が困難である場合，隅角閉塞が解除されているにもかかわらず眼圧下降が得られない場合，器質的隅角閉塞が長期にわたる場合，緑内障性視神経症が重篤でより厳格な眼圧コントロールが必要な場合に行われる術式である．

線維柱帯切除術を単独で有水晶体眼に行うと，術後に前房深度の低下や白内障の進行が見られることに留意する必要がある．また水晶体再建術を併用したほうが線維柱帯切除術単独よりも眼圧下降効果に優れているという報告もあることから，有水晶体眼の原発閉塞隅角緑内障では水晶体摘出術併用が望ましい．

また，原発閉塞隅角緑内障では線維柱帯切除術後に悪性緑内障の合併するリスクがあり注意が必要である．前房が極端に浅く，予想より眼圧が高い場合には，悪性緑内障による房水のmisdirectionが生じている可能性がある．

●文献

1) Sawaguchi S et al：Prevalence of primary angle closure and primary angle-closure glaucoma in a southwestern rural population of Japan：The Kumejima study. Ophthalmology **119**：1134-1142, 2012

2) Yamamoto T et al：The Tajimi Study report 2：prevalence of primary angle closure and secondary glaucoma in a Japanese population. Ophthalmology **112**：1661-1669, 2005

3) Kumar RS et al：Prevalence of plateau iris in primary angle closure suspects：an ultrasound biomicroscopy study. Ophthalmology **115**：430-434, 2008

4) Sakai H et al：Uveal effusion in primary angle-closure glaucoma. Ophthalmology **112**：413-419, 2005

5) Arora KS et al：The choroid is thicker in angle closure than in open angle and control eyes. Investig Ophthalmol Vis Sci **53**：7813-7818, 2012

6) Higa A et al：Corneal endothelial cell density and associated factors in a population-based study in Japan: The Kumejima Study. Am J Ophthalmol **149**：794-799, 2010

7) Azuara-Blanco A et al：Effectiveness of early lens extraction for the treatment of primary angle-closure glaucoma（EAGLE）：a randomised controlled trial. Lancet **388**：1389-1397, 2016

8) Tanihara H, Nagata M：Argon-laser gonioplasty following goniosynechialysis. Graefes Arch Clin Exp Ophthalmol **229**：505-507, 1991

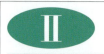

続発緑内障

東出朋巳

　続発緑内障（secondary glaucoma）は，他の眼疾患，全身疾患，あるいは薬物使用が原因となって眼圧上昇が生じる病態である．本症の一部では原疾患，他疾患の存在により緑内障性視神経症による視神経の形態的変化あるいは機能的変化（視野変化）の評価が困難であり，目標眼圧設定が難しい場合がある．基本的に，薬物治療，レーザー治療，次いで手術治療という原発開放隅角緑内障（primary open angle glaucoma：POAG）での治療順序があてはまる．しかし，「続発」であることが治療効果や予後に影響を与える可能性があり，適切な治療方針の決定のためにも眼圧上昇機序を正しく把握することが必要である．隅角所見により続発開放隅角緑内障と続発閉塞隅角緑内障に分けられるが，血管新生緑内障，ぶどう膜炎による緑内障や落屑緑内障などでは症例によってどちらの眼圧上昇機序が主体となるかが異なる．

　続発緑内障の治療にあたって以下の留意点があげられる．

①**眼圧上昇の原因治療**：続発緑内障は他疾患または薬物使用が眼圧上昇の原因となるため，眼圧下降治療とともに眼圧上昇の原因に対するアプローチが必須である．炎症性に眼圧上昇を生じていれば抗炎症療法が必要であり，虚血による眼圧上昇であれば早急な虚血の改善が必要である．一方，薬物使用が原因であれば原因薬物の中止（または減量）を要する．さらに同じ続発緑内障病型であっても眼圧上昇機序が異なる場合がある（血管新生緑内障での開放隅角期と閉塞隅角期など），同一眼において病型が変化する可能性がある（ぶどう膜炎による続発緑内障からステロイド緑内障への移行など）ことを常に念頭に置く必要がある．

②**眼圧下降薬選択の制限**：POAGでは通常病型自体により使用を制限される眼圧下降薬はない．しかし，続発緑内障では病型によって注意を要する眼圧下降薬がある（**表1**）．ぶどう膜炎

表1　続発緑内障に関連して注意すべき眼圧下降薬

1. ピロカルピン
ぶどう膜炎による緑内障，血管新生緑内障：炎症の増悪，縮瞳による虹彩後癒着
落屑緑内障：白内障の進行，水晶体の前方移動による水晶体亜脱臼増悪
悪性緑内障：毛様筋収縮による毛様体ブロックの増悪

2. プロスタグランジン関連薬
ぶどう膜炎による緑内障：前部ぶどう膜炎の増悪，囊胞様黄斑浮腫の発症
ヘルペスウイルスによる続発緑内障：角膜ヘルペスの発症，再燃

3. 炭酸脱水酵素阻害薬
角膜疾患に伴う続発緑内障：角膜内皮障害のある症例において不可逆性の角膜浮腫

4. ブリモニジン
長期使用によりまれに肉芽腫性前部ぶどう膜炎を発症

による続発緑内障の場合，プロスタグランジン（PG）関連薬の使用により前部ぶどう膜炎の増悪，囊胞様黄斑浮腫の発症，ヘルペス性角膜炎の発症や再燃が報告されている．また白内障術後や無水晶体眼での囊胞様黄斑浮腫の報告もあり，慎重に使用すべきである．ピロカルピンには血管拡張作用や血液房水関門の破綻などの副作用があり，ぶどう膜炎による続発緑内障や血管新生緑内障には使用すべきではない．角膜疾患に伴う続発緑内障において角膜内皮障害を伴う場合には，炭酸脱水酵素阻害薬の点眼により不可逆性の角膜浮腫をきたす可能性がある．一方，眼圧下降薬が副作用としてぶどう膜炎を惹起することが報告されている．まれではあるがα_2刺激薬であるブリモニジンの長期使用により，肉芽腫性前部ぶどう膜炎が発症することがある．点眼の中止とステロイド点眼にて速やかに軽快すると報告されている．

③薬物治療効果の限界：続発緑内障では著しい眼圧上昇をきたす場合がまれではない．この場合，漫然と薬物治療のみを継続すると緑内障性視神経症が急速に進行してしまう場合がある．高眼圧が遷延する場合は，眼圧測定のみでなく，視野測定も頻回に行い，緑内障性視神経症の程度を評価すべきである．最大耐用薬剤使用下でも十分な眼圧下降が得られない場合や視野進行を認める場合には，速やかに手術治療を計画すべきである．また，眼圧変動が大きい症例も少なくない．一時的に眼圧が下降すると手術治療に踏み切るタイミングが遅れがちであるが，視野検査を繰り返して緑内障性視神経症の進行の有無を確認することが重要である．また，続発閉塞隅角緑内障では，初診時から周辺虹彩前癒着が高度の症例では，薬物治療のみでの眼圧コントロールが困難であることが予想されるので，早期の手術治療を念頭に置いた治療方針を立てるべきである．

　緑内障診療ガイドラインで取り上げられてい

る代表的な続発緑内障について，基本的病態と診断および治療方針について概説する．

1 落屑緑内障

　落屑緑内障の有病率は人種や地域などによって異なるものの，続発開放隅角緑内障のなかで最もよく見られる病型である．落屑症候群は緑内障性視神経症をきたしていない段階である．落屑症候群を有する場合，開放隅角緑内障を発症するリスクは約3倍と見積もられている．疫学研究では，落屑症候群の15～26％が5年の経過で落屑緑内障を発症したと報告されている．

　落屑緑内障と落屑症候群の隅角所見では，過剰な色素散布による隅角の色素沈着の増加が見られ，Schwalbe線の前方に位置するSampaolesi線が特徴的である．しかし，直接的に眼圧上昇の原因となるのは落屑物質である．落屑物質とは，虹彩を形成するほぼすべての種類の細胞，赤道部前方の水晶体上皮細胞，毛様体無色素上皮細胞，線維柱帯内皮網，角膜内皮細胞，血管内皮細胞などにより産生された細胞外マトリックスの異常沈着物である．その蓄積のメカニズムはいまだ不明であるが，これらが房水の流れにより線維柱帯に沈着し，房水流出抵抗が増大することにより眼圧上昇を引き起こす．落屑物質は$10～12\mu m$の線維の集積であり，線維柱帯，線維柱帯間隙，Schlemm管，集合管に進行性に蓄積し，Schlemm管近傍の線維柱帯の肥厚，さらにSchlemm管の狭小化や構造変化を引き起こす．2007年に北欧でのGenome-Wide Association Study（GWAS）によって lysyl oxidase-like 1（LOXL1）遺伝子の遺伝子多型が落屑緑内障および落屑症候群の危険因子であることが報告され，他の人種においてもその関与が証明された．LOXL1はエラスチン線維の形成に不可欠な酵素のひとつであり，その機能異常が落屑物質の産生と蓄積を引き起こすと考えら

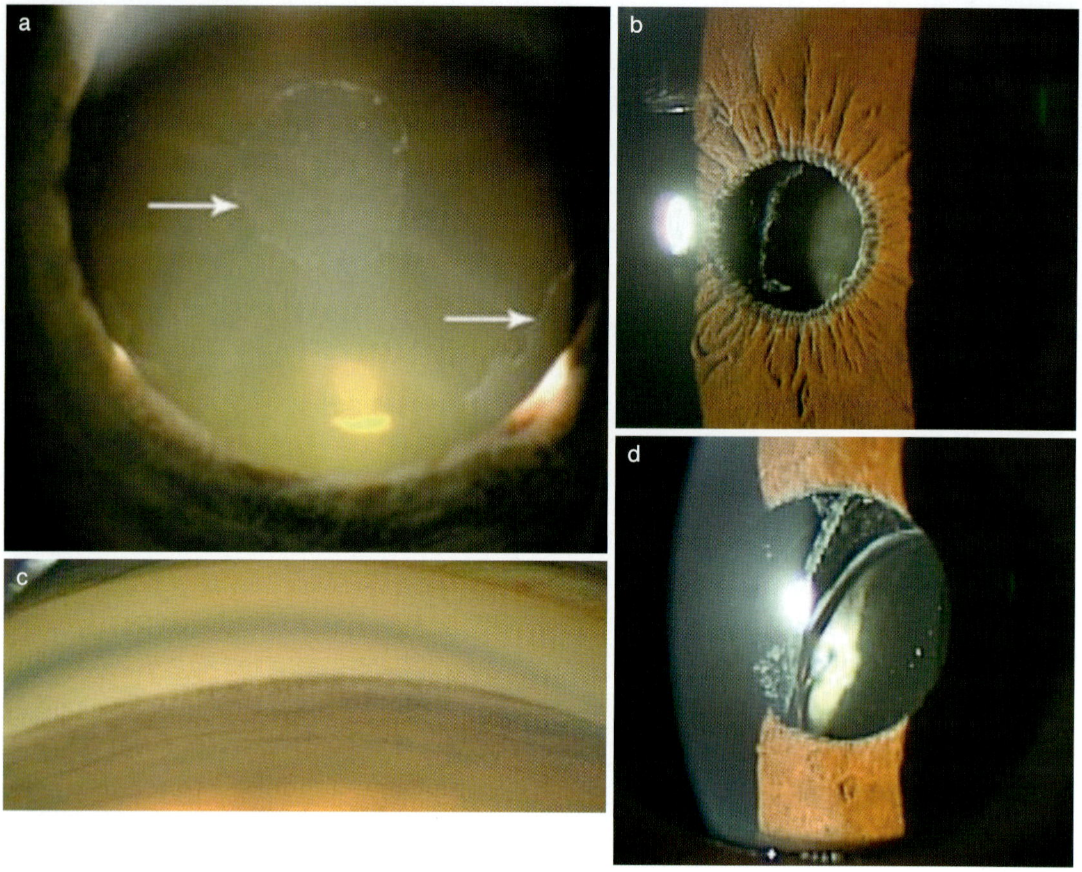

第4章 緑内障の病型別治療

図1 落屑緑内障の前眼部所見
a：水晶体表面に落屑物質（central shield と peripheral band）が見られる．
b：瞳孔縁に落屑物質が見られる．
c：隅角は開放隅角で著明な色素沈着を伴っていた．
d：散瞳すると眼内レンズ亜脱臼を伴っていた．

れている．しかし，疾患と関連するLOXL1遺伝子多型の疾患に対する影響が人種間で逆転しており，他の要因が疾患の発症に不可欠と考えられている．その後，AungらによるGWASによって新たな遺伝子（CACNA1A）と落屑症候群との関連が証明された．遺伝的要因以外ではコーヒー摂取量が多い，葉酸の摂取量が少ない，紫外線曝露量が多いなどの環境因子が落屑症候群のリスクと報告されている．落屑症候群と冠動脈疾患などの様々な全身疾患との関連が報告されているが，死亡率への明らかな影響は証明されていない．

診断：通常60歳以降の発症であり，片眼のみに発症する場合もあるが，多くの症例でのちに他眼にも発症する．視野障害が進行するまで無症状の場合が多く，POAGと比較して眼圧レベルが高く，眼圧変動も大きい．そのため，初診時にすでに緑内障性視神経症が高度であることが少なくない．特徴的な前眼部所見として，瞳孔縁と水晶体前面に灰白色顆粒状あるいは膜状の落屑物質の沈着が見られる．水晶体前面の沈着は，central shield と peripheral band と呼ばれ，散瞳して検査しないと peripheral band を見逃す可能性がある（**図1**）．しかし，

Ⅱ. 続発緑内障

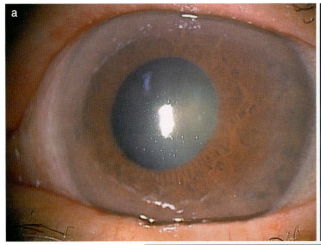
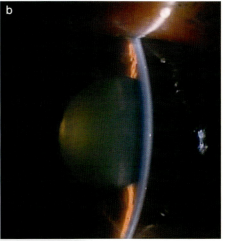
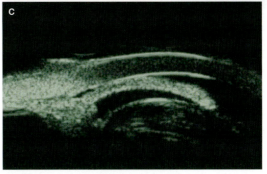

図2 落屑緑内障眼での水晶体亜脱臼による続発閉塞隅角緑内障
a：高眼圧のため角膜は浮腫状であり，瞳孔は中等度散瞳し，瞳孔縁に落屑物質が見られる．
b：スリット光で観察すると前房は極めて浅い．
c：超音波生体顕微鏡所見．亜脱臼し前方に偏位した球状の水晶体が観察される．

散瞳不良の場合も多い．隅角検査では多くは開放隅角であり，下方に落屑物質の沈着が見られ，色素沈着は一般的に強いが不整である．下方の隅角の色素沈着がSchwalbe線の前方に波打って見られるものをSampaolesi線と呼び，落屑症候群に特徴的とされている．隅角色素沈着の程度と眼圧上昇が相関するとの報告があるが，落屑緑内障を発症していても比較的軽度の場合もある．一方，Zinn小帯の脆弱化によって水晶体あるいはIOLの震盪や脱臼を伴っている場合がある．その場合，水晶体の前方移動によって続発閉塞隅角緑内障を引き起こし，緑内障発作様の急激な著しい眼圧上昇を起こす可能性がある（図2）．

治療：基本的にはPOAGに準ずる．しかし無治療時眼圧はPOAGと比較し高値であることが多く，また眼圧変動が大きいため目標眼圧を定めにくく，薬物治療の効果を判定しにくい場合がある．Early Manifest Glaucoma Trialによると落屑緑内障では，眼圧下降治療下においても視野障害進行リスクがPOAGに比べて高かった．したがって，観血的手術を含めて積極的な眼圧下降治療を行うことが推奨される．また，落屑緑内障の他眼が落屑症候群の場合，経過中に緑内障を発症する可能性に留意して頻回に経過観察を行うべきである．水晶体やIOLの亜脱臼を伴っている症例では，亜脱臼に対する手術治療が必要となる．

POAGに準じて薬物治療を行う．第一選択薬としてPG関連薬またはβ遮断薬が使用される．ピロカルピンは白内障の進行や水晶体の前方移動による水晶体亜脱臼増悪の可能性などにより慎重に使用すべきである．一般的に目標眼圧達成のためにPOAGよりも多くの点眼薬剤数が必要である．また，いったん眼圧下降が得られても再上昇する症例も多く，厳重な経過観察が必要である．

レーザー治療では，レーザー線維柱帯形成術が適応となる．選択的レーザー線維柱帯形成術について落屑緑内障ではPOAGよりも眼圧下降率が大きかったとする報告もあるが，6ヵ月後では有意に大きかった眼圧下降が12ヵ月後では差がなかったとする報告もある．選択的レーザー線維柱帯形成術後に併用点眼薬剤数は減少しない場合も多く，その効果は経過とともに減弱する点に留意すべきである．

観血的手術治療では，房水流出路再建術と濾過手術がともに適応となり，目標眼圧や白内障の合併の有無などを考慮して術式選択を行う．水晶体再建術単独でも短期的に眼圧下降が見られ，落屑緑内障のほうがPOAGよりも眼圧下降が大きいという報告があるが，徐々に眼圧が再上昇し点眼治療の強化が必要となる可能性がある．

房水流出路再建術では，Taniharaらによる平均経過観察期間約3年の後ろ向き研究におけるトラベクロトミー単独手術の成功率は眼圧20 mmHg以下を成功基準とした場合にPOAGよりも落屑緑内障のほうが有意に高かったと報告されている．落屑緑内障では，白内障を合併している症例が多く，水晶体再建術と流出路再建術の同時手術が行われる．しかし，白内障手術では，散瞳不良，Zinn小帯の脆弱化，水晶体脱臼など術中合併症のリスクを伴っている可能性があり，術前に合併症対策を考慮すべきである．たとえば，術中に破嚢などによって前後房間に交通ができた場合，線維柱帯切開術では術中，術後に隅角からの逆流性出血が硝子体出血となり，術後の視機能障害や追加の硝子体切除術が必要となる可能性がある．

トラベクトーム手術では，Tingらによると術後1年間の前向きコホート研究において，落屑緑内障のほうがPOAGよりも単独手術の成功率（20 mmHg以下かつ20％以上の眼圧下降）が高かったが，白内障同時手術では両群に有意差はなかった．

濾過手術では，落屑緑内障に対するマイトマイシンC併用トラベクレクトミーの成績はPOAGと同等とする報告が多いが，最近のアジア人での報告では術後点眼なしでの成功率（眼圧＜18 mmHgかつ＞20％眼圧下降または眼圧＜15 mmHgかつ＞25％眼圧下降）はPOAGよりも有意に不良であった[1]．その原因として，落屑緑内障に伴う血液房水関門の障害の増悪やそれに伴う炎症の遷延によって濾過胞瘢痕化が起こりやすいと推測されている．多数例でのトラベクレクトミー後の20年の経過を調べた論文では，術後の失明（視力＜0.05または視野＜10°）リスクは落屑緑内障のほうがPOAGよりも約4倍高かった．EX-PRESS®緑内障フィルトレーションデバイスは周辺虹彩切除を要しないので，Zinn小帯の脆弱な落屑緑内障症例では，周辺虹彩切除に伴う硝子体脱出のリスクを回避できる利点がある．手術既往による結膜瘢痕化などのある症例では，プレートのあるチューブシャント手術が適応となる．POAGとの手術成績の比較は明らかとなっていない．

2 ぶどう膜炎（Posner-Schlossman症候群，サルコイドーシス，Behçet病，ヘルペス性角膜ぶどう膜炎，サイトメガロウイルス角膜内皮炎，Vogt-小柳-原田病など）による続発緑内障

慢性のぶどう膜炎の約20％に緑内障を生じるとの報告がある．眼圧上昇の機序として，開放隅角では炎症細胞などによる線維柱帯の閉

塞，線維柱帯の炎症，房水過剰産生などとともに，その治療として用いられるステロイド薬による房水流出抵抗の増大がある．閉塞隅角では周辺虹彩前癒着，瞳孔縁全周の虹彩後癒着による瞳孔ブロック（iris bombé），原田病などでは，毛様体脈絡膜剥離による虹彩，水晶体の前方移動によって浅前房と狭隅角を呈し，原発閉塞隅角緑内障と誤診される可能性がある．様々なぶどう膜炎が続発緑内障の原因となるが，一般的にPOAGと比べて若年，高眼圧，眼圧変動が大きい，薬物治療に対して反応性が一定ではないといった特徴がある．したがって，手術治療が必要となる症例が多いが，ぶどう膜炎そのものによる炎症は手術の不成功リスクである．また，毛様体の炎症による房水産生低下は逆に遷延性の低眼圧を起こす可能性があり，濾過手術の不成功や合併症のリスクとなる．

診断：高眼圧症例で毛様充血，角膜後面沈着物，前房内炎症細胞などぶどう膜炎の炎症所見を呈していれば診断は難しくないが，サルコイドーシスなど症例によってはほぼ隅角にのみ異常が見られる場合があり，隅角検査を省くとPOAGと誤診される可能性がある．隅角検査は必須であり，ぶどう膜炎に伴う隅角結節，周辺虹彩前癒着，前房蓄膿，前房出血などの異常の有無を把握する（図3）．蛍光眼底検査を含めた後眼部の眼底所見，全身所見，血液検査データなどを合わせてぶどう膜炎の病型診断を行う．また，観血的手術の際などには，前房水を採取しヘルペスウイルスなどのPCRを行うことも病型診断に有用である．

治療：抗炎症薬とともに眼圧下降薬を用いる．抗炎症薬としてベタメタゾン点眼を用いるが，ぶどう膜炎の病型や症例に応じて，ステロイドテノン嚢下注射や内服，パルス治療を考慮する．全身投与を行う場合には，禁忌となる全身疾患の有無をあらかじめ調べておく必要がある．また，ステロイド治療を開始後に高眼圧が

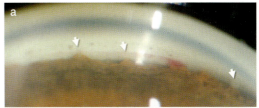
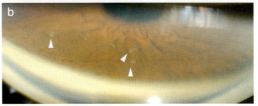

図3 サルコイドーシスによる続発緑内障の隅角所見
a：隅角結節とそれに向かう周辺虹彩前癒着（矢印），軽度の前房出血も見られた．
b：虹彩結節（Busacca結節，矢頭）も観察された．

遷延するあるいは眼圧が再上昇する場合には，ステロイド緑内障の可能性を考慮すべきである．炎症消退後にはたとえばベタメサゾン点眼の回数を減らす，あるいは他のステロイド点眼へ変更する，などステロイド減量を考慮する．眼圧下降薬としてPG関連薬は前部ぶどう膜炎の増悪と眼圧上昇の報告があるので，ぶどう膜炎症例には慎重投与であり，炎症が高度である場合には使用を控える．したがって，β遮断薬と炭酸脱水酵素阻害薬が通常第一選択薬となる．ピロカルピンは炎症を増悪させ，縮瞳状態での虹彩後癒着をきたすので使用しない．虹彩毛様体の消炎のためにアトロピンを使用するが，すでに広汎に周辺虹彩前癒着がある場合にはそれを助長する可能性もある．iris bombéの予防のために散瞳薬を適宜使用する．高眼圧が著しい場合には，炭酸脱水酵素阻害薬の内服あるいは高張浸透圧薬の点滴を併用する．

ウイルス感染の関与する病型では，抗ウイルス薬を原因治療として使用する．原因ウイルスとして単純ヘルペスウイルス（HSV），水痘帯状疱疹ウイルス（VZV），サイトメガロウイルス（CMV）の報告がある．たとえば，ヘルペス

性角膜ぶどう膜炎では，30～40％に眼圧上昇を伴うとされる．ウイルスの増殖を抑えるためにアシクロビル眼軟膏，消炎のためにステロイド点眼を眼圧下降治療に併用する．薬物治療のみで消炎に伴い眼圧下降が得られる場合も多いが，再発予防のために抗ウイルス薬の長期投与が必要である．PG関連薬はヘルペスウイルスの再活性化の報告があり，角膜ヘルペスやヘルペス性角膜ぶどう膜炎では使用を控える．

レーザー治療はレーザー照射により炎症を惹起する可能性があるので，一般的には適応とならない．十分に消炎され，ステロイド緑内障の可能性が強く疑われる場合には考慮される場合がある．観血的手術では，一般的に濾過手術が適応となる．開放隅角であり，炎症が消退し，ステロイド緑内障と考えられる場合には，トラベクロトミーなどの房水流出路再建術も考慮される．

濾過手術では，トラベクレクトミーはぶどう膜炎の場合にPOAGよりも予後不良とみなされる．術後炎症やぶどう膜炎の再燃によって濾過経路の閉塞や濾過胞の瘢痕化が生じやすい．しかし，炎症が十分にコントロールされていれば，POAGと同様の長期の手術成績が期待できるとの報告がある[3]．EX-PRESS®緑内障フィルトレーションデバイスは，緑内障チューブシャント手術に関するガイドラインによると，ぶどう膜炎症例では術後合併症のリスクが高いことが想定されるとされ，推奨されていない．炎症によってEX-PRESS内腔の閉鎖が起こる可能性がある．欧米では，プレートのあるチューブシャント手術であるアーメド緑内障バルブとバルベルト緑内障インプラントの報告が多い．Papadakiらによるとアーメド緑内障バルブは弁があるため，術後早期の低眼圧を起こしにくい特徴があり，ぶどう膜炎症例には使用しやすい．3年間の後ろ向き研究において，バルベルト緑内障インプラントはトラベクレクトミーよりも手術成功率が高かったとの報告がある[4]．

ぶどう膜炎では併発白内障を呈する症例が多く，緑内障手術と水晶体再建術を同時に行うかどうかが議論となる．トラベクレクトミーでは，単独手術のほうが術後炎症の惹起が少なく，濾過胞の維持に有利と考えられるが，術後の白内障の進行が特にぶどう膜炎症例では懸念される．トラベクレクトミー術後の水晶体再建術は濾過胞瘢痕化のリスクとなる．一方，同時手術では，特に消炎が不十分な場合に術後炎症によって早期に濾過胞機能不全となるリスクがある．

原発閉塞隅角緑内障での瞳孔ブロックとは対照的にiris bombéに対するレーザー虹彩切開術の有効性は低い．虹彩後癒着部位が広く有効な虹彩切開部位の特定が難しい場合があり，虹彩切開が可能であっても出血や炎症の増悪によるフィブリン形成によって容易に穴が閉鎖するので，術後頻回の経過観察が必要である．強力な消炎治療を併用した大きい切開や複数の切開の有用性の報告もあるが，観血的な周辺虹彩切除のほうが確実性が高いと考えられる．有水晶体眼では水晶体再建術も有用であるが，術前後の十分な消炎治療が必要である．

3 Posner-Schlossman症候群

最近，病態と治療について新知見の得られた疾患として別に取り上げる．

Posner-Schlossman症候群は通常片眼性で，数週間以内で寛解する発作性眼圧上昇を繰り返す虹彩毛様体炎であり，ぶどう膜炎全体の数％を占める．症例の6割程度が男性で年齢は30～60歳代が多い．1948年にはじめて報告され，急激に顕著な眼圧上昇をきたすものの，隅角は開放隅角で視野と視神経は正常であり，予後は良好な疾患とみなされていた．しかし，発作を繰り返すうちに慢性の続発緑内障として緑内障性視神経症が発症し進行することが報告されている．当初原因不明であったが，ウイルス感染の関与が報告された．最初の報告は3例の前房水

II. 続発緑内障

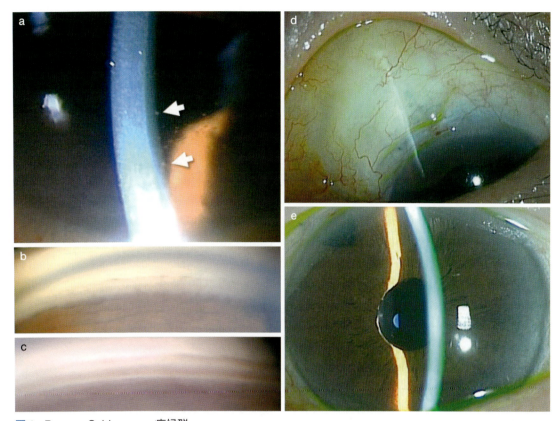

図4 Posner-Schlossman症候群
73歳女性，長年左眼の眼圧上昇と寛解を繰り返していたが，2年前に水晶体再建術を施行され，その後眼圧上昇が遷延していた．視野障害はすでに後期であった．
a：左眼には少数の小さい白色の角膜後面沈着物（矢印）が見られたが，前房内には炎症はほぼ見られなかった．
b，c：隅角所見．左眼（b）には結節，虹彩前癒着は見られず，右眼（c）よりも隅角色素は少なかった．高眼圧（35 mmHg）のため，トラベクレクトミーを施行した．その際の前房水からPCRにてCMV DNAが検出された．
d，e：トラベクレクトミー術後5年，ステロイド点眼の継続にて炎症の再燃はなく，眼圧は10 mmHgであった．角膜内皮細胞密度は2,500個/mm^2（僚眼は2,850）で，術前からの減少は見られなかった．

からHSVのDNAがPCRで検出され，VZVとCMVは陰性であった．しかし，その後の世界各地からの多数の報告はいずれもCMVを原因ウイルスとするものである．症例の30～50％程度にCMVのDNAが検出され，他の前眼部炎症性疾患よりも高頻度であると報告されている．KandoriらによるとCMV感染が疑われた虹彩毛様体炎，角膜ぶどう膜炎および角膜内皮炎症例の1/3にCMVのDNAが検出され，DNAコピー数が高眼圧および炎症の再発の有意な危険因子であるとの報告があり，CMVによる線維柱帯炎がPosner-Schlossman症候群における主要な眼圧上昇機序と考えられる．

診断：片眼性の急性の著しい高眼圧を呈し，軽度の前房内炎症を伴い，sentinel KPと呼ばれる少数の無色素性の角膜後面沈着物が見られ，虹彩萎縮を伴う場合もある．Fuchs虹彩異色性虹彩毛様体炎も虹彩の萎縮と脱色素を呈し，CMV DNAの検出が報告されている．この疾患では，角膜後面沈着物はびまん性で慢性の軽度の炎症を伴う．Posner-Schlossman症候群の隅角は開放隅角であり，通常他眼よりも色素沈着が軽度で，周辺虹彩前癒着はまれである（図4）．視神経乳頭および視野は早期には正

常であるが，発作を繰り返して治療抵抗性となる場合には障害されうる．Coin-shaped lesionと呼ばれる特徴的な角膜内皮炎を呈する場合があり，その場合90％でCMV DNAが検出されたとの報告がある．近年，CMV角膜内皮炎の診断基準が確立され，Koizumiらによると前房水中のCMV DNA陽性の角膜内皮炎の1/3がPosner-Schlossman症候群と診断されていた．また，CMV陽性Posner-Schlossman症候群はCMV陰性症例よりも有意に角膜内皮細胞数が少ないと報告されている．したがって，角膜内皮炎や角膜内皮細胞密度の減少を伴う場合には，CMV感染を疑うべきである．

治療：通常2週間程度で自然寛解することが多いが，著しい高眼圧の場合，ステロイド点眼と眼圧下降薬により消炎と眼圧下降を図る．眼圧下降薬としてまずβ遮断薬または炭酸脱水酵素阻害薬の点眼を使用する．ステロイド治療に反応しない場合にはCMV感染を疑う．Coin-shaped lesionあるいは拒絶反応線様の角膜後面沈着物を伴う角膜内皮炎を呈する場合にもCMV感染の可能性が高い．このような場合には，前房水のウイルスDNA検査を行い，CMV感染の有無を調べる．Suらによると，CMV陽性Posner-Schlossman症候群68眼に対して2％ガンシクロビル点眼を行い，すべての症例で1ヵ月以内に眼圧下降と消炎が得られた[5]．さらに平均約3年の治療継続期間中の眼圧上昇発作の頻度と角膜内皮細胞密度の減少をCMV陰性Posner-Schlossman症候群58眼と同程度に抑えたとしている．しかし，CMV陽性Posner-Schlossman症候群はCMV陰性群より濾過手術既往と経過中の濾過手術が有意に多く，CMVによる線維柱帯炎に加えてステロイドによる眼圧上昇，炎症の持続による色素や炎症細胞による線維柱帯の閉塞および周辺虹彩前癒着が長期の眼圧コンロールに影響するとしている．CMV陽性の前部ぶどう膜炎に対して

ガンシクロビルの全身投与，硝子体内投与，点眼および眼軟膏の有効性が報告されている．しかし，抗ウイルス薬の中止後の炎症再発の増加，全身投与での骨髄抑制などの重篤な副作用，国内では保険適用のある局所投与薬がないことが現状の問題点である．

薬物治療によって眼圧コントロールが得られない場合には，観血的手術が適応となる．Posner-Schlossman症候群50例において約1/4に緑内障が発症し，そのうち約2/3にマイトマイシンC併用トラベクレクトミーが必要となったとの報告がある．術後に多くの症例で炎症再燃時の眼圧上昇が抑制され，発作回数も減少した．特にCMV陽性症例では角膜内皮障害の進行により角膜移植が必要となる可能性があり，眼圧コントロールと併せて経過観察が必要である．

4 ステロイド緑内障

ステロイド薬の点眼，軟膏，テノン囊下投与，硝子体内投与および全身投与により眼圧上昇が引き起こされる．ステロイドによる高眼圧の最初の報告は1950年代に遡る．ステロイド投与による眼圧上昇の詳細な発症機序は不明であるが，線維柱帯での房水流出抵抗の増加が原因とされている．ステロイドによる眼圧上昇の病理メカニズムとして，線維柱帯の細胞外基質や線維柱帯細胞に対するステロイドの影響が提唱されている．線維柱帯に存在するグリコサミノグリカンは，ステロイドによってポリマー型が増加し膨潤することによって，房水流出抵抗を増大させる．また，線維柱帯細胞は貪食能を持ち，房水中の老廃物や異物を除去する役割があるが，ステロイドは貪食能を抑制するため，線維柱帯の目詰まりをきたす可能性がある．

診断：通常急性の症状に乏しく，眼圧測定での高眼圧が診断の契機となる．高眼圧症あるい

はPOAGと同様な検査所見であるため，ステロイド使用を念頭に置いた病歴の聴取が必要である．いいかえれば，高眼圧症あるいはPOAGと診断する前にステロイド緑内障の可能性を除外する必要がある．ステロイドの投与は，眼瞼結膜疾患，ぶどう膜炎，黄斑浮腫や術後点眼などの眼科的使用に限らず種々の全身疾患においても行われる．

　ステロイドによる眼圧上昇はステロイド投与後数日から数週間で生じうるが，通常2週間以降である．眼圧上昇までの期間はステロイドの種類や投与量に依存する．ステロイドのランクが強いほど，全身投与よりも局所投与で，局所投与の場合にはステロイドの水溶性が低いほど，眼圧上昇は高率に速やかにかつ高度に生じる．網膜疾患やぶどう膜炎に対する後部テノン嚢や硝子体腔内への長期作用型ステロイド注射では高頻度に眼圧上昇が起こる．トリアムシノロン硝子体内投与後1週以内に高度の眼圧上昇をきたし，緑内障手術を要したという症例報告がある．

　ステロイドによる眼圧上昇が起こりやすい危険因子として，POAGおよびその疑い，緑内障家族歴，小児，高齢者，高度近視，全身疾患（膠原病，インスリン依存性糖尿病）などが報告されている．ステロイド局所投与による眼圧上昇の程度には個人差があり，高度の眼圧上昇を呈するものをステロイドレスポンダーと称する．Armalyは，正常者に対して0.1％デキサメタゾン点眼を3回/日4週間行い，2/3は平均1.6 mmHgの眼圧上昇，3割は平均10 mmHgの上昇，5％は16 mmHgを超える眼圧上昇を示したと報告し，6あるいは10 mmHgを超える眼圧上昇を示すものをステロイドレスポンダーとした．ステロイドレスポンダーはpharmacogenomicsの研究対象となっているが，それを明確に説明しうる遺伝子レベルでの機序はまだ明らかとなっていない．

　治療：眼圧上昇は通常無症状であるので，ステロイド投与開始後1〜4週後に眼圧測定を行い，眼圧上昇がない場合でもその後定期的（2〜6ヵ月毎）に眼圧測定を行う．眼圧上昇あるいは緑内障がある場合には，ステロイドの中止あるいは緑内障点眼治療の開始を考慮する．ステロイドの中止により眼圧下降が期待でき，通常1〜4週後に眼圧下降が見られる．しかし，ステロイド長期使用例では中止しても眼圧が正常化しない場合がある．不可逆性の眼圧上昇は3％程度に見られ，緑内障家族歴，4年以上の慢性使用，硝子体内投与が危険因子とされている．原疾患によりステロイド投与が中止・漸減できない場合や，中止・漸減によっても眼圧下降が得られない場合には，POAGに準じてまず薬物治療を行う．治療前眼圧が高く，緑内障性視神経症が進行している場合には，多剤併用が必要となる可能性がある．

　薬物治療にて十分な眼圧下降が得られない場合には，レーザー治療および観血的手術治療が適応となる．レーザー治療では，レーザー線維柱帯形成術の有効性が報告されている．Rubinらによると黄斑浮腫に対するトリアムシノロン硝子体内投与後の眼圧上昇7例（術前平均眼圧38±7 mmHg）に対し選択的レーザー線維柱帯形成術を施行し，5例に眼圧下降を認めた．

　観血的手術治療では，房水流出路再建術と濾過手術が有効である．ステロイド緑内障は線維柱帯に房水流出抵抗の主座がある病型であるため，開放隅角である場合にはトラベクロトミーなどの房水流出路再建術のよい適応となる．濾過胞を形成する濾過手術は晩期合併症として濾過胞感染がある．若年者やアトピー性皮膚炎，ステロイドの局所あるいは全身投与の継続が必要なステロイド緑内障では濾過胞感染のリスクがあるので，濾過胞形成を伴わない房水流出路再建術は有利である（図5）．

　トラベクロトミーの有効性について，Iwao

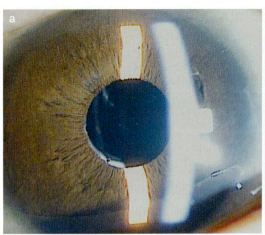 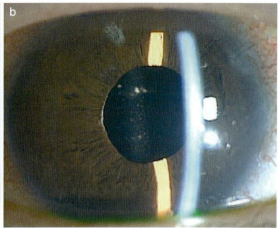

図5 ステロイド緑内障
41歳男性，幼少時からのアトピー性皮膚炎に対してステロイド軟膏を使用していた．
a：右眼の前眼部写真．10年前に手術された眼内レンズが脱臼していた．眼圧は薬物治療下で36 mmHgであった．
b：トラベクトロミーと眼内レンズ摘出＋眼内レンズ強膜内固定を施行した．眼圧は12 mmHgに下降した．

らによる国内多施設共同研究の報告がある[6]．それによると，ステロイド緑内障とPOAGとの後ろ向き比較においてトラベクトミー単独手術の術後3年での累積成功確率は基準眼圧21 mmHg，18 mmHgともにPOAGよりもステロイド緑内障のほうが有意に高かった．トラベクトームの有効性について，Ngaiらによると20例のステロイド緑内障（術前平均眼圧34±7 mmHg）に対してトラベクトーム単独手術を施行し，術後1年での累積成功確率は基準眼圧21 mmHgで93％と良好であった．房水流出路再建術では白内障手術併用によって単独手術よりも良好な眼圧下降が期待される．ステロイド緑内障では同時にステロイド白内障を伴うことがあり，その場合は白内障同時手術が有用である．

Iwaoらの報告においてステロイド緑内障に対するトラベクトミーとマイトマイシンC併用トラベクレクトミーとの単独手術での比較では，基準眼圧21 mmHgにおいて両者の術後3年の累積成功確率は同等であるが，18 mmHgではトラベクレクトミーのほうが良好であっ

た．したがって，緑内障性視神経症が進行した症例などより低い目標眼圧を目指す場合には，トラベクレクトミーのほうが有利である．また，広汎に周辺虹彩前癒着のあるような症例でも，濾過手術のほうが適している．濾過手術では，EX-PRESS®緑内障フィルトレーションデバイスは炎症性疾患や閉塞隅角でなければ選択しやすい．内眼手術既往などで結膜瘢痕化のある症例では，プレートのあるチューブシャント手術が有用である．

5 血管新生緑内障

血管新生緑内障（図6）は，難治性緑内障の代表であり，診断が遅れ治療が適切に行われない場合，失明に至る可能性の高い緑内障病型である．ほとんどの場合，増殖糖尿病網膜症，網膜中心静脈閉塞症あるいは眼虚血症候群に代表される虚血性網膜疾患の合併症として生じる．わが国では，増殖糖尿病網膜症による症例が最も多い．三大原因疾患による血管新生緑内障の特徴を表に示す（表2）．その他の原因として，眼

II. 続発緑内障

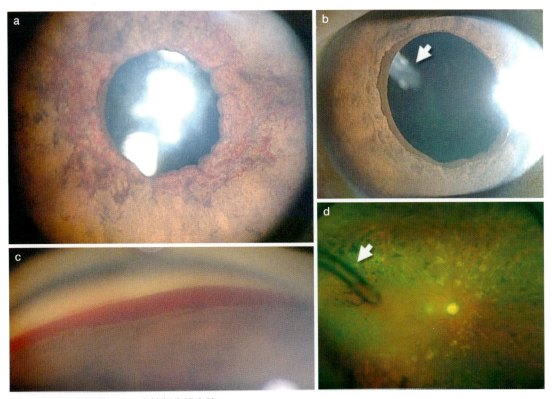

図6　眼虚血症候群による血管新生緑内障
64歳男性，右内頸動脈閉塞の既往あり，右矯正視力0.02，右眼圧26 mmHg．
a：右前眼部写真．著明な虹彩ルベオーシスが見られた．
b：バルベルト緑内障インプラントと硝子体手術の術後6ヵ月．右眼圧は11 mmHgに下降した．虹彩ルベオーシスは消退したが，ぶどう膜外反による散瞳状態である．
c：隅角は全周閉塞し，下方に前房出血が見られた．
d：広角眼底撮影，汎網膜光凝固後であり，硝子体腔内に挿入されたチューブの先端が確認できる（b，dの矢印）．

内炎症，眼内腫瘍，網膜剝離，Coats病，放射線照射などがあげられる．網膜の虚血によって，主にMüller細胞から血管内皮増殖因子（vascular endothelial growth factor：VEGF）が産生され，VEGFが前房，隅角に到達して新生血管を誘導する．病理では虹彩の新生血管は正常な虹彩動脈から生じ，隅角の新生血管は虹彩毛様体の動脈から生じ周辺虹彩の血管網に交通する．隅角の新生血管は隅角底から垂直に伸び，毛様体帯と強膜岬を越えて線維柱帯のレベルで水平方向に分岐し，円周性に進展していく．さらに，Schlemm管や集合管内にも到達する．この段階では開放隅角であり，眼圧上昇

表2　三大原因疾患による血管新生緑内障の特徴

1. 増殖糖尿病網膜症
最多原因，若年，両眼性あり，内眼手術後発症あり
眼底所見：硝子体手術の必要な重症網膜症に限らず，増殖性病変目立たない例あり

2. 網膜中心静脈閉塞症
高齢，虚血型（視力・中心視野障害，黄斑浮腫合併）に発症，虚血型発症後半年間要注意
黄斑浮腫に対する抗VEGF薬⇒ルベオーシス発症の一時的抑制

3. 眼虚血症候群
高齢，視力・中心視野障害，眼底所見は一見軽症，特徴的蛍光眼底造影所見
隅角閉塞でも眼圧高くない場合あり（前眼部虚血による房水産生低下）

が見られないことがあるが（前緑内障期），隅角の新生血管から隅角表面を覆う線維血管膜が形成されると，炎症や前房出血を伴って線維柱帯での房水流出を遮断し，開放隅角にもかかわらず高度の眼圧上昇を引き起こす（開放隅角期）．さらに，隅角の線維血管膜は収縮し，虹彩根部を遠心性に引き上げて周辺虹彩前癒着をところどころで形成し，それが円周性に進展することによって全周性の丈の高い周辺虹彩前癒着に至る（閉塞隅角期）．線維血管膜の収縮は瞳孔領では虹彩を前方に牽引し，散瞳とぶどう膜外反を生じる．このように，血管新生緑内障は続発緑内障であるが，開放隅角と閉塞隅角の両方の病期を持つ特徴がある．

診断：隅角や虹彩に新生血管があるものの眼圧上昇がない前緑内障期では，無症状のため前眼部新生血管を発見することが診断のすべてである．そのため，無治療の増殖糖尿病網膜症，糖尿病網膜症症例に対する水晶体再建術や硝子体手術などの内眼手術後，虚血型網膜中心静脈閉塞症などは血管新生緑内障の発症リスクであるので，眼圧測定とともに注意深い前眼部の診察が必要である．虹彩の新生血管は瞳孔周囲に見られることが多く，散瞳後の検査では見逃すことがある．新生血管はFuchs虹彩異色性虹彩毛様体炎や落屑症候群でも見られることがあるが，軽度であり眼圧上昇の原因となっているとは考えにくい．蛍光眼底造影の際に前眼部を観察し，虹彩からの蛍光漏出を検出することによって新生血管を発見することもできる．われわれの検討では，血管新生緑内障の2割程度では隅角のみに新生血管を認めるため，隅角鏡検査は必須である．正常でも隅角に血管が見られることがあるが，比較的太く毛様体から立ち上がり，分枝・蛇行せず，網状となることはない．前房出血を伴う症例もあるが，増殖糖尿病網膜症よりも網膜中心静脈閉塞症や眼虚血症候群で頻度が高い．眼虚血症候群ではすでに隅角の新

生血管が進展していても前眼部虚血のために房水産生が低下し眼圧が正常範囲にとどまる症例もある．そのような症例のなかには内頸動脈閉塞に対する血行再建術後に房水産生が回復して高眼圧を呈する場合があるので注意を要する．

高眼圧を呈する場合，眼圧上昇は急激かつ高度である場合が多く，眼痛，羞明，霧視，視力低下などの急性の自覚症状を伴う．高眼圧症例では，緑内障の病型診断として，隅角を含めた前眼部細隙灯検査から診断は容易である．しかし，角膜浮腫を伴う場合は虹彩や隅角の詳細な観察は困難であり，眼圧下降により浮腫を改善してから再度検査を行う．緑内障性視神経症の重症度を把握し，治療方針を決定するために視野検査は重要である．Goldmann動的視野検査は，視野障害の高度な症例，硝子体出血や白内障などで眼底の透見性が不良な症例でも視野の把握がある程度可能である．

ほとんどの症例において広汎な網膜虚血が前眼部新生血管の原因となっている．典型的な虚血型の網膜中心静脈閉塞症では，検眼鏡的な眼底所見から網膜虚血の存在の把握は比較的容易であるが，増殖糖尿病網膜症では硝子体出血や増殖膜などの増殖性変化の重症度と前眼部新生血管の有無は必ずしも一致せず，眼虚血症候群では出血や白斑が少数見られる程度の場合もあり，眼底所見のみで網膜虚血の程度を判断するのは困難である．そのため，網膜虚血の把握のために蛍光眼底造影検査が重要である．眼虚血症候群では，特徴的な脈絡膜循環の遅延と網膜動静脈循環遅延が見られ，原因疾患の鑑別に有用である．

治療：視力および視野検査結果から残存視機能を把握し治療方針を立てる．眼圧下降に難渋する症例もあり，経過中に繰り返し視機能を測定して治療方針を見直すことが重要である．新生血管の永続的な消退のためには網膜虚血の解消が必要であり，そのために汎網膜光凝固

（panretinal photocoagulation：PRP）を行う．眼圧レベルや視機能的に時間的猶予があればPRPの完成を優先する．一方，著しい高眼圧症例において残存視機能の温存を図る場合には，眼圧下降を急ぐ必要がある．PRP後に眼圧下降が見られる場合があるが，PRP自体は眼圧下降治療ではないので，高眼圧が持続する場合にはPRPの完成を待たずに積極的に緑内障手術を含めた眼圧下降治療を行うべきである．

前緑内障期あるいはそれ以前のハイリスク症例では，網膜虚血を適切に把握してPRPを行うことによって，眼圧上昇への進展を予防することができる可能性がある．すでに光覚なしあるいは残存視野がほとんどない視機能喪失の著しい症例では，疼痛など自覚症状がなければ積極的な治療を行わない場合がある．疼痛に対してアトロピンとステロイドの点眼が有効であり，水疱性角膜症をきたしている場合には，ソフトコンタクトレンズ装用を行う．保存的治療が効果不十分の場合には毛様体破壊術などを行う．

薬物治療としては禁忌でなければβ遮断薬の点眼が第一選択となる．炭酸脱水素酵素阻害薬およびα_2刺激薬の点眼も有効である．他の眼圧下降薬では，ピロカルピンは無効例が多く炎症を増悪させるので使用しない．PG関連薬は血管新生緑内障では前房内フレアを増加させるとの報告がある．著しい高眼圧のため炭酸脱水素酵素阻害薬の内服や高張浸透圧薬の点滴を併用せざるを得ない場合がある．その場合，糖尿病の状態や腎障害などの合併症の状態を把握し，薬物による副作用の可能性に配慮する必要がある．充血など前眼部炎症の強い症例ではステロイド点眼あるいはアトロピン点眼を併用する．

近年，血管新生緑内障における前眼部新生血管に対して抗VEGF薬の局所投与が著効することが多数報告されてきた．加齢黄斑変性などに対する使用法に準じて硝子体内注射を行う場合が多いが，前房内投与でも効果が期待できる．VEGF阻害薬による血管退縮効果は強力かつ速やかであり，通常1週間以内にほぼすべての症例において新生血管の消退を確認できる．新生血管の消退に伴って，症例によっては眼圧が下降し，濾過手術などでの術中・術後の出血性合併症が減少する．また，開放隅角期であれば周辺虹彩前癒着の進展を抑制することが期待される．特に高眼圧による角膜浮腫や硝子体出血のためPRPが難しい症例では，眼内の透見性に依存しない抗VEGF薬の眼内投与が有用である．抗VEGF薬投与後も血流の途絶した新生血管は残存しているので，眼内のVEGF濃度の再上昇があれば同じ部位に新生血管の再発をきたし，眼圧が再上昇する可能性がある．しかし，新生血管の再発までには通常数ヵ月を要するので，その間にPRPや白内障手術，硝子体手術あるいは緑内障手術を行うことで，手術に伴う炎症や出血のリスクを軽減することができる．

現在，血管新生緑内障はいずれの抗VEGF薬においても適応疾患ではない．しかし，糖尿病網膜症あるいは網膜静脈閉塞症で黄斑浮腫を伴っている場合には，黄斑浮腫に対して抗VEGF薬は適応がある．特に網膜中心静脈閉塞症では，血管新生緑内障の発症リスクの高い虚血型では黄斑浮腫を伴っている場合が多く，適応のある抗VEGF薬の硝子体内投与が行われる．この場合，抗VEGF薬は黄斑浮腫のみではなく前眼部新生血管に対しても一時的に抑制効果があると考えられる．しかし，虚血型の網膜中心静脈閉塞症に対する抗VEGF薬眼内投与が長期的に血管新生緑内障の発症を抑制するかどうかについてはまだ十分なエビデンスはない．

以前には各施設での倫理委員会での承認と十分なインフォームド・コンセントのもとにベバシズマブの眼内投与が行われたが，ベバシズマ

ブは本来眼科用製剤ではないので，眼科用製剤であるラニミズマブやアフリベルセプトがある現状では適用外使用としても使用しにくくなっている．閉塞隅角期であればすでに隅角が閉塞しているため抗VEGF薬単独での眼圧コントロールは難しい．眼虚血症候群による血管新生緑内障に対するベバシズマブ眼内投与後に，網膜中心動脈閉塞症を発症した症例報告が自験例も含めいくつかある．血管新生緑内障の原因疾患を把握したうえで，リスク・ベネフィットを考慮して抗VEGF薬投与の適応を考えるべきである．抗VEGF薬の使用の有無にかかわらず，前眼部新生血管を惹起する網膜虚血の根本的な解消が血管新生緑内障を鎮静化させるためには必須であるので，現在の治療手段のなかではPRPを遅滞なく完成させることを常に念頭に置くべきである．

特に閉塞隅角期の症例では抗VEGF薬の使用などを含む薬物治療にかかわらず，観血的手術が必要となる場合が多い．血管新生緑内障では隅角の器質的変化から房水流出路再建術は一般的に適応とならず，濾過手術であるマイトマイシンC併用トラベクレクトミーやチューブシャント手術が選択される．しかし，前眼部新生血管の活動性が高い状態では術後の出血や炎症により濾過経路の閉塞が起こりやすく，濾過手術の不成功の原因となる．血管新生緑内障は濾過手術の手術成績が不良である代表病型である．特に50歳以下の若年者および硝子体手術既往はマイトマイシンC併用トラベクレクトミーの予後不良因子である．術前のPRPによりマイトマイシンC併用トラベクレクトミーの成績が改善したとの報告がある．しかし，PRPによって前眼部新生血管が消退するには時間を要するので，高眼圧が遷延している場合には，緑内障性視神経症の進行を抑えるために，早急に濾過手術などによって眼圧下降を図るべきである．これらの背景から，血管新生緑内障では

眼圧コントロールが困難な症例が多く，視機能予後も不良であった．

適応外使用ではあるものの抗VEGF薬の眼内投与によってマイトマイシンC併用トラベクレクトミー後の前房出血などの術中術後合併症の減少が報告されている．報告によって異論はあるが，抗VEGF薬の眼内投与併用によってマイトマイシンC併用トラベクレクトミーの術後短期での手術成績が改善したとの報告がある．海外からの血管新生緑内障に対するチューブシャント手術の報告の多くは，前房挿入型のアーメド緑内障バルブを使用したものである．本術式においても抗VEGF薬の眼内投与の併用によって術後の前房出血の減少と術後眼圧コントロールの改善が報告されている[7]．術後3年以上での手術成功率は，トラベクレクトミーとアーメド緑内障バルブの両者とも抗VEGF薬併用の報告（69〜83％）のほうが併用なしの報告（20〜62％）よりも良好な傾向にある[8]．血管新生緑内障では，硝子体出血など虚血性網膜疾患に由来する眼底病変の治療のために硝子体手術を必要とする症例が少なくない．硝子体手術既往眼に対するトラベクレクトミーでは線維柱帯および虹彩切除時に術中の眼球虚脱の懸念があり，結膜の瘢痕化を伴っていれば術後の濾過胞の瘢痕化が懸念され，手術成績に悪影響を与える可能性がある．反面，チューブシャント手術では，硝子体切除既往眼であれば硝子体腔内挿入型のチューブを選択しやすい．前房挿入型のチューブよりも角膜を含めた前眼部への影響が少ないと考えられるが，挿入部位による手術成績や術後合併症の違いについては明らかにされていない．また，眼底病変の治療のために硝子体手術を併用する場合でも硝子体腔内挿入型のチューブシャント手術のほうがトラベクレクトミーよりも施行しやすい面がある（**図6**）．

毛様体破壊術は，濾過手術の不成功例あるいは視機能喪失例において眼圧下降の最終手段と

II. 続発緑内障

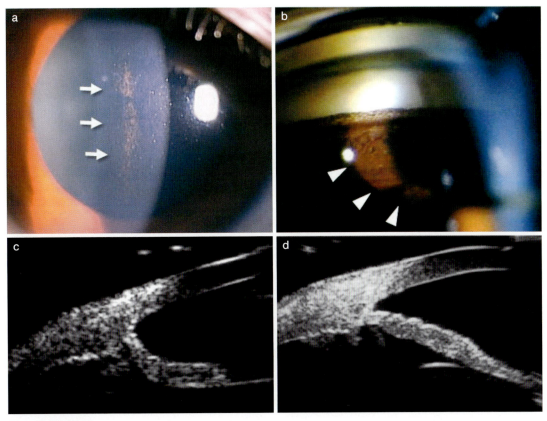

図7 色素緑内障
36歳男性，矯正視力 右(1.0×-7.25 D)，左(1.5×-5.75 D)，眼圧 右23，左22 mmHg(薬物治療下).
a：右眼前眼部写真．角膜中央縦方向に著明な角膜後面の色素沈着が見られた(矢印，Krukenberg spindle).
b：隅角鏡検査．開放隅角であり，線維柱帯を中心に著明な色素沈着が見られ，特徴的な虹彩の後弯が見られた(矢頭).
c：超音波生体顕微鏡検査では，虹彩の後弯によって虹彩裏面が水晶体前面に押し付けられているのが観察された(逆瞳孔ブロック).
d：レーザー虹彩切開術後に，逆瞳孔ブロックは解消され，虹彩が平坦化した.

して用いられる．今日ではダイオードレーザーによる経強膜的毛様体光凝固術が主に用いられている．眼圧下降効果には定量性は乏しく，血管新生緑内障は眼球癆や視力低下の危険因子と報告されている．

6 色素緑内障

色素緑内障(日眼用語集第6版では色素性緑内障)は白人には珍しくないが(約1～2％)，日本では非常にまれな病型であり，近視眼の若年(30～50歳)男性に多く見られる(男女比＝約2対1)．逆瞳孔ブロックによる虹彩の後方弯曲に伴い，虹彩裏面とZinn小帯あるいは毛様体突起との間に機械的摩擦が生じ，虹彩色素の散布が起こる．それが線維柱帯に沈着し，房水流出抵抗を増大させ，眼圧上昇をきたすと考えられている．緑内障を発症していない段階を色素散布症候群(pigment dispersion syndrome)という．

診断：運動や散瞳後に眼圧上昇が起こりその際に霧視などの症状が見られる．臨床所見の古典的triadは，①Krukenberg spindle(角膜裏面中央部の紡錘形の色素沈着(図7))，②transillumination defect（虹彩の中間周辺部に見られる車軸状の組織欠損，日本人では観察されにくい），③線維柱帯への著明な色素沈着である（図2）．前房は深く開放隅角であり，全周性に均一な高度の色素沈着が見られる．隅角鏡の軽度の圧力で虹彩が根部から強く後方弯曲する．これが逆瞳孔ブロックの状態であり，超音波生体顕微鏡や前眼部光干渉断層計が観察に有用である．わが国では頻度は少ないものの，若年者の近視眼でのPOAGの鑑別診断として重要である．

　治療：逆瞳孔ブロックは縮瞳薬の点眼やレーザー虹彩切開術によって軽快する．しかし，縮瞳薬の長期使用は近視化や白内障などの問題がある．レーザー虹彩切開術は長期間の眼圧上昇リスクを抑えたという報告があるが[9]，高眼圧からの緑内障発症や視野障害進行の抑制効果は明らかではない．眼圧下降治療は，薬物，レーザー，観血的手術ともにPOAGに準じる．レーザー線維柱帯形成術は，効果があるものの持続しにくいとされている．

7　虹彩角膜内皮（iridocorneal endothelial syndrome：ICE）症候群

　角膜内皮細胞の異常増殖や構造異常によって隅角が進行性に閉塞され眼圧上昇をきたすまれな続発緑内障である．進行性虹彩萎縮，Chandler症候群，Cogan-Reese症候群の3つの病型がある（図8）．

　診断：30～50歳代で女性に多く，通常片眼性である．霧視や視力低下，瞳孔異常などを主訴とする．細隙灯顕微鏡では，角膜内皮はhammered silver appearanceを呈し，スペキュラーマイクロスコピーや生体共焦点顕微鏡ではICE細胞と呼ばれる異常角膜内皮細胞が観察される．進行性虹彩萎縮では，瞳孔偏位，著明な虹彩萎縮と孔形成，ぶどう膜外反などが

見られる．Schwalbe線を越える丈の高い周辺虹彩前癒着が生じ，その方向に瞳孔が牽引される．緑内障の合併の多い病型である．Chandler症候群では，虹彩の異常は軽度でも角膜浮腫が特徴的であり，正常眼圧でも浮腫を生じる．Cogan-Reese症候群は多数の虹彩結節が特徴であり，有茎性の結節と平坦な色素病変が見られる．

　治療：眼圧下降の薬物治療として，β遮断薬，α_2刺激薬，炭酸脱水酵素阻害薬などの房水産生抑制薬が用いられるが，効果不十分な場合が少なくない．PG関連薬は，単純ヘルペスウイルスの関与が示唆されているので慎重に投与する．

　続発閉塞隅角緑内障であるので，薬物治療に抵抗性の場合には濾過手術が適応となる．しかし，トラベクレクトミーの手術成功率は特に長期では不良とされている．異常な角膜内皮細胞が進行性に濾過部位を閉塞するあるいは濾過胞の内面を覆うためと考えられている．この点，チューブシャント手術のほうが有利であり，Doeらによると長期の眼圧コントロールはトラベクレクトミーよりも比較的良好であった[10]．角膜浮腫には早期には高張食塩水や眼圧下降が有効であるが，進行した場合には眼圧コントロールののちに角膜移植の適応となる．アーメド緑内障バルブなどの前房挿入型のチューブシャント手術では，チューブによる角膜内皮障害も懸念される．最近では，角膜内皮移植術の有用性が報告されている．

8　悪性緑内障

　典型的には原発閉塞隅角緑内障眼に対する緑内障手術後に周辺虹彩切除にもかかわらず前房が極めて浅くなり高眼圧を呈する状態であるが，濾過手術後などでは必ずしも高眼圧とは限らない．様々な内眼手術やレーザー治療に続発

II. 続発緑内障

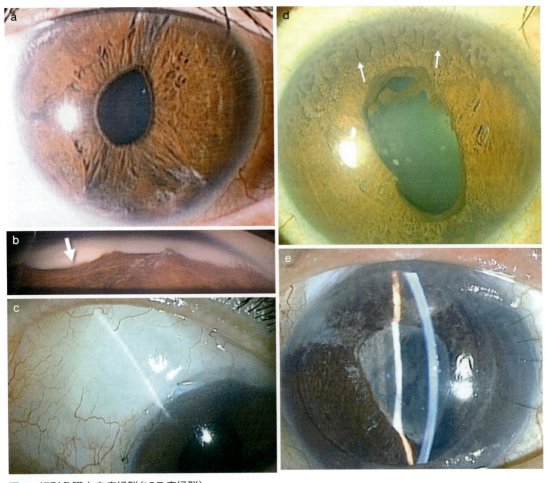

図8 虹彩角膜内皮症候群（ICE症候群）
a～c：進行性虹彩萎縮
51歳男性，左眼，眼圧 37 mmHg（薬物治療下）
a：前眼部写真．虹彩萎縮のある部位で瞳孔が周辺へ牽引されている．
b：広汎に丈の高い虹彩前癒着が見られた（矢印，線維柱帯上縁）．
c：濾過手術後1.5年．濾過胞の形成は良好で眼圧 8 mmHgであった．
d，e：Cogan-Reese症候群
47歳女性，左眼，眼圧 38 mmHg（薬物治療下）
d：前眼部写真．上方の虹彩表面に多数の虹彩結節（矢印）が見られる．下方の虹彩は萎縮し瞳孔が牽引されている．
e：濾過手術，濾過胞再建術，水晶体再建術，角膜内皮移植術後，眼圧は 13 mmHg（薬物治療下）であった．

することが報告されている．毛様体から産生された房水が前房へ流出せず，後房から硝子体側へ主に流れるようになり（"aqueous misdirection"，「房水異常流入」と呼ばれる），硝子体の体積増加により水晶体，虹彩が前方移動し，浅前房と隅角閉塞をきたすと推測されている．術後炎症や手術侵襲によって毛様体突起部の浮腫や前方回旋，前部硝子体の偏位などが起こり，前房への房水の流れが遮断されることが発症の契機と考えられている．遠視眼（小眼球眼）やプラトー虹彩眼が危険因子とされ，高齢女性に多い．

診断：典型例では瞳孔ブロックによる緑内障発作と同様の急性の高眼圧症状を示す．慢性例

第4章 緑内障の病型別治療

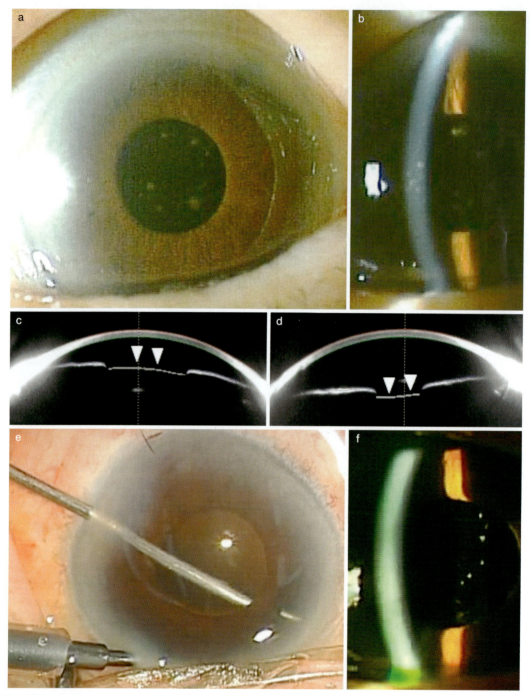

図9 悪性緑内障
91歳女性，原発閉塞隅角緑内障にてレーザー虹彩切開術の既往あり，両眼の水晶体再建術後，左眼のみ浅前房と近視化，眼圧上昇を認めた．
a，b：左眼前眼部所見，極端な浅前房ではなかったが，瞳孔領ではIOLが虹彩裏面に接していた．
c，d：ペンタカム®による前眼部断層像，左眼(c)の前房深度は僚眼(d)より浅く，IOL前面(矢頭)は左眼では瞳孔領で虹彩に接していた．虹彩切開部位からのYAGレーザーでは浅前房が改善せず，経毛様体扁平部硝子体切除術を施行したが，効果は一時的であった．そこで，経輪部アプローチで虹彩切開部から水晶体嚢，前部硝子体膜を硝子体カッターで切除した(e)．その後，前房深度は深くなり(f)，眼圧は下降した．

では眼圧変動が大きく，間欠的に高眼圧となる場合もある．虹彩切開の開存や虹彩形状（iris bombéではなく瞳孔中央まで及ぶ一様な浅前房）によって瞳孔ブロックと鑑別する．超音波生体顕微鏡では特徴的な毛様体の前方回旋と扁平化が見られ，瞳孔ブロックや毛様体脈絡膜剥離などとの鑑別や治療効果の評価に有用である．

治療：まずアトロピン点眼により毛様体筋を弛緩させ，水晶体あるいはIOLの前方偏位を抑制する．縮瞳薬（ピロカルピン）は毛様体ブロックを増強するので禁忌である．レーザー虹彩切開術は無効である．また，極大散瞳によって瞳孔と水晶体の接触面積を減少させるためにフェニレフリンが有効である場合がある．β遮断薬や炭酸脱水酵素阻害薬は房水産生を減少させ眼圧下降が期待できるが，眼圧上昇が高度であれば，炭酸脱水酵素阻害薬の内服や高張浸透圧薬の点滴が必要である．炎症眼ではステロイド点眼により毛様体浮腫を軽減させる．濾過手術後の過剰濾過が契機の場合には，前房内への粘弾性物質などの注入や強膜弁追加縫合などの濾過抑制処置による前房深度の増大と一時的眼圧上昇が奏効することがある．

薬物治療が無効あるいは効果が一時的である場合や前房が消失する場合には，速やかに外科的治療を考慮する．偽水晶体眼ではYAGレーザーによる後囊切開と前部硝子体膜切開によって後房から前房への房水流出路の再建を試みる．周辺虹彩切開部位からのレーザー治療が効果的である．レーザー治療が無効あるいは再発する場合には硝子体切除術を考慮する．いわゆるcore vitrectomyでは不十分であり，前部硝子体膜を切開し前房への房水の流出路を形成することが重要であるが，必ずしも毛様体扁平部からの硝子体切除を必要せず，周辺虹彩切開部位を利用して角膜輪部からアプローチすることも可能である[11]（**図9**）．有水晶体眼では，硝子体切除の際に水晶体再建術を併用する必要が

ある．硝子体切除術単独では白内障進行や悪性緑内障の再発が起こりやすいと報告されている．

◉文献

1) Lim SH et al：Long-term outcomes of mitomycin-C trabeculectomy in exfoliative glaucoma versus primary open-angle glaucoma. J Glaucoma **26**：303-310, 2017

2) Landers J et al：A twenty-year follow-up study of trabeculectomy：risk factors and outcomes. Ophthalmology **119**：694-702, 2012

3) Kaburaki T et al：Initial trabeculectomy with mitomycin C in eyes with uveitic glaucoma with inactive uveitis. Eye **23**：1509-1517, 2009

4) Iverson SM et al：Surgical outcomes of inflammatory glaucoma：a comparison of trabeculectomy and glaucoma-drainage-device implantation. Jpn J Ophthalmol **59**：179-186, 2015

5) Su CC et al：Clinical outcomes in cytomegalovirus-positive Posner-Schlossman syndrome patients treated with topical ganciclovir therapy. Am J Ophthalmol **58**：1024-1031.e2, 2014

6) Iwao K et al：Success rates of trabeculotomy for steroid-induced glaucoma：a comparative, multi-center, retrospective cohort study. Am J Ophthalmol **151**：1047-1056.e1, 2011

7) Hwang HB et al：Beneficial effects of adjuvant intravitreal bevacizumab injection on outcomes of Ahmed glaucoma valve implantation in patients with neovascular glaucoma：systematic literature review. J Ocul Pharmacol Ther **31**：198-203, 2015

8) Higashide T et al：Long-term outcomes and prognostic factors of trabeculectomy following intraocular bevacizumab injection for neovascular glaucoma. PLoS One **10**：e0135766, 2015

9) Gandolfi SA et al：A 10-year follow-up to determine the effect of YAG laser iridotomy on the natural history of pigment dispersion syndrome：a randomized clinical trial. JAMA Ophthalmol **132**：1433-1438, 2014

10) Doe EA et al：Long-term surgical outcomes of patients with glaucoma secondary to the iridocorneal endothelial syndrome. Ophthalmology **108**：1789-1795, 2001

11) Lois N et al：New surgical approach in the management of pseudophakic malignant glaucoma. Ophthalmology **108**：780-783, 2001

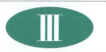

小児緑内障

山田裕子, 中村 誠

　小児緑内障(childhood glaucoma)は, 小児期に発症した病態に起因する緑内障を示す. 第3版までの緑内障診療ガイドラインは発達緑内障という用語が用いられて来たが, World Glaucoma Association(WGA)コンセンサス会議での提言を踏まえて[1], 改訂された緑内障診療ガイドライン第4版では, 発達緑内障から小児緑内障に項目が替わり, 定義と分類が大幅に変更, 新たに診断基準が設けられ, 背景や病態をもとに整理された形となった(表1, 表2)[2]. ただし, 小児期を定義する上限年齢については国際基準では明確に定められていない. 本項では, ガイドライン第4版に沿いながら, 小児緑内障の診断, 治療の要点をまとめる.

1 小児緑内障の診断基準

　小児緑内障の診断基準[1]を表1に示す. 小児の特性上, 良好な条件下での検査が困難なことが多いため, 眼圧値以外に, 角膜径の拡大, 眼軸長の伸長, Haab線(Descemet膜破裂線), 乳頭陥凹所見といった観察所見と合わせて判断する.

　各項目ごとに検査や所見に関する要点を述べる.

1) 眼圧

　小児においても眼圧が21 mmHgより高いことは, 診断基準の要件であるが, その測定は大人と違って容易でないことも多い. さらに, 検査に協力的か否か, 測定する機器の違い, 全身麻酔や催眠の有無, 前眼部の形状や角膜浮腫, 混濁の状態, 角膜厚など様々な因子が測定値に影響を与える. 眼圧測定は, 無理な開瞼, 啼泣, 開瞼器装着といった状況で行うと過大評価につながる. 児の年齢や発達, 協力の程度に応じて, 低年齢の症例では, 入眠しやすく, 速やかに測定できる環境を整えて, トリクロホスナトリウム(トリクロリール®)シロップで, 0.2〜0.8 mL/kgを, 総量2 g, シロップで20 mLを

表1 World Glaucoma Association (WGA)における小児緑内障の診断基準

緑内障の診断基準(2項目以上)
- 眼圧が21 mmHgより高い(全身麻酔下であればどの眼圧測定方法でも可).
- 陥凹乳頭径比(cup-to-disc ratio：C/D比)増大の進行, C/D比の左右非対称の増大, リムの菲薄化
- 角膜所見(Haab線または新生児では角膜径11 mm以上, 1歳未満では12 mm以上, すべての年齢で13 mm以上)
- 眼軸長の正常発達を超えた伸長による近視の進行, 近視化
- 緑内障性視神経乳頭と再現性のある視野欠損を有し, 視野欠損の原因となる他の異常がない

緑内障疑いの診断基準(1項目以上)
- 2回以上の眼圧測定で眼圧が21 mmHgより大きい
- C/D比増大などの緑内障を疑わせる視神経乳頭所見がある
- 緑内障による視野障害が疑われる
- 角膜径の拡大, 眼軸長の延長がある

超えない量で，シロップの服用が難しい際には，抱水クロラール（エスクレ坐薬®）（30〜50 mg/kg）といった薬剤を用いて催眠下で検査する．なお，ゼラチンに過敏症がある場合にはエスクレ坐薬は禁忌である．薬剤で鎮静して検査を行う際には，過剰投与では呼吸抑制，低血圧，心筋障害といった重篤な合併症があり，重複使用，安易な追加投与は避け，意識や呼吸状態を十分に観察する時間をとる．十分な鎮静が困難な場合には全身麻酔下で測定するが，その際には，眼圧は通常よりも低い値をとり，使用する薬剤や挿管方法，導入から測定までの時間など様々な影響を受けることに留意し，眼圧のみならず，他の診断基準の項目と総合して評価する[3]．全身麻酔下の正常上限の眼圧値に関して明確に示されたものはないが，目安としては15 mmHg程度とされる．およそ4歳〜学童になると，催眠なしでの測定が可能となってくる．小児の眼圧測定でも，Goldmann圧平式眼圧計（GAT）やPerkins眼圧計を用いて測定することが原則ではあるが，乳児，低年齢の児で瞼裂が狭く測定しづらい際には，少ない開瞼で測定が行える Tono-Pen®（トノペン）や，Icare®（アイケア）を用いることも多い．両者は，少ない接触範囲で測定でき，アイケアは，無麻酔でも検査が行えるので低年齢に用いやすく[4]，Peters異常など角膜混濁のある症例で病的な部位を避けて測定できることも利点である．ただし，トノペンやアイケアは正常範囲の眼圧においてはGATと一致して正確とされるが，正常を超える値や中心角膜厚が厚い場合には値が乖離しやすいので，他の診断基準，GATないしはPerkins眼圧計での値と合わせて評価する．

2）陥凹乳頭径比（cup-to-disc ratio：C/D比）増大の進行，C/D比の左右非対称の増大，リムの菲薄化）

正常新生児では，0.3より大きいC/D比は2.6〜21.8％と少なく，その一方で，緑内障眼の約90％はC/D比が0.3以上であることから，C/D比0.3以上の新生児では，緑内障を疑う[5]．成人では，垂直C/D比0.7以上で緑内障を疑うのに対して，小児緑内障のC/D比はより小さな値を示すことを念頭に置く．一方，成人と共通してC/D比の左右差が0.2以上ある場合も緑内障を疑う．小児緑内障の視神経乳頭変化の特徴は，初期には中央部の深い陥凹から始まり，乳頭陥凹が全周方向に同心円状に拡大しながらその深さを増していく．その後，後期には陥凹部は乳頭のほぼ全体を占め，リムの蒼白化，びまん性の網膜神経線維の菲薄化を認めるようになる（**図1**）[5]．また，治療で眼圧が正常化することで，乳頭陥凹が縮小する可逆的な変化がしばしば見られる．眼底写真を撮る際は，全身麻酔や催眠下で広画角デジタル眼底カメラRet-Cam®を用いたり，スマートフォンに手持ちスリットと接触レンズを組み合わせたりする方法がある[6]．また，座位での検査が可能な年齢では，無散瞳眼底カメラを用いると羞明が少なく撮影しやすい．

視神経乳頭所見で緑内障と鑑別を要する疾患には，コロボーマや朝顔症候群，乳頭小窩（ピット）や視神経低形成，脳室周囲白質軟化症に伴う視神経乳頭陥凹拡大，腎コロボーマ症候群といった先天疾患や小児期から見られる全身疾患に伴う変化があげられるが，多くは各疾患に特徴的な所見が見られる．遺伝性視神経症や圧迫性視神経症も視神経乳頭陥凹拡大をきたす場合があり，リムの蒼白化や前眼部所見，眼圧，視野障害のパターンを総合して判断する（**図2**）．

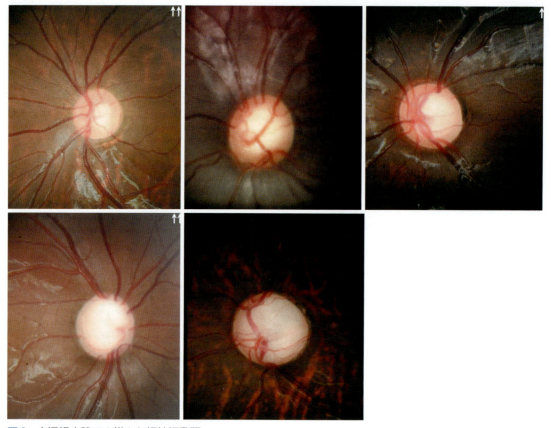

図 1　小児緑内障での様々な視神経乳頭
初期には中央部の深い陥凹から始まり，乳頭陥凹が全周方向に同心円状に拡大しながらその深さを増す．
後期には陥凹部は乳頭のほぼ全体を占め，リムの蒼白化，びまん性の網膜神経線維の菲薄化を認めるようになる．

3）角膜所見

　3歳以下では，高眼圧に伴い角膜径が増大するため，角膜径の増大や浮腫による混濁は小児緑内障を発見するきっかけになりやすい．正常角膜径は，新生児では9.5～10.5 mm，1歳で11～12 mmとされ，診断基準では，新生児で角膜径11 mm以上，1歳未満では12 mm以上，すべての年齢で13 mm以上ある場合と，眼圧が上昇し角膜が伸展されて角膜径が増大する際にDescemet膜が線状に破裂してできるHaab線が見られる場合がその項目となる（図3）．角膜径の変化量を知るために，カリパーで輪部強膜縁の白色部を横径（3時9時）と縦径（12時

6時）で測定するとよいが，催眠下での測定がしっかりと行えないときには，メジャーを額や目のそばに近づけて写真撮影を行い，おおよその角膜径を記録して参考にする．Haab線は中央部では水平，周辺部では輪部と同心円状が多く，水平，円弧状いずれのパターンもとる．鉗子分娩によるDescemet膜破裂も，乳児期からDescemet膜に線条が生じるが，通常片眼性で，眼圧上昇や角膜径増大を伴わないこと，中央部に垂直で平行な直線を呈することが鑑別の要点である（図4）．

　小児緑内障を疑う前眼部の所見としては，眼球の発達期にある新生児，乳児の正常眼の前房深度は成人に比べて浅いが，緑内障で眼圧上昇

III. 小児緑内障

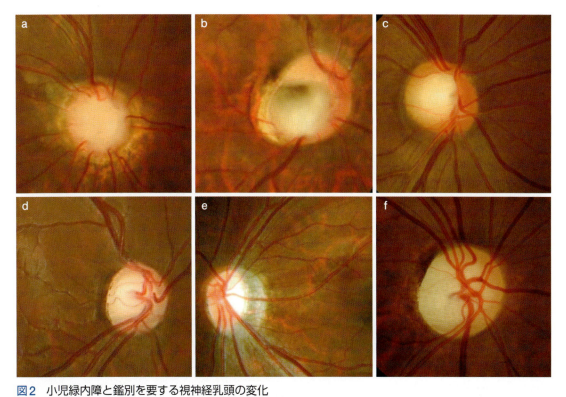

図2 小児緑内障と鑑別を要する視神経乳頭の変化
a：朝顔症候群，b：乳頭小窩（ピット），c：上方視神経部分低形成
d：未熟児網膜症および脳室周囲白質軟化症後，e：頭蓋内出血後，f：常染色体優性視神経萎縮

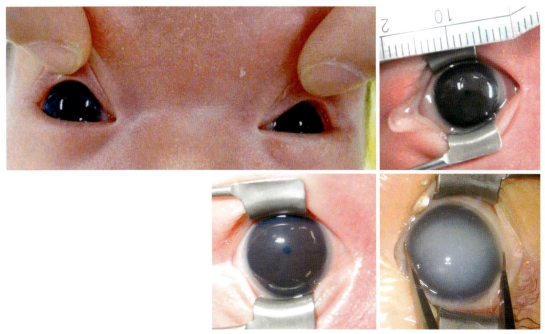

図3 小児緑内障での角膜径増大

4
緑内障の病型別治療

231

第4章 緑内障の病型別治療

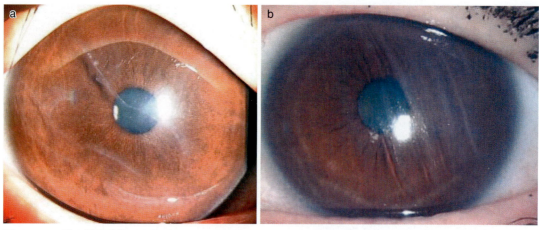

図4 Haab 線と鉗子分娩によるDescemet膜破裂
a：Haab 線
b：鉗子分娩によるDescemet膜破裂

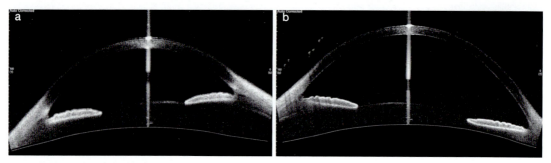

図5 片眼小児緑内障の前眼部OCT
PCG 1歳1ヵ月で線維柱帯切開術施行，4歳7ヵ月での検査所見．
a：正常眼
b：PCG眼
正常眼に比べて緑内障眼は虹彩が平坦，角膜径が拡大し，前房深度が深いことがわかる．

をきたしている場合，虹彩が平坦化し前房深度は深くなっていることが多い（図5）．隅角は角膜浮腫が生じている場合には観察が困難であるが，成人同様の接触検査が可能な学童期に至るまでは，催眠あるいは全身麻酔下で，手持ち細隙灯顕微鏡とKoeppeレンズやSwan-Jacobレンズなど直接型隅角鏡を組み合わせるかRet-Cam®広画角デジタルカメラを用いて観察する．小児緑内障での隅角所見は，Hoskinsらの分類では，虹彩が平坦で線維柱帯ないし強膜岬の高さで付着する前方付着型（anterior iris insertion），虹彩が平坦で強膜岬の後方で付着する後方付着型（posterior iris insertion）と，虹彩が強膜岬より後方で付着し周辺虹彩が前方へまとわりつくように隅角を覆う型 concave（wrap-around）iris insertionに分けられる[7]（図6）．前眼部形成異常に関して，角膜混濁や虹彩実質，水晶体の異常の有無なども観察し，角膜混濁が顕著な場合は，超音波生体顕微鏡（ultrasound biomicroscope：UBM）や前眼部OCT（optical coherence tomography：OCT）による検査が有用である．

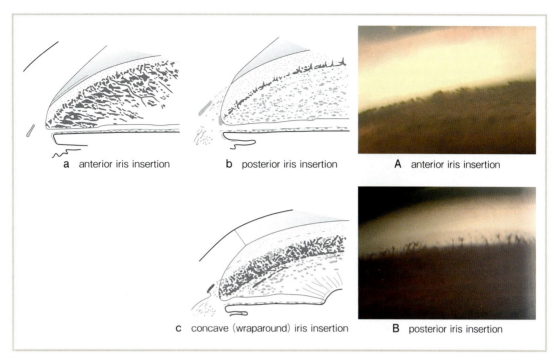

図6 小児緑内障の隅角　Hoskinsらの隅角分類
(a〜c：文献7を参考に作成)

　先天性の角膜混濁をきたし緑内障を合併する可能性が高い疾患には，Peters異常，Axenfeld-Rieger異常，無虹彩症，強膜化角膜，後部多形性角膜ジストロフィーがあげられ，Peters異常の角膜混濁は経過とともに減少が見られることがあり，Axenfeld-Rieger異常では後部胎生環が特徴である．これらは両眼性に生じることが多く，眼圧の長期にわたる経過観察を要する（図7）．

　一方，これらと鑑別を要し，先天性の角膜混濁をきたす疾患のなかで，緑内障合併の可能性が低いものには，先天性遺伝性角膜内皮ジストロフィや先天性遺伝性角膜実質ジストロフィー，ムコポリサッカライドーシスなどの代謝異常疾患，輪部デルモイドなどがあげられる．混濁の部位が中央か周辺か，全体に及ぶか，内皮側か実質側かといった局在や虹彩の異常，角膜と強膜の境界の明瞭さが鑑別のポイントとなる[8]．
　また，後天性の角膜混濁の原因には，ヘルペスやウイルス性結膜炎，細菌感染といった感染症，外傷があげられ，その既往と混濁の局在が鑑別に役立つ．

4）眼軸長の正常発達を越えた伸長による近視の進行，近視化

　眼軸長の発達は，生後1年が最も急峻でその後徐々に伸長し，7歳ごろにプラトーに達するとされる．眼圧上昇が持続すると眼軸長が正常範囲を越えて伸長するため，年齢に比し近視度数が強い場合は眼圧上昇の有無や眼軸長の継続した測定で通常の眼軸の成長曲線から逸脱した伸長があるかチェックする．片眼性の症例では，眼軸長の左右差が参考になる．緑内障眼で眼圧下降が得られると，眼軸長が術前より短縮したり，伸長が緩やかになったりする．正常眼軸の目安として，WGAにおけるコンセンサスでは[1]，生後1ヵ月で17.25〜20.25 mm（5〜95パーセンタイル），本邦では，年齢別正常眼軸長（mm）は出生

図7 先天眼形成異常の代表例

Axenfeld-Rieger異常
 a：前眼部写真
  後部胎生環（posterior embryotoxon）
  角膜周辺部に白色の線が観察される（矢印）．
 b：隅角
  Schwalbe線の肥厚と前方偏位，周辺部虹彩の索状の癒着が見られる．

Peters異常
 c：前眼部写真　角膜中央部から上方の混濁を認める．
 d：前眼部OCT
  角膜中央部の菲薄化と角膜内皮の欠損部に向けて虹彩の癒着が見られる．

無虹彩症
 e：前眼部写真　虹彩の欠損を認める．本例は周辺に虹彩根部の残存がある．
 f：眼底写真と黄斑部OCT
  視神経乳頭の緑内障性変化を認める．黄斑部の低形成を伴う．

ぶどう膜外反
 g：前眼部写真

水晶体偏位
 h：上方への水晶体偏位により散瞳下でZinn小帯が観察される（矢印）．

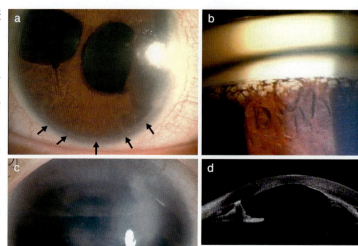
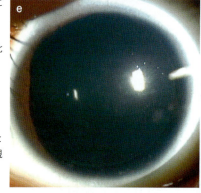
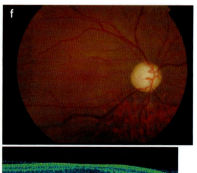
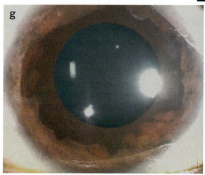
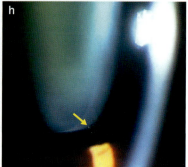

後で男児 16.85，女児 16.60，2歳で男児20.60，女児20.29，6～7歳で男児22.00，女児21.68，13歳以降で男児23.40，女児23.06との報告がある[9]．

5）視野

緑内障性視神経乳頭と再現性のある視野欠損を有し，視野欠損の原因となる他の異常がない

場合には診断基準の一項目に該当する.

　小児の視野測定は，児の発達や病状によっては困難なことも多いが，おおよそ5歳以降から年齢が高くなるにつれ信頼性の高い検査が行えるようになっていく.低年齢で検査に慣れない間はGoldmann視野計でV-4のみなど簡単な視標を用いてアウトラインをつかみ，徐々に細かいイソプタの測定を進め精度を上げていく.小児はブザーを押すのが遅れるため視野が狭くなりやすいことに注意する.視標を認識すると視線が光に向くため，この視線の動きをプロットして行う方法(瞥見法)も有用である.

　Humphrey視野計など静的視野検査の測定を行う際には，SITA-fast 24-2など測定時間が短いプログラムから始め，複数回行い再現性を必ず確認する.

　正常の基準となるデータに関して，Optimal Perimetric Testing In Children(OPTIC)studyで，Goldmann視野，Octopus，Humphreyのいずれも年齢が高まるにつれて，その範囲が拡大し，感度が上昇すること，Humphrey SITA-fast 24-2では，5〜12歳まで，年齢と相関してその感度は上昇し，12歳を超えれば大人と同様の感度が得られたことが報告されており，年齢が低い場合には視野検査結果の解釈において感度は低くなることに留意する[10].

2 小児緑内障の治療

　次に小児緑内障の治療について病型毎に述べる.

1) 原発小児緑内障(primary childhood glaucoma)

a. 原発先天緑内障(primary congenital glaucoma：PCG)

　治療の第一選択は手術治療である[1].これは本症発症の原因が隅角の発育異常であり多くは手術的に解決可能であるという経験的事実，ま

た乳幼児では薬物治療の実効ならびにその効果確認が困難であることによる.また，緑内障薬物治療に対する全身的な薬物動態は小児と成人では異なるため，成人ではまれで重篤な副作用が小児や胎児には生じうる.さらに，薬物の使用は保護者に依存していて，本人は非協力的であるため，アドヒアランスに大きな問題がある.以上を踏まえて，薬物治療は周術期ないし手術治療後の補助手段として行われる[1].

① 手術治療

（1）原則

　小児緑内障治療は，しばしば再手術が必要となり，年余にわたる経過観察が必要であるうえ，屈折矯正と弱視治療で最適化した視覚発達の評価を行う必要があるため，小児眼科診療と緑内障治療に関して十分な経験のある医師ならび医療スタッフが常在する施設で治療を行うべきである.

（2）線維柱帯切開術

　隅角切開術に比べて角膜の透見が困難であっても施術できる利点を有するが[11]，施術に際して結膜弁，強膜弁を作成する必要があり，将来濾過手術を要した際に，その施術を困難にし，効果を減弱させる可能性がある.低年齢の場合には，強膜弁の作成において，組織が柔軟で粘性が高く，眼圧上昇により伸展，菲薄化しており，細心の注意を払う.また，Schlemm管の同定に際して，角膜径の増大が著しい例ではグレイゾーンの拡大や隅角の発育異常の影響から，成人と比べてその位置がより後方にあったり，変形，萎縮したりしていて困難な場合もあり，施術は豊富な手術経験を必要とする.糸もしくは徹照マイクロカテーテルを用いた線維柱帯360°切開術が次第に試みられるようになっている[12, 13].

　小児緑内障に対する線維柱帯切開術の術後成績に関して，本邦でIkedaらの報告では，原発小児緑内障112眼について平均経過観察期間

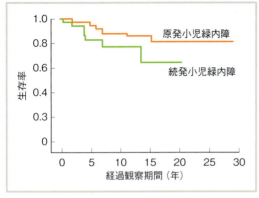

図8　小児緑内障での線維柱帯切開術の予後（Kaplan-Meier 生存曲線）
（Ikeda H et al：Arch Ophthalmol 122：1122-1128, 2004[14]を参考に作成）

9.5年での術後平均眼圧は 15.6±5.0 mmHg で 89.3％は 21 mmHg 以下への眼圧下降が得られたとしている．また，生命表分析でも，成功を①線維柱帯切開術術後，眼圧が 21 mmHg 以下，②視神経乳頭陥凹の進行がない，③角膜径の増大がない，④線維柱帯切開術以外の手術をしていない，と定義した場合の生存率は5年で 94.3±2.5％，10年で 87.7±3.9％，20年で 80.8±6.1％と良好な結果が報告されている（図8）．一方，原発小児緑内障で出生直後から2ヵ月までに発見され治療を受けたものや続発小児緑内障ではやや成績が劣っているとされる[14]．

（3）隅角切開術

透明な角膜を有する例に対して適応される．1回の隅角切開術で 90°〜120°の切開が可能である．隅角手術は3回までは別の場所からアプローチでき，有効とされる[15]．

隅角切開術と線維柱帯切開術との選択は術者の経験により，両術式を比較した前向き研究はない．生後3〜12ヵ月発症の PCG ではともに同様の成功率である（70〜90％）[16]．不成功の原因は隅角の未発達の程度と前眼部の過剰拡大による隅角構造の障害の程度による．

（4）濾過手術

隅角切開術あるいは線維柱帯切開術の無効な例が適応となる．PCG 患者の強膜は薄く，強膜弁の作成が困難であるばかりでなく，虹彩，毛様体の解剖学的異常が多いことを念頭に置く必要がある．また乳幼児では代謝拮抗薬を併用しても濾過胞形成が困難である例，あるいは濾過胞が形成されても，その後の長い人生で術後感染の危険にさらされることを考慮して適応を決定しなければならない．総じて成人に比べ長期成績は悪く，1年後成功率は 50〜87％である[17〜19]．1歳未満の手術や後述の無水晶体眼は予後不良の因子である．

（5）プレートのあるチューブシャント手術

海外では通常の濾過手術も無効な例に用いられているが[16]，わが国における明確なエビデンスはまだない．海外での報告からは，チューブシャント手術に関して，最初の2年では MMC 併用トラベクレクトミーよりも眼圧コントロールが良好であったとする肯定的なものから両者に差はなかったとするものまで一致したものはない．挿入するデバイスの選択に際し，小児では，眼窩の容積が小さくプレートを挿入するスペースを確保しづらいことを考慮しなければならない．また合併症として，角膜内皮細胞への影響や，大人に比べて多く見られるものに，小児は目をこすることが多く，創傷治癒，免疫反応も旺盛なことから，感染症やチューブやプレートの露出，チューブの偏位や後退，チューブ周囲の瘢痕形成があげられる[20]．線維柱帯切除術やチューブシャント手術に関しては，病型や過去の手術回数や前眼部形成異常の程度，結膜の瘢痕と各々の術式のもたらす利点，欠点を踏まえ，個々の状況に応じて選択する．

（6）毛様体破壊術

上記のいかなる治療でも眼圧コントロールが得られない場合，考慮する[16]．

②薬物治療

原発開放隅角緑内障に準じて，薬物を組み合わせて使用するが，乳幼児では点眼薬であって

も体重，体表面積に比して投与量が多くなることを念頭に置き，可能な限り低濃度薬剤から使用すべきである．またどの薬物も乳幼児，小児における安全性および効果についてのデータは確立していないことを忘れてはならない．プロスタグランジン関連薬の小児での効果は成人に比し弱い[21, 22]．また交感神経α_2刺激薬は，特に2歳未満には精神神経症状の出現のため禁忌である．

③長期管理と弱視治療

小児緑内障では，眼球が成長過程にあり，その形態には変化が生じる．いったん眼圧が落ち着いても徴候なく再上昇する例も見られ，生涯を通じて定期的な眼圧管理を要する．また，眼圧のみにとどまらず，屈折や眼位の変化にも留意し，視覚発達の臨界期以前にある症例において，屈折矯正，片眼例や左右差のある例には健眼遮蔽など積極的に弱視治療を行い，視機能発達を促す．

b. 若年開放隅角緑内障(juvenile open angle glaucoma：JOAG)

4歳以降に発症する小児緑内障であり，正常な隅角外観と全身疾患や眼徴候がないことが特徴である．原則的に原発開放隅角緑内障の治療に準ずるが，隅角形成異常や著しい高眼圧などPCGと重なる部分も大きいため，その点も考慮に入れて治療にあたることが必要である．薬物治療のほうが手術治療に比べて進行する割合が多い[23]．プロスタグランジン関連薬と交感神経β遮断薬では差がないという報告がある[24]．

2) 続発小児緑内障 (secondary child-hood glaucoma)

代表的な疾患を以下に列記してその特徴や治療を述べる．

a. Axenfeld-Rieger異常(図7a, b)

後部胎生環(posterior embryotoxon)に周辺虹彩が一部付着していることが診断の条件である．全身異常があればAxenfeld-Rieger症候群と呼ぶため，全身症状の有無の精査を小児科へ依頼する．常染色体優性遺伝が多い．

治療はPCGに準じる．隅角が開放していて周辺虹彩付着による線維柱帯の被覆範囲が広くなければ，隅角手術を選択するが，成功率はPCGより低い[14, 25]．したがって，線維柱帯切除術やプレートのあるチューブシャント手術は，隅角手術が無効な場合第一選択となることもある．

b. Peters異常(図7c, d)

角膜中央部の内皮の欠損，虹彩の前方癒着，白内障を特徴とする先天異常．

治療はPCGに準じる．ただし1/3の手術例しか良好な術後眼圧は得られない[26, 27]．角膜異常などを伴うため，実用的視力を得ることが難しいことが多い．

c. 無虹彩症(図7e, f)

*PAX6*遺伝子などの異常による虹彩低形成を主徴とする症候群で，黄斑低形成を伴うことがある．孤発性の無虹彩症を見たら小児科に紹介し，6歳まではWilms腫瘍のスクリーニングを行うことが望ましい[28]．

治療はPCGに準じる．羞明・眼精疲労の軽減のために，遮光眼鏡や軟膏の使用，整容的コンタクトレンズの処方も考慮する．

d. Sturge-Weber症候群(図9a〜d)

眼圧上昇は，原発性隅角形成異常，Schlemm管萎縮，上強膜静脈圧上昇，PAS形成，脈絡膜血管腫関連の菲薄化血管壁の透過性亢進によって生じると考えられている．同側の脈絡膜血管腫を伴うことがあり，手術治療の際に上

第4章 緑内障の病型別治療

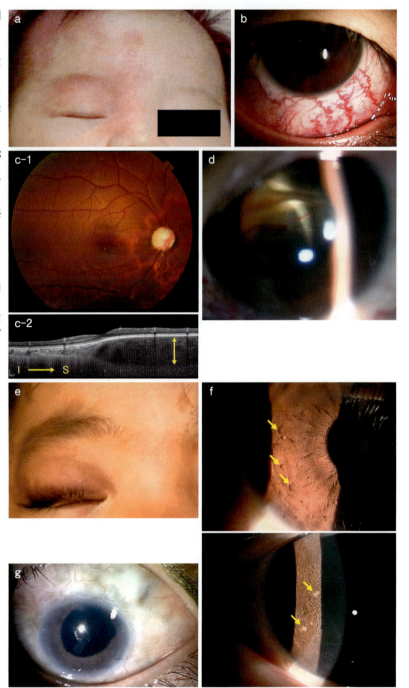

図9 先天全身疾患の代表例
Sturge-Weber症候群
 a：顔面の血管腫
 b：結膜および強膜血管の拡張，蛇行
 c：緑内障性変化，上方には脈絡膜血管腫を伴う．脈絡膜血管の所見の違いを観察する(c-1)．enhanced depth imaging OCT (EDI-OCT)を用いると脈絡膜血管腫の存在が捉わりやすい(c-2)．
 d：濾過手術後に生じた旺盛な滲出性網膜剥離
神経線維腫症1型
 e：眼瞼の叢状神経線維腫
 f：Lisch結節（矢印）
続発小児緑内障 先天風疹症候群および白内障術後の緑内障
 g：小角膜，無水晶体眼 バルベルトチューブインプラント術後

脈絡膜出血や網膜剥離など重篤な合併症に繋がることがある[29]．

先天性や乳幼児期発症であれば線維柱帯切開術や隅角切開術を選択する．年長者では上強膜静脈圧が上昇しているので，薬物治療が第一選択となる[30,31]．薬物治療や流出路再建術が奏効しない場合，線維柱帯切除術やプレートのあるチューブシャント手術を考慮する．

238

e. 神経線維腫症I型（neurofibromatosis type 1：NF1，von Recklinghausen病）（図9e，f）

NF1は，カフェ・オ・レ斑と神経線維腫を主徴とし，眼合併症としては，虹彩結節（Lisc結節）や視神経膠腫，眼球周囲や眼窩，眼内に生じる神経線維腫，緑内障があげられる[32]．緑内障はまれであるが，眼瞼に叢状の神経線維腫を伴う場合にはその頻度が23〜50％と高い．発症年齢は典型例では生後から3歳までであるが，それ以降の発症も見られる．出生直後の発症で，他の徴候が明らかでない際に，PCGと見誤られやすい．定期的にOCTで乳頭周囲網膜神経線維層厚や黄斑部内層厚をモニターすることは視神経膠腫の発見にも役立つ．治療は原発小児緑内障に準じ，線維柱帯切開術が奏効しない際には，線維柱帯切除術やチューブシャント手術あるいは毛様体破壊術などについて検討する．眼瞼や眼窩の神経線維腫の進展，蝶形骨など眼窩を形成する骨の異常を伴う場合もあり，MRIやCTで事前に評価を行う．片眼の生後早期からの緑内障かつそれらの多くは眼瞼，眼窩に神経線維腫の進展もあり弱視を伴い，有効な視機能の獲得はしばしば困難である．

f. 白内障術後緑内障（図9g）

小児期に白内障手術を必要とするような症例では，房水流出路の発達異常を伴うことがあり，眼圧上昇につながることがあると考えられている[33,34]．このためWGAのコンセンサスでは特にこの病名が加えられた．特発性先天白内障，眼・全身疾患関連白内障，併発白内障のいずれでも術後に緑内障は生じる．また，そのリスクは生涯にわたり，無水晶体でも偽水晶体でも生じる[35]．より低い年齢での手術を受けた症例や小角膜，小眼球を伴う症例ではさらに発症リスクが高い．

開放隅角眼，閉塞隅角眼のいずれも緑内障を生じうる．中心角膜が厚いため[36]，見かけ上の高眼圧になっている場合もある．治療はPCGに準じる．年齢が高い場合には，点眼加療を先行して効果が不十分であれば手術加療となる．ただし，手術成績が不良であるため，最終的にはプレートのあるチューブシャント手術が必要になることがある．閉塞隅角の場合，瞳孔ブロックの解除が必要になることもある．

● 文献

1) World Glaucoma Association：Childhood Glaucoma. The 9th Consensus Report of the World Glaucoma Association. In：Weinreb RN, Grajewski AL, Papadopoulos M, Grigg J, Freedman S（Eds）：Kugler Publications, Amsterdam, p.1-270, 2013

2) 日本緑内障学会緑内障診療ガイドライン作成委員会，緑内障診療ガイドライン第4版，日眼会誌 **122**：5-53, 2018

3) Mikhail M et al：Effect of anesthesia on intraocular pressure measurement in children. Surv Ophthalmol **62**：648-658, 2017

4) Lambert SR et al：Rebound tonometry in children：a report by the American Academy of Ophthalmology. Ophthalmology **120**：e21-e27, 2013

5) 石田恭子，山本哲也：小児の緑内障，北澤克明（監修），緑内障，医学書院，東京，p.283-304，2004

6) 周藤　真ほか：スマートフォンによる前眼部および眼底撮影．日眼会誌 **118**：7-14，2014

7) 北澤克明：先天緑内障．緑内障クリニック，金原出版 p188-214，1996

8) 池田陽子：小児眼科Q&A先天性疾患・小児疾患　発達緑内障の鑑別診断について教えてください．あたらしい眼科 **33**（臨増）：217-221，2016

9) 馬嶋昭生ほか：小眼球症とその発生病理学的分類．日眼会誌 **96**：1180-1200，1994

10) Patel DE et al；OPTIC Study Group. Study of Optimal Perimetric Testing In Children（OPTIC）：normative visual field values in children. Ophthalmology **122**：1711-1717, 2015

11) Akimoto M et al：Surgical results of trabeculotomy ab externo for developmental glaucoma. Arch Ophthalmol **112**：1540-1544, 1994.

12) Beck AD, Lynch MG：360° trabeculotomy for primary congenital glaucoma. Arch Ophthalmol **113**：1200-1202, 1995

13) Sarkisian SR Jr：An illuminated microcatheter for 360-degree trabeculotomy [corrected] in congenital

glaucoma：a retrospective case series. J AAPOS **14**：412-416, 2010

14) Ikeda H et al：Long-term outcome of trabeculotomy for the treatment of developmental glaucoma. Arch Ophthalmol **122**：1122-1128, 2004

15) Gramer E et al：Time of diagnosis, reoperations and long-term results of goniotomy in the treatment of primary congenital glaucoma：a clinical study. Int Ophthalmol **20**：117-123, 1996-1997

16) Chen TC et al：Pediatric glaucoma surgery. A report by the American Academy of Ophthalmology. Ophthalmology **121**：2107-2115, 2014

17) Rodriges AM et al：Comparison between results of trabeculectomy in primary congenital glaucoma with and without the use of mitomycin C. J Glaucoma **13**：228-232, 2004

18) Al-Hazmi A et al：Effectiveness and complications of mitomycin C use during pediatric glaucoma surgery. Ophthalmology **105**：1915-1920, 1998

19) Sidoti PA et al：Trabeculectomy with mitomycin-C in the treatment of pediatric glaucomas. Ophthalmology **107**：422-429, 2000

20) Mandalos A, Sung V, Glaucoma drainage device surgery in children and adults：a comparative study of outcomes and complications. Graefes Arch Clin Exp Ophthalmol, **255**：1003-1011, 2017

21) Chang L et al：A review of the medical treatment of pediatric glaucomas at Moorfields Eye Hospital. J Glaucoma **22**：601-607, 2013

22) Coppens G et al：The safety and efficacy of glaucoma medication in the pediatric population. J Pediatr Ophthalmol Strabismus **46**：12-18, 2009

23) Gupta V et al：Long-term structural and functional outcomes of therapy in juvenile-onset primary open-angle glaucoma：a five year follow up. Ophthalmologica **228**：19-25, 2012

24) Maeda-Chubachi T et al：A6111137 Study Group：Comparison of latanoprost and timolol in pediatric glaucoma：A phase 3, 12-week, randomized, double-masked multicenter study. Ophthalmology **118**：2014-202, 2011

25) Shields MB et al：Axenfeldt-Rieger syndrome. A spectrum of developmental disorders. Surv Ophthalmol **29**：387-409, 1985

26) Yang LL et al：Surgical management of glaucoma in infants and children with Peter anomaly：long-term structural and functional outcome. Ophthalmology **111**：112-117, 2004

27) Yang LL et al：Long term results of corneal graft survival in infants and children with Peters anomaly. Ophthalmology **106**：833-848, 1999

28) Clericuzio C et al：Clinical utility gene card for：WAGR syndrome. Eur J Hum Genet 2011; 19. doi：10.1038/ejhg.2010.220

29) Addison PK et al：Serous retinal detachment induced by topical bimatoprost in a patient with Sturg-Weber syndrome. Eye（Lond）**31**：e19, 2008

30) Olsen KE et al：The efficacy of goniotomy/trabeculotomy in early-onset glaucoma associated with Sturge-Weber syndrome. J AAPOS **2**：365-368, 1998

31) Iwach AG et al：Analysis of surgical and medical management of glaucoma in Sturge-Weber syndrome. Ophthalmology **97**：904-909, 1990

32) Thavikulwat AT et al：Pathophysiology and management of glaucoma associated with phakomatoses. J Neurosci Res 2018 Apr 1

33) Chen TC et al：Aphakic glaucoma after congenital cataract surgery. Arch Ophthalmol **122**：1819-1825, 2004

34) Michael I et al：Interactions between trabecular meshwordk cells and lens epithelial cells：a possible mechanism in infantile aphakic glaucoma. Invest Ophthalmol Vis Sci **49**：3981-3987, 2008

35) Freedman SF et al：Infant Aphakia Treatment Study Group. Glaucoma-related adverse events in the first 5 years after unilateral cataract removal in the Infant Aphakia Treatment Study. JAMA Ophthalmol **133**：907-914, 2015

36) Tai TY et al：Central corneal thickness and corneal diameter in patients with childhood glaucoma. J Glaucoma **15**：524-528, 2006

索 引

欧文索引

A

absolute scotoma　78

acute primary angle closure（acute PAC）　193

acute primary angle closure glaucoma（acute PACG）　193

chronic primary angle closure glaucoma（chronic PACG）　194

Ahmed Glaucoma Valve　159

Anderson-Patella の分類　97

angle opening disitance（AOD）　52

angle recess area（ARA）　52

anterior chamber depth（ACD）　52

anterior chamber width（ACW）　52

anterior segment optical coherence tomography（ASOCT）（前眼部 OCT）　51, 201

arcuate scotoma　80

Axenfeld 異常　48

Axenfeld-Rieger 症候群　28, 32, 237

B

Baerveldt Glaucoma Implant　155

bared vessel　60

bayoneting　61

Behçet 病　212

Blue on Yellow 視野　90

bracketing 法　87

Bruch 膜　59

Busacca 結節　36, 213

C

C/D 比　76, 229

Chandler 症候群　31, 224

childhood glaucoma　228

chronic primary angle closure（chronic PAC）　193

Cogan-Reese 症候群　31, 224

corneoscleral meshwork　46

Corvis® ST（CST）　41

cp-RNFL　66

D

depression　78

Descemet 膜破裂　31

DM/DD 比　76

dynamic gonioscopy　50

E

EX-PRESS　147

F

Fastpac　88

frequency doubling technology（FDT）　91

Fuchs 虹彩異色性虹彩毛様体炎　12

Full Threshold　87

G

ganglion cell complex（GCC）　64

Gaze track 法　89

glaucoma associated with acquired condition　18, 20

glaucoma associated with non-acquired ocular anomalies　17, 19

glaucoma associated with non-acquired systemic disease or syndrome　17, 20

glaucoma following cataract surgery　18, 20

Glaucoma Hemifield Test　97

glaucomatous optic neuropathy（GON）　4

Global Index　96

Goldmann 圧平眼圧計　38

Goldmann 隅角鏡　50

Goldmann 視野計　81

goniosynechialysis（GSL）　163

H

Haab 線　31

Hallermann-Streiff 症候群　28

241

Heidelberg Edge Perimeter (HEP) 92

Heijl-Krakau 法 89

Humphrey 視野計 84

I

Icare® 43

ICE 症候群 31, 48, 224

Imbert-Fick の法則 39

indentation gonioscopy 50

iridocorneal endothelial syndrome 31, 48, 224

iris bombé 36

iStent 161

J

juvenile open angle glaucoma (JOAG) 17, 19, 237

juxtacanalicuilar coonective tissue 46

K

keratic precipitate (KP) 31, 33

kinetic perimetry 78

Koeppe 結節 36

Koeppe レンズ 50

Krukenberg spindle 33

L

laser in situ keratomileusis (LASIK) 38

laser trabeculoplasty (LTP) 176

lens vault (LV) 52

Lisch nodule 36

Lowe 症候群 28

M

Marfan 症候群 28, 37

minimally invasive glaucoma surgery (MIGS) 161, 177

N

nasal step 80

Nd:YAG レーザー 132

neurofibromatosis type 1 (NF1) 239

non-contact tonometer (NCT) 40

O

Octopus 視野計 84

Ocular Response Analyzer® G3 (ORA G3) 41

P

panretinal photocoagulation (PRP) 221

paracentral scotoma 80

parapapillary atrophy (PPA) 63

peripheral anterior synechia (PAS) 10, 163, 192, 200

Perkins 圧平眼圧計 40

Peters 異常 27, 28, 32, 237

PG 関連薬 120

photorefractive keratectomy (PRK) 38

Pierre-Robin 症候群 28

pigment dispersion syndrome 223

Pneumatonometer 43

Posner-Schlossman 症候群 26, 33, 212, 214

preperimetric glaucoma (PPG) 8, 179

primary angle closure (PAC) 10, 192

primary angle closure glaucoma (PACG) 10, 192

primary angle closure suspect (PACS) 10, 192

primary childhood glaucoma 17, 235

primary congenital glaucoma (PCG) 17, 18, 235

primary glaucoma 4

primary open angle glaucoma (POAG) 172

prostaglandin-associated periorbitopathy (PAP) 121

R

R/D 比 76

relative scotoma 78

retinal nerve fiber layer (RNFL) 57

Rho キナーゼ阻害薬 (ROCK 阻害薬) 29, 124

Rubinstein-Taybi 症候群 28

S

Sampaolesi 線 45

Scheie 分類 56

Schlemm 管 14, 46

Schwalbe 線 32, 45

Schwartz 症候群 14

scotoma 78
secondary childhood glaucoma 17, 237
secondary glaucoma 12, 208
Shaffer 分類 55
short-wavelength automated perimetry（SWAP） 90
static gonioscopy 50
static perimetry 78
Stickler 症候群 28
Sturge-Weber 症候群 27, 28, 29, 237
Sussman 型隅角鏡 50
Swedish Interactive Thresholding Algorithm （SITA） 88

T

temporal wedge-shaped defect 80
Tono-Pen® 42
Tonosafe™ 39
Trabectome 153
trabecular-iris angle（TIA） 52
trabecular-iris space area（TISA） 52

U

ultrasound biomicroscopy（UBM） 51, 200
uveal meshwork 46

V

van Herick 法 34
visual field contraction 78
visual field defect 78
Vogt-小柳-原田病 212
von Recklinghausen 病 27, 28, 239

W

Walker-Warburg 症候群 28
Weill-Marchesani 症候群 28

Z

Zeiss 四面鏡 50
Zinn-Haller 動脈輪 59

和文索引

あ

アーメド緑内障バルブ 159
悪性緑内障 224
アセタゾラミド 126
圧迫隅角鏡検査 50
圧平眼圧計 38
アドヒアランス向上 130
アプラクロニジン 123
アミロイド 13
アルゴンレーザー 132
α_1 遮断薬 125
アレルギー 26
暗点 78

い

イオンチャネル開口薬 125
イソプタ 78
イソプロピルウノプロストン 125
イベント解析 98

お

太田母斑 27, 28

か

海綿静脈血栓症 29
海綿静脈洞瘻 29
角強膜網 46
角膜 31
角膜径 33
角膜後面沈着物 31, 33
角膜混濁 27, 31, 134
角膜上皮浮腫 31
カフェ・オ・レ斑 27, 28, 238
カルテオロール 122
眼圧検査 38
眼圧の変動要因 7
眼灌流圧 187
眼痛 26
眼底検査 57
眼内異物 13

眼内腫瘍　13, 27
顔面血管腫　27

き

弓状暗点　80
球状水晶体　37
急性原発閉塞隅角症　193
急性原発閉塞隅角緑内障　193
急性緑内障発作　193
強膜岬　47

く

隅角鏡検査　45
隅角血管　47
隅角結節　48
隅角後退　47
隅角切開術　164
隅角癒着解離術　163
グリセリン　127
グレイスケール　95

け

血管拡張　29
血管新生　12
血管新生緑内障　141, 218
結節性硬化症　27, 28
結膜　29
原発開放隅角緑内障　5, 7, 172
原発小児緑内障　17, 235
原発先天緑内障　17, 18, 235
原発閉塞隅角症　10, 192
原発閉塞隅角症疑い　10, 192
原発閉塞隅角緑内障　10, 192
原発緑内障　4

こ

高眼圧症　8
交感神経α_1受容体遮断薬　125
交感神経α_2受容体刺激薬　123
交感神経非選択性刺激薬　125
交感神経β受容体遮断薬　122
虹彩萎縮　35
虹彩角膜内皮症候群　31, 48, 224

虹彩後癒着　36
虹彩色素　14
虹彩小結節　36
虹彩突起　48
虹彩分離症　35
高張浸透圧薬　127
後天要因による続発緑内障　17, 20
後部胎生環　32
湖崎分類　83

さ

細隙灯顕微鏡検査　29, 199
ザイデルテスト　30
サイトメガロウイルス角膜内皮炎　212
サルコイドーシス　212

し

色素散布症候群　223
色素緑内障　33, 223
視神経乳頭　57
耳側楔状視野欠損　80
ジピベフリン　125
視野狭窄　78
若年開放隅角緑内障　17, 19, 237
視野欠損　27, 78
視野検査　78
視野指標　96
充血　27, 29
周辺虹彩前癒着　10, 48, 163, 192, 200
術後虹彩炎　134
上強膜静脈・上眼静脈圧亢進　14
小児緑内障　16, 228
シリコンオイル　49
神経線維腫症Ⅰ型　239
進行性虹彩萎縮　31, 224
新生血管　36
信頼係数　95

す

水晶体亜脱臼　37
水晶体因子　197
水晶体後方因子　198
水晶体脱臼　37

索 引

水晶体物質　13
水疱性角膜症　135
頭痛　26
ステロイド　12
ステロイド緑内障　216
スペクトラルドメイン OCT　58

せ

正常眼圧緑内障　7, 184
静的隅角鏡検査　50
静的計測　78
静的視野　79
静的視野検査　84
絶対暗点　78
線維柱帯　45
前眼部光干渉断層計　51, 201
前視野緑内障　8, 179
先天眼形成異常に関連した緑内障　17, 19
先天小角膜　27
先天全身疾患に関連した緑内障　17, 20
先天無虹彩症　31
前房　34
前房出血　134
前房深度　34
前房水　35
前房内上皮増殖　12
前房微塵　34

そ

相対的瞳孔ブロック　196
続発小児緑内障　17, 237
続発緑内障　12, 208

た

第一次硝子体過形成遺残　28
タフルプロスト　120
炭酸脱水酵素阻害薬　123, 126, 208

ち

チモロール　122
超音波生体顕微鏡　51, 200
沈下　78

て

点眼指導　130

と

等感度曲線　78
瞳孔ブロック　14
動的隅角鏡検査　50
動的計測　78
動的視野　78
動的視野検査　81
トータル偏差　96
トラベクトーム　153
トラベクレクトミー　49, 143, 147
トラベクロトミー　49, 150
トラボプロスト　120
ドルゾラミド　123
トレンド解析　98

に

ニプラジロール　122
二面鏡　50
乳化シリコンオイル　14
乳頭周囲脈絡網膜萎縮　63
乳頭出血　62
乳頭辺縁部　60

は

配合点眼薬　125
白色瞳孔　27
白内障　134
白内障術後の緑内障　18, 20, 239
パターン偏差　96
バルベルト緑内障インプラント　155
反跳式眼圧計　43
汎網膜光凝固　220

ひ

比較暗点　78
皮脂腺腫　27
非接触型眼圧計　40
鼻側階段　80
ビマトプロスト　120

245

ピロカルピン　26, 125, 208

ふ

副交感神経刺激薬　125
ぶどう膜炎　13, 212
ぶどう膜網　46
ブナゾシン　125
部分視神経低形成　82
プラトー虹彩　197
プラトー虹彩緑内障　35
フリッカ視野　91
ブリモニジン　123, 208
ブリンゾラミド　123
フレア　34
プロスタグランジン関連眼周囲症　121
プロスタグランジン関連薬　120, 208

へ

β遮断薬　122
ベタキソロール　122
ヘッドマウント型視野計　93
ヘルペス性角膜ぶどう膜炎　212

ほ

傍 Schlemm 管結合組織　46
傍中心暗点　80
膨隆虹彩　48
膨隆水晶体　37
ホモシスチン尿症　28

ま

慢性原発閉塞隅角症　193
慢性原発閉塞隅角緑内障　194
マンニトール　127

む

無虹彩症　27, 237
霧視　27

も

網膜神経節細胞複合体　64

網膜神経線維　79
網膜神経線維層　57
網膜神経線維層欠損　63
毛様体因子　198
毛様体帯　47
毛様体破壊術　165
毛様体光凝固術　139
問診　24

ら

落屑物質　12, 35
落屑緑内障　209
ラタノプロスト　120

り

リパスジル　124
リム　60
リム萎縮　65
リムノッチング　61, 65
流涙　27
緑内障性視神経症　4
緑内障の定義　2
緑内障の分類　4
緑内障半視野テスト　97
緑内障連続体　9

れ

レーザー角膜内切削形成術　38
レーザー隅角形成術　137
レーザー屈折矯正角膜切除術　38
レーザー虹彩切開術　132
レーザー切糸術　140
レーザー線維柱帯形成術　135, 176
レボブノロール　122

ろ

濾過胞　30
露出血管　60
濾胞　29

緑内障診療ガイドライン解説　緑内障診療テキスト

2018 年 10 月 20 日　第 1 刷発行	編集者　山本哲也
2020 年 2 月 1 日　第 2 刷発行	発行者　小立鉦彦
	発行所　株式会社 南 江 堂

〒113-8410　東京都文京区本郷三丁目 42 番 6 号
☎(出版)03-3811-7236　(営業)03-3811-7239
ホームページ https://www.nankodo.co.jp/
印刷・製本 公和図書

Textbook for Glaucoma
© Nankodo Co., Ltd., 2018

定価はカバーに表示してあります.　　　　　　　Printed and Bound in Japan
落丁・乱丁の場合はお取り替えいたします.　　　　ISBN978-4-524-25585-6
ご意見・お問い合わせはホームページまでお寄せください.

本書の無断複写を禁じます.
JCOPY 〈出版者著作権管理機構 委託出版物〉

本書の無断複写は,著作権法上での例外を除き,禁じられています.複写される場合は,そのつど事前に,
出版者著作権管理機構(TEL 03-5244-5088,FAX 03-5244-5089,e-mail: info@jcopy.or.jp)の許諾
を得てください.

本書をスキャン,デジタルデータ化するなどの複製を無許諾で行う行為は,著作権法上での限られた例外
(「私的使用のための複製」など)を除き禁じられています.大学,病院,企業などにおいて,内部的に業
務上使用する目的で上記の行為を行うことは私的使用には該当せず違法です.また私的使用のためであっ
ても,代行業者等の第三者に依頼して上記の行為を行うことは違法です.